STANDARD TEXTBOOK

OT

작업치료

전문분야

■ 편저자: 岩﨑 テル子
■ 역 자: 정민예 외

작업치료학 개론

영 문 출 판 사

■ 옮긴이

김 영 희	인제대학교 작업치료학과 교수	정 민 예	연세대학교 작업치료학과 교수
남 형 천	경북대학 물리치료과 교수	정 현 애	경북외국어테크노대학 작업치료과 교수
양 경 희	경복대학 작업치료과 교수		
이 경 민	우송대학교 작업치료학과 교수	조 무 신	춘애대학 작업치료과 교수
장 철	경남정보대학 작업치료과 교수	황 기 철	영동대학교 작업치료학과 교수

作業療法學概論 監修 矢谷 令子

작업치료학 전문분야

작업치료학 개론

2006년 8월 21일 초판인쇄
2006년 8월 28일 초판발행

감 수 : 矢谷 令子
편저자 : 岩﨑 テル子
옮긴이 : 정 민 예 외
발행인 : 박 병 조
발행처 : 도서출판 영문출판사
등 록 : 1987년 12월 21일 제2-419호
주 소 : 서울시 강남구 삼성동 69-1
전 화 : (02)514-5590, 776-5590
팩 스 : (02)756-8943
E-mail : yeongmunsa@empal.com
정 가 : 25,000원
ISBN 89-7224-127-X 93510

*파본은 교환해 드립니다.

역자 서문

'작업치료는' 신체적, 정신적 장애가 있는 사람들에게 변화하는 세상에 적응하여 정상적인 삶을 살아가도록 도와주고, 개인의 신체 뿐만 아니라 마음까지도 치유하여 독립적으로 삶을 살 수 있도록 도와주는 치료이다.

특히 최근에는 산업재해 및 교통사고로 인해 장애인의 수가 증가하고 있다.

또한 노인인구의 증가로 뇌졸중, 심장질환, 관절염, 당뇨병과 같은 만성질환 환자에 대한 치료의 필요성이 증가하고 있다.

경제 발달과 산업화의 윤택함으로 삶의 질에 초점을 두는 시대에 맞추어 인간의 일상에 필요한 '작업'에 대한 치료적 의미 및 정의와 다양한 임상실습연구들을 소개한 '안내서' 역할을 하는 矢谷 令子가 감수한 책을 번역 출간하기로 하였다.

이 책이 작업치료를 공부하는 학생 여러분과 임상에 근무하시는 작업치료사 분들께 도움이 되기를 바라며, 옮기는 과정에서 부족한 부분과 미흡한 부분이 있다고 생각이 되는바, 지적해 주시면, 앞으로 수정 보완해 나갈 것을 약속드립니다. 끝으로 이 책이 나오기까지 번역에 동참해 주신 여러 교수님과 앞으로 작업치료분야에 다양한 책을 출판해주실 영문출판과 사장님과 편집부 직원들께도 감사를 드리는 바입니다.

2006년

역자 일동

작업치료학 개론

간행의 말

21세기로 넘어온 고등교육의 과제를 나타내는 중요한 "키워드"로써 "교육개혁"이라는 네 글자가 있다. 이러한 것은 초등 · 중등교육에서도 마찬가지라 생각하지만, 매우 중요한 대처로서 받아들여지고 있다. 그리고, 대학의 입학정원과 지원자수가 같아진다는 "전인시대"를 수년 후에 앞둔 일본의 교육계에서, "변화하는 교육", "변화하는 교원"이 요청되는 현재, "변화하는 학생"이 요청되는 것도 역시 필연적인 이치이다. 교육 개혁도 변혁도 아직 이제부터이고, 오히려 그것은 항상 "오늘"의 과제라는 것은 말할 것까지도 없다. 개혁이나 변혁을 손쉽게 일상화해버리는 것이 아니라, 그것을 하나하나 진지하게 받아들여 그 결과를 엄격하게 평가함으로써, 교원도 학생도 일체가 되어 교육의 성과를 습득하는 것이야말로 중요하다.

이러한 상황에서, 이번에 "표준작업치료학 전문분야" 전 12권을 간행하는 단계에 이르렀다. 이것은 "표준 물리치료학 · 작업치료학 전문 기초분야" 전 12권 및 "표준 물리치료학 전문분야" 전 10권의 두 시리즈에 잇달아서 기획된 것이다.

이 시리즈의 구성은, 책머리를 펼치면 마주 보는 양면에 있는 "표준 작업치료학 시리즈의 특징 및 구성"의 항에 나타낸 것처럼 "작업치료 교육과정의 기본 구성영역"(지정규칙, 1999년도 개정)에 기초하여, 『작업치료학 개론』 이하, 각 권의 교과 제목을 선정하고 있다. 이에 더해서, 각 영역의 실제 임상현장을 다양한 사례를 통해서 학습하는 권으로서 『임상실습과 사례연구』를 마련하였고, 작업치료교육과 관련하여 필요하고 동시에 참고가 되는 자료 및 전체 권에 걸친 중요한 키워드의 해설을 정리한 권으로써 『작업치료 관련자료 · 용어해설』을 마련하였다.

그리고, 시리즈 전 12권을 간행함에 있어 유념한 몇 가지 편집방침이 있다. 우선 주의한 것은 당연한 일이지만 "교과서"라는 성격을 중요시하였으며, 그 성격에 근거해서 기획을 구체화한 일이다. 또한, 앞에서 기술한 교육개혁의 "개혁"을 "학생주체의 교육"으로써 파악하여, 이것을 전체 권에 흐르는 기본자세로 하였다. 교원은 학생에 대해서, 이른바 "중고교생"으로부터 "대학생"이 되기를 바라는 기대를 걸고, 학습방법에 주체성을 추구한다. 그러나 그것은 관념의 세계가 아니라, 구체적인 학습에의 유도, 자극이 있어야, 학생은 주체적으로 학습에 몰두할 수 있는 것이다. 이른바 교과서는 그러한 환경 만들기의 일익을 담당해야 한다고 생각하였다. 바라건대, 이 시리즈를 통해서, 학생이 학습할 때, 즐거움이나 기쁨을 느낄 수 있게 된다면 다행이다.

편집방침의 구체화로서 시도한 것은, 학습내용의 도달목표를 명확히 하여, 그 체크 시스템을 구축하였다는 점이다. 각 권의 각 단원마다에, 교육목표로써 "일반 교육목표"(General Instructional Objective; GIO)를 두고, "일반 교육목표"를 구체화한 항목으로서 "행동목표"(Specific Behavioral Objectives; SBO)를 두었다. 그리고, 자기학습을 위한 항목으로써 "습득 체크리스트"를 배치하였다. 이와 관련하여 SBO는 "~할 수 있는"이라는 것처럼 명확히 무엇을 할 수 있게 되는지를 나타내는 동사에 의해서 표현된다. 이 방식은 1960년대에 미국에서 사용되기 시작한 것이지만, 현재 일본에서도 교육목표 달성의 보다 효과적인 수단으로서 널리 사용되고 있다. GIO는, 이른바 "수업개요"로서 표시되는 수업과목의 목적에 해당되고, SBO는 "수업내용" 또는 "수업계획"으로서 표시되는 수업의 구체적 내용 · 구성에 통하는 것으로 해석할 수 있다. 또한, SBO의 어미에 사용되는 동사는 지식 · 기술 · 태도로써 습득하는 의도를 명확히 하고 있다. 이 번에 도입한 "습득 체크리스트"를 포함한 이들 항목은 모두 학습자를 주체로 하여 표현되어 있으며, 스스로의 행동에 의해서 확인하는 방식으로 되어있다.

체크리스트를 기입하는 작업에 이르게 되면, 학생은 "피로해진다"라고 한탄을 하게 마련인데, 이 작업에 의해서 학습내용이나 습득해야 할 사항이 보다 명확해지고, 나아가서는 학습 성과에 만족한다는 경험을 맛볼 수 있다. 이와 같이 단순히 읽을거리로써 끝나는 것이 아니라, 자기가 생각하고 실천에 연결되는 교과서가 되는 것을 목표로 하였다.

다음으로 유념한 것은 학생의 시선에 입각한 내용표현에 배려하였다는 점이다. 고교 졸업 직후의 학생도 이 시리즈를 접한다는 것을 충분히 감안하여, 시리즈 전반에 걸쳐, 알기 쉬운 문장으로 해설하는 것을 중요시 하였다.

이 밖에, 서장에는 책을 펼쳐서 마주 보는 양면에 "학습지도(map)"를 마련하여, 전체의 구성 · 내용을 일람표로 소개하였다. 또한 단원마다 "그 단원의 키워드"를 마련하여 그 단원에 나오는 중요한 용어를 해설하였다. 그리고 마지막 단원으로써, 그 책의 내용에 대한 앞으로의 전망이나 관련영역의 학습방법에 대해서 편집자의 생각을 기재하였다. 권말에는 "심화 학습을 위하여"를 배치하고, 본문에서 다 언급할 수 없었던 관련되는 참고문헌 등을 소개하였다. 이들 시리즈의 구성요소를 모두 정리한 결과로써, 국가시험대책에도 도움이 되는 내용으로 되어 있다.

이 시리즈는 이상의 점을 바탕으로 하여 구성되어 있으나, 아직도 완전한 내용이라고는 말할 수 없다. 독자, 이용자 여러분의 지적을 받으면서 판을 거듭하여 보다 도움이 되는 교과서로써의 발전으로 연결시켜 가려고 한다. 시리즈 감수자와 8명의 편집자 및 집필해 주신 90여 명의 저자로부터, 이용해 주시는 학생 여러분, 관계자 여러분에게 이 시리즈의 육성에 협력하여 주실 것을 부탁드리면서, 간행의 인사말로 하려고 한다.

2004년 5월　　시리즈 감수자

편집자　일동

서문

서장에서도 기술하였지만, "개론"은 안내서이다. 개론은 작업치료의 길을 걸으려는 학생에게 길잡이인 동시에, 마음과 몸의 준비상태를 만들고, 선인의 발자취를 따라가면서 자기 생각을 쌓아올릴 수 있는 "동기부여"의 역할도 담당한다. 게다가 필요로 하는 지식과 기술의 큰 틀을 제시하는 것이기도 하다. 가능한 한 학생의 시선으로 편집하려고 노력하였으나, 결과적으로 전문용어도 부득이 많이 사용하지 않을 수 없었다. 전문용어는 전문과목의 수업이 진행되는 가운데 반복하여 학습하는 동안에 이해할 수 있게 되므로, 굴하지 말고 힘차게 나아가기 바란다.

"작업치료"라는 학문은 아직 탄생한지 1세기도 지나지 않았다. "인간"에 관한 학문이 종교로부터 해방되고, 철학으로부터 분리하여, 각각의 길을 나아가게 된 것은 근세에 와서 인과관계의 증명이라는 과학적 방법론이 확립된 후부터이다. 작업치료의 발자취가, 이 인과관계의 잘잘못을 둘러싸고 항상 괴로움에 직면하면서, 그래도 "인간"의 생활에서 필요한 학문이라는 것을 계속 증명해 올 수 있었던 것은 다름 아닌 "인간"이 작업을 함으로써 인간이 되는 "작업적 존재(occupational being)"라는 것의 발견 바로 그것이다. 작업치료 초창기의 S. 트레이시나, E.C. 슬레이글, 정신과의사 W.R.J. 단튼, 작업치료의 이론적 기초를 구축한 피들러와 라일리, 그 뒤를 계승한 다수의 이론가 · 실천가의 노고를 생각하면서, 이 책을 편집하였다.

이 책은 크게 5개 단원(장)으로 구성된다. 제 1장 "전문직에 요구되는 자질과 적성"에서는 작업치료사에 대한 막연한 동경과 기대를 갖고 입학한 여러분에게 전문직이 되기 위한 각오를 촉구하고, 전문직으로 필요한 인간성이나 지식 · 기술의 전모를 보여주었다. 어느 직업에도 자연히 요구되는 자질과 적성이 있다. 자기를 깊이 다시 바라보고, 작업치료사라는 직업에 대한 적성을 생각하기 바란다. 제 2장 "작업치료란"에서는 작업치료 탄생의 역사부터 그 정의, 다루는 범위(누가, 무엇을, 언제, 어디서 시행하는가)에 대해서 기술하였다. 관련 영역의 전문직과 팀을 짜서 일을 하는 가운데, 작업치료사가 무엇을 전문으로 하는지를 명시하는 것은, 팀 구성원에게도, 그리고 무엇보다도 대상자에게 필요한 일이다. 제 3장 "작업치료의 과정"에서는 구체적인 작업치료의 과정에 대해서 기술하였다. 작업치료의 대상영역은 넓으며, 신체와 정신기능의 장애에 대한 대응, 발달기와 적령기라는 연령별 장애에 대한 대응, 나아가서는 생활하는 사람으로서 지역에서 살아감에 있어서의 문제해결이 요구된다. 이들에 공통되는 문제해결방법을 언급하였다. 제 4장 "작업치료의 실제"는 제 3장에서 언급한 과정을 대표적 질환의 증상사례를 통해서 언급하였으므로 더 한층 이해가 심화될 것이다. 제 5장 "작업치료부문의 관리 · 운영"은 임상실습 전후에 학습함으로써 더 깊이 이해할 수 있을 것이다. 작업치료의 발전에 따라서, 관리 · 운영능력은 점점 추구된다.

2004년 5월

岩崎 テル子

"표준 작업치료학 시리즈"의 특징과 구성

시리즈 개념

매년 수 많이 출판되는 작업치료 관련 서적 중에서도, 교과서가 가지는 의미나 역할에는 중요한 사명이나 책임이 수반됩니다.
이 시리즈에서는, ①시리즈 전12권의 구성내용은 "작업치료 교육과정의 기본구성영역(아래 난을 참조)을 망라하고 있을 것, ②교과서로써 적합하고 알기 쉬운 기술로 되어있을 것, ③흥미 · 관심을 촉발하는 내용이고, 자기학습에 대해 시사하는 바가 풍부한 연구가 되어있을 것, ④학습의 도달목표를 명확히 보여줌과 동시에, 학생 자신이 자기 학습할 수 있도록, "습득 체크리스트"를 마련할 것, 등이라는 점에 중점을 두었습니다.

시리즈 학습목표

이 시리즈에 의한 학습을 통해서, 작업치료의 실천에 필요한 지식, 기술, 태도를 학습하여 습득하는 것을 목표로 하고 있습니다. 또한 최종적으로, 작업치료를 필요로 하는 사람들에게, 보다 나은 심신기능의 회복, 생활행위 달성에 대한 지원, 인생의 의미를 높이는 지원을 할 수 있는 작업치료사가 되는 것을 목표로 합니다.

작업치료 교육과정의 기본구성영역

[문부성/후생성: 물리치료사/작업치료사 학교양성시설 지정규칙(1999년 개정)에서]

	전문분야	전문기초분야	전문분야				
	• 과학적 사고의 기초 • 인간과 생활	• 인체의 구조와 기능 및 심신의 발달 • 질병과 장애의 성립 및 회복과정의 촉진 • 보건의료복지와 재활의 이념	Ⅰ. 기초 작업치료학	Ⅱ. 작업치료 평가학	Ⅲ. 작업치료학	Ⅳ. 지역작업치료학	Ⅴ. 임상실습
관련상정과목명	인문 · 사회 · 자연과학 보건체육 외국어 등	기초의학 해부학 생리학 병리학 인간발달학 운동학 등 임상의학 내부장애학 정형외과학 정신의학 노년의학 신경과학 재활의학 뇌신경외과학 등	작업치료학개론 기초작업학 개론 기초작업학 기법 작업분석학 작업치료 연구법 작업치료 관리학	작업치료 평가학 신체 정신 발달 노년기 일상생활활동 복지용구 직업관련 활동 작업치료 평가실습	신체장애 작업치료학 · 연습 정신장애 작업치료학 · 연습 발달장애 작업치료학 · 연습 노년기장애 작업치료학 · 연습 일상생활활동학 · 연습 보조도구개론 · 연습 직업관련활동학 · 연습	지역작업치료학 개론 지역작업치료학 각론	임상실습Ⅰ 임상실습Ⅱ 임상실습Ⅲ

작업치료학개론 / 기초작업학 / 작업치료연구법 / 작업치료평가학 / 신체기능작업치료학 / 정신기능작업치료학 / 발달과정작업치료학 / 고령기작업치료학 / 지역작업치료학 / 사회생활행위학 / 임상실습과사례연구 / 작업치료관련자료 · 용어해설

"표준 작업치료학 시리즈" 전12권

※전권에 대응

"표준 작업치료학 시리즈" 각 단원(장)의 공통사항 소개

서장 ○○○을 학습하는 여러분에게 …… 시리즈에 의한 학습을 통해서, 작업치료의 실천에 필요한 지식, 기술, 태도를 학습하여 습득하는 것을 목표로 하고 있습니다. 또한 최종적으로 작업치료를 필요로 하는 사람들에게 보다 나은 심신기능의 회복, 생활행위 달성에 대한 지원, 인생의 의미를 높이는 지원을 할 수 있는 작업치료사가 되는 것을 목표로 합니다.

▲학습 지도(map) …… 책을 펼치면 마주보는 양면에 이 권에서 학습할 전체 상을 보여주고, 그 특징을 그림으로 보여줍니다. 작업치료의 전체에서의 이 책의 역할을 파악하기 쉬워집니다.

제 1 장 ○○○의 기초 …… 이 책에서 다루는 분야나 영역에서의 기초사항, 예컨대 역사, 이념, 관련법규 · 제도, 대상으로 하는 질환이나 장애, 작업치료에서 실천되는 치료나 지도, 지원의 원리 · 원칙, 응용 등에 대해서 이해합니다.

▲일반교육목표※1 …… (General Instructional Objectives; GIO)
각 단원마다 일반교육목표(GIO)를 마련하고, 그 단원에서 습득해야 할 지식 · 기술 · 태도의 일반적인 목표에 대해서 파악합니다.

▲한정된 행동목표※2 …… (Specific Behavioral Objectives; SBO)
상기의 일반교육목표를 수행하기 위해 세워진 구체적인 목표입니다. 지식면, 기술면, 태도나 의지면으로 나뉘고, 각각의 달성목표가 명확히 표현되어 있으므로, 자기 학습목표가 분명해집니다.

▲습득 체크리스트 …… 상기의 행동목표를 받고, 다시 학습의 요점을 구체화하여, 자기의 습득 정도를 체크항목마다 확인해 가는 자기학습을 위한 리스트입니다.

▲이 단원의 키워드 …… 학습할 때에 도움이 되는 키워드를 설명합니다. 더 깊은 지식을 터득하고, 이해력이 향상됩니다. 본문 중의 해당어구에는 ✓를 붙입니다.

제 2 장 ○○○의 실천 실제로 작업치료가 시행되는 과정(정보수집→평가→치료 · 지도 · 지원→재평가→사후관리(follow-up) · 다른 영역에서의 관계)을 따라 지식이나 기술, 태도에 대해서 학습합니다. 아울러 근거중심 작업치료를 실현하기 위한 방법이나 수단, 기록방법 등에 대해서도 학습합니다.

▲일반교육목표 ▲행동목표 ……
▲습득 체크리스트 ……
▲이 단원의 키워드 ……
— 상기와 같다.

제 3 장 ○○○의 실천사례 임상의 현장에서 많이 만나는 작업치료의 대상을 소개하고, 사례마다 학습을 합니다.

▲일반교육목표 ▲행동목표 ……
▲습득 체크리스트 ……
▲이 단원의 키워드 ……
— 상기와 같다.

○○○의 발전을 향해서 …… 사회정세가 변화하는 가운데, 세계 및 일본의 작업치료가 어떻게 움직이고 있는지를 해설하고, 작업치료에 관여하는 사람이 어디로 향하는 것이 바람직한 것인가, 이 책의 테마에 대해서 앞으로의 예상이나 시사, 또는 편집자의 생각을 전달하는 것입니다. 반드시 학습을 이해하는 데에 도움이 되도록 합시다.

▲심화학습을 위하여 …… 본문에서는 다 언급할 수 없었던 관련되는 학습 항목이나 참고문헌 등을 소개하고, 한걸음 확대되는 내용에 대해서 언급합니다.

※1, 2 학습이 종료될 때에 기대되는 성과를 나타내는 것을 일반교육목표(GIO)로 들고, 그 목표를 달성하기 위해서 몇 가지의 하위목표, 즉 행동목표(SBO)를 들 수 있다. 행동목표는 명확히 어떠한 것을 할 수 있게 되는지를 나타내는 동사(verb)로 변형하여 표현된다. 일반적으로 사용되고 있는 "강의개요"나 "일반목표"는 일반교육목표에 해당되고, "학습목표"나 "도달목표"는 행동목표에 해당된다고 생각된다.

목차

서장 작업치료학 개론을 학습하는 여러분에게 1

제 1 장 전문직에 요구되는 자질과 적성 7

제 2 장 작업치료란? 69

제4장 작업치료의 실제 165

제 5 장 작업치료부문의 관리 · 운영 243

서장

작업치료학 개론을 학습하는 여러분에게

『작업치료학 개론』 학습지도(map)

서장
작업치료학 개론을 학습하는 여러분에게 "개론"은 안내서입니다.

- 작업치료의 재미, 깊이, 넓이를 안다.
- 이정표(road map)를 따라서 이제부터 학습하는 내용을 확인한다.
- 즐거움과 치료효과를 발견한다.

작업치료사에 뜻을 둔 여러분이 "작업"이 가지는 의미와 재미·깊이·넓이를 알고 학업에 분발하도록 하기 위한 입문편입니다. "시리즈의 특징 및 구성"과 아울러서 작업치료학 전체의 개요도 파악해 둡시다.

제 1 장
전문직에 요구되는 자질과 적성

- 작업치료사에게 요구되는 자질과 적성에 대해서 학습한다.
- 학교에서 배우는 지식·기술체계를 학습한다.
- 전문직이 갖추어야 할 조건을 학습한다.
- 좋은 팀 접근은 어떻게 성립하는지를 학습한다.
- EBM(근거에 기초하는 의료)을 학습한다.

대상자의 희망에 따른 치료·지도·지원이 가능하기 위해 필요한 지식·기술·태도란 무엇인가. 그 성과를 얻기 위한 수단·연구, 재활·팀의 일원으로 일하는 기본적 지식에 대해서 학습합니다. 여기가 작업치료의 출발점입니다.

제 2 장
작업치료란

- 재활의 역사와 작업치료의 자리매김을 학습한다.
- 작업치료란 무엇인가를 학습한다.
- 작업치료의 역사를 학습한다.

"작업"의 치료적 의미는 고대부터 주목되었으며, 그것을 학문으로 확립하여간 선인들이 고군분투한 역사를 학습합니다. 작업의 의미, 작업치료의 여러 가지 정의, 언제·어디서·누구에게·어떠한 작업치료를 시행하는지를 이해하기 쉽게 학습할 수 있습니다.

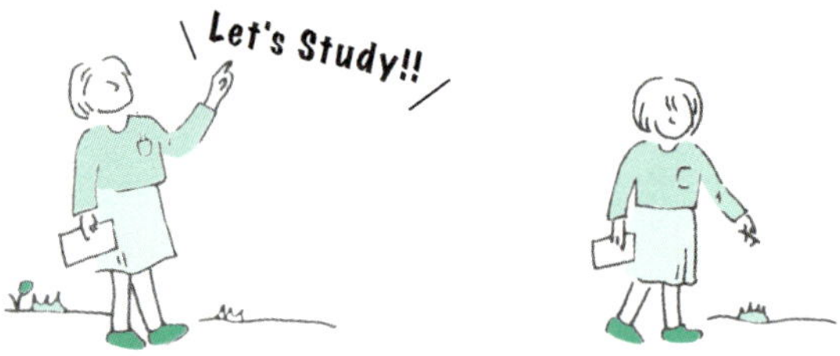

시리즈각권의 소개

작업치료개론

[기초 작업치료학]

작업치료의 기초가 되는 철학·개념·역사를 알고, 작업치료사로서의 자질과 적성에 대해서 학습합니다. 그리고, 작업치료를 학습함에 있어서 필요한 일반 기초지식을 해설하고, 신체·정신·발달·고령기의 각 전문영역에 대해서 도입적으로 설명합니다. 특히 각 영역의 전형적인 증상사례를 통해서 작업치료과정의 개요를 이해할 수 있도록 하였습니다.

기초작업학

[기초 작업치료학]

이 책에서의 학습은 후에 계속되는 평가학이나 각 치료학의 기초로써 중요한 역할을 수행합니다. 여기서는 작업치료의 최대 특징이 되는 "작업" 및 "활동"에 초점을 맞추어, 작업치료를 적용하는 방법에 대해서 학습합니다. 『개론』에서 언급한 "작업 및 "활동"이 어떻게 선택되어 치료에 사용되는지, 그 이론과 실제를 깊이 있게 학습합니다.

작업치료 연구법

[기초 작업치료학]

이 책에서는 작업치료라는 전문직의 발전에 필요한 연구 기초지식이나, 실제로 연구의 연습법에 대해서도 학습합니다. 특히 작업치료의 효과를 명시하여 사회적 평가로 연결할 수 있는 연구는, 앞으로 더욱 더 중요하게 됩니다. 그리고, 이미 발표된 연구논문을 읽는 방법에 대해서도 학습합니다. 『개론』에서도 설명한 EBM, EBOT에 대해서, 그 구체적인 방법을 더 상세하게 학습할 수 있습니다.

작업치료관련 자료·용어해설

이 책은 작업치료를 학습하는 데에 도움이 되는 자료를 정리하였습니다. 다양한 측면으로부터의 정보를 활용할 수 있습니다.

[관련법규·역사·용어해설·기록·참고도서]

임상실습과 사례연구

[임상실습]

이 책은 작업치료 전문교육과정의 30~40%를 차지한다고 하는 임상실습의 영역에 해당합니다. 다양한 임상의 현장을 사례마다 실천교육으로 학습합니다. 이제까지 학습한 전체 교과의 이른바 종합편에 해당합니다. 임상실습은 각 교육기관에서 각각 상세하게 지도하지만, 여기서는 사례마다 작업치료의 실제를 학습합니다.

사회생활행위학

[작업치료학]

이 책은, 이제까지 일상생활활동이나 보조도구개론, 직업관련 활동이라 하여오던 과목을 넓은 의미에서 인간이 하는 생활행위라고 파악하여, "사회생활행위"라는 명칭을 사용하고 있습니다. 개인의 일상생활로부터 심신의 통합이나 사회생활의 만족도를 높이는 작업치료에 대해서 작업치료의 전체영역을 포함시키면서 학습합니다. 또한, 『개론』에서 소개한 ICF의 "활동과 참여"를 구체적으로 학습합니다.

제 3 장
작업치료의 과정

- 작업치료과정을 학습한다.
- 작업치료 평가와 이점 · 문제점의 추출방법을 학습한다.
- 치료 · 지도 · 지원계획의 입안에 대해서 학습한다.
- 작업치료의 실시에 대해서 학습한다.

마침내 작업치료의 구체적인 내용과 진행방법을 상세하게 학습합니다. 이 과정과 내용은 대상으로 하는 장애가 달라도 같습니다. 대상자의 연령, 그리고 장애를 받아들이는 방법에 따라서 상세한 실천이 이루어집니다.

제 4 장
작업치료의 실제

- 신체 · 정신 · 발달 · 고령기 · 지역의 각 분야에서의 작업치료를 학습한다.

제3장에서 언급한 작업치료과정의 실천사례입니다. 작업치료사가 관여하는 5개 분야의 치료 · 지도 · 지원의 순번과 내용, 결과를 상세하게 학습할 수 있습니다. 실례를 통해서 학습함으로써, 각 단원의 내용도 한층 더 이해할 수 있습니다.

제 5 장
작업치료부문의 관리 · 운영

- 작업치료부문의 관리 · 운영에 대해서 학습한다.
- 기록 · 보고에 대해서 학습한다.
- 진료수가와 의료경제학에 대해서 학습한다.
- 작업치료부문의 개설에 대해서 학습한다.

효율적이고 질이 높은 서비스의 제공이 의료계에서 강력히 요청되고 있습니다. 이 단원은 임상실습의 종료 후에 학습을 하면 한층 깊이 이해할 수 있으나, 실습 중에도 일부 실천이 요청되므로 기초지식은 필요합니다.

작업치료교육에 대한 대처와 앞으로의 발전을 향해서

- 일본작업치료사협회의 평생교육제도에 대해서 학습한다.
- 자주적 연구회(SIG)가 있다는 것을 학습한다.
- 작업치료교육 발전의 열쇠를 쥔 각종 기준 및 각 수준에서 교육내용을 학습한다.

졸업 후에도 여러 가지 학습의 기회가 있고, 작업치료의 발전을 위해서 전문직 집단이 국내외에서 다채롭게 활동하고 있다는 것을 이해할 수 있습니다. 그 대열에 참여한다는 의욕을 갖고, 다음 단계로 매진하기 바랍니다.

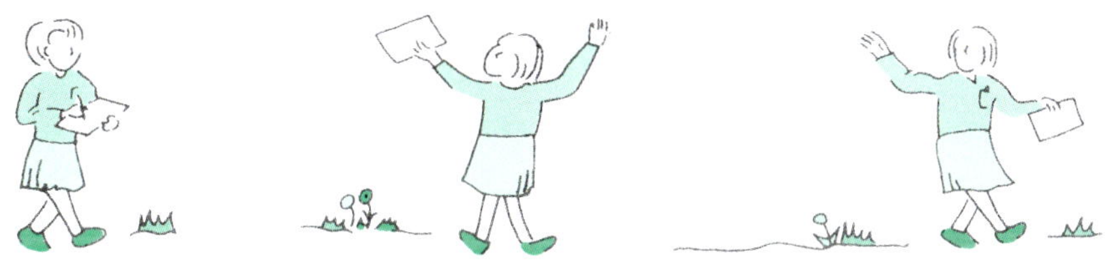

작업치료 평가학

[작업치료 평가학]

이 책에서는 작업치료의 전체영역에서 사용되는 평가와 평가법에 관한 지식 및 기법에 대해서 그 이론을 언급하면서 학습합니다. 또한, 이들이 각 영역에서의 실천에 있어서, 어떠한 의미를 갖는 것인가에 대해서도 학습합니다. 『개론』에서는 "평가"가 가지는 의미를 설명하였으나, 여기서 구체적인 평가대상의 이해와 평가법의 실기를 습득합니다.

신체기능 작업치료학

[작업치료학]

이 책은 특히 신체장애에 관해서, 『기초 작업학』이나 『작업치료 평가학』에서 학습한 관련사항을 기초로 작업치료의 특성을 살린 치료 · 지도 · 지원의 방법을 학습합니다. 또한, 직업 연관성이나 일상생활에 필요한 동작 · 행동 · 행위 등으로 결부되는 것에 대해서도 소개합니다. 『개론』에서 언급한 치료 · 지도 · 지원의 일반원칙과 신체기능장애의 작업치료에 대한 실제를 학습합니다.

정신기능 작업치료학

[작업치료학]

이 책은 특히 정신장애에 관해서 『기초 작업학』이나 『작업치료 평가학』에서 학습한 관련사항을 기초로, 작업치료의 특성을 살린 치료 · 지원의 기법에 대해서 학습합니다. 『개론』에서 언급한 작업치료의 역사는 우선 이 분야부터 시작하여, 작업치료의 이론에서 언급한 심리사회적 적응도 이 분야에 깊이 연관성이 있다는 것을 이해할 수 있을 것입니다.

지역작업치료학

[지역작업치료학]

WHO, ICF 분류가 개인의 기능장애로부터 활동 · 사회참여로 돌려지고 있는 것처럼 현재, 작업치료가 대상으로 하는 영역은 의료기관으로부터 보건 · 복지분야로 확대되고 있습니다. 『개론』에서 언급한 유지기의 작업치료에 해당하는 영역이며, 연령 · 장애를 불문하고 생활의 장에서 대상자에게 의미가 있는 작업을 찾아내어 지원이 가능한 지식과 기술을 학습합니다.

고령기 작업치료학

[작업치료학]

이 책은 고령기를 맞이한 대상자의 심신기능의 변화나, 이에 수반해서 일어나는 생활상의 동작 · 행동 · 행위에 대한 지원방법에 대해서 학습합니다. 고령사회라 일컬어지는 오늘날 우리나라의 상황에 입각하여 장애를 가진 고령자에 대한 작업치료는 물론, 건강한 고령자에 대한 관여도 포함하여 작업치료의 적응방법에 대해서 학습합니다. 『개론』과는 삶의 주기 상에서의 고령기의 생활과제와 유지기의 작업치료가 깊이 연관성을 갖고 있습니다.

발달과정 작업치료학

[작업치료학]

이 책은 특히 영유아기부터 청년까지를 대상으로 한 작업치료를 이미 『기초 작업학』이나 『작업치료 평가학』에서 학습한 관련사항을 기초로 학습합니다. 대상자 개인의 장래에 대한 가능성을 넓히기 위하여, 일상생활이나 학교생활, 사회생활에서 보다 적절한 지원방법을 학습합니다. 『개론』에서 학습한 삶의 주기의 발달단계에서 작업치료를 전개하는 방법을 구체적으로 학습할 수 있습니다.

※ [ ]안은 물리치료사, 작업치료사 양성시설 지정규칙으로 정한 전문분야의 과목명을 나타냅니다.

A. 『개론』은 안내서이다

여행 안내서를 상기하기 바란다. 보통 아래와 같은 내용이 수록되어 있다.

첫째는 독자(방문자)의 흥미를 단숨에 끄는 역사나 전통, 전설에 관련된 장소의 소개, 둘째는 이정표, 셋째는 그것을 단장하는 음식물 · 향토예능 · 공예품의 소개라는 식이다.

이 순서와 중점을 두는 방법은 각각 목표로 하는 독자층에 따라서 바뀐다 해도, 내용이 바뀌는 것은 아니며 대다수의 독자가 기뻐하고, 다시 발길을 옮기도록 연구하여 편집되어 있다.

그런데, 이 『작업치료학 개론』도 작업치료사를 지향하여 입학한 여러분에게 작업치료의 재미, 넓이, 깊이를 보여주고 흥미와 관심을 갖도록 해야 한다. 그리고 이정표로써는 1년차에서 4년차까지의 사이에 어떠한 과목을 이수하고, 어떠한 지식 · 기술 · 태도를 습득하면 졸업할 수 있는가? 즉, 작업치료사 국가시험의 수험자격을 얻을 수 있는가를 보여주는 것이다. 그리고 여행안내서 셋째 내용에서 공예 · 예능의 소개에 해당하는 것은 목공, 도예, 직물 등의 수공예의 실제체험, 스포츠나 레크레이션기술 등의 습득에 대해서 해설하는 것이다.

1 작업치료의 재미, 깊이, 넓이

작업치료는 왜 재미가 있는가? 그것은 많은 사람의 인생에 관여하고, 각각이 서로 다른 가치관과 신념을 갖고 열심히 살아가는 모습에 접할 기회가 주어지기 때문이다. 사람과 접촉하는 직업을 가진 사람은 모두 같지 않은가? 라고 말할지 모르지만, 작업치료에서는 "놀다", "공부하다", "일하다", "즐기다", "휴식하다" 등이라는 당연한 행위〔이것을, 작업(occupation)이라 한다〕에 특유의 의미를 찾아내고, 그 사람에게 왜 이러한 작업이 필요한가를 새삼스럽게 생각할 필요가 있다. 그렇지 않으면, 장애를 짊어지고 이러한 당연한 것을 할 수 없어 괴로워하는 사람에게 작업을 시행〔작업수행(occupational performance)라 한다〕하기 위한 치료 · 지도 · 지원의 근거를 보여줄 수 없다.

작업치료의 창시자이고, 미국작업치료사협회의 설립 구성원의 한사람인 정신과의사 윌리암 단톤은 "작업은 먹을 것이나 마실 것과 마찬가지로 살아가기 위해서 필요한 것이다. (중략) 병든 마음, 병든 육체, 병든 영혼은 작업을 통해서 치유된다"(Credo for Occupational Therapy, 1919)라고 언급하고 있다. 작업이 가지는 성취감, 충실감, 자신감, 육체적 건강감, 생활기술이나 습관의 획득에 치료적 가치가 존재한다는 것을 알아차린 사람들이 우리의 선배이다.

작업을 생각하는 것은 인생을 생각하는 것과 연결된다. 작업치료에는 깊은 맛이 있는 세계가 펼쳐져 있다는 것을 여러분은 알아주기 바란다.

2 이정표(road map)

여러분이 4년간에 학습하는 이정표(road map)(과목의 학년 배분)는 학교에 따라서 상당히 달라 그림으로 나타낼 수 없지만, 이 책 첫머리를 펼치면 마주보는 양면에 있는 "표준 작업치료학의 특징과 구성" 안에 큰 틀을 예시하고 있다. "작업치료 교육과정의 기본구성영역"이라는 틀 안에 있는 것이 학습해야 할 분야 · 내용 · 과목의 예이다. 3년제와 4년제의 학교에서는 졸업에 필요한 학점 수가 다르지만, 기초분야(보건의료직에서의 교양과목)와 전문기초분야(의학, 심리학, 사회학 등)를 전반에서, 임상실습을 포함한 전문분야를 후반에서 이수한다. 병원이나 시설에서의 실습은 각 학년 모두 무언가의 형태로 이루어지고, 특히 최종학년의 전반기(전학기)는 학교교육의 총 정리로 종합임상실습에 후반기(후학기)는 졸업연구에 대처하게 된다.

B. 즐거움과 치료효과의 발견

실기, 실습은 즐겁다. 왜냐하면, 스스로 작업치료를 시행할 수 있기 때문이다. 이와 더불어, 여러분은 작업이 육체와 정신에 주는 효과를 학습해야 한다. 병원에서도 시설에서도 가정에서도 작업치료를 시행하면 치료비가 지불된다. 치료비에 적합한 일을 하기 위해 작업치료사는 세계 각지의 최신 연구논문을 조사하여, 담당하는 대상자에 적응할 수 있는지를 검토하고, 최적의 치료·지도·지원을 시행해야 한다. 이것을 "근거중심 작업치료"(evidence-based occupational therapy; EBOT)라 부른다. 작업치료사가 되면 싫어도 공부하는 것이 좋아지지 않을 수 없다. 자기연찬은 전문직의 의무이다.

이미 가정에서는 보건 · 의료 · 복지서비스의 선택권은 대상자에 있고 어느 직종도 선택의 대상으로 되어있다. 우리는 대가를 지불하더라도 받고 싶다고 생각되는 것 같은 일을 해야 한다. 여러분은 "왜", "어째서"라고 자기 마음에 물어, 스스로 조사하여, 생각하기 바란다. 그 답을 찾는 방법도 역시, 연구방법론으로 가르칠 것이다.

제 1 장

전문직에 요구되는 자질과 적성

GIO 일반교육목표	SBO 행동목표
1 **보건·의료·복지에 관여하는 전문직으로서의 작업치료사에게 요구되는 자질과 적성에 대해서 이해한다.**	1) 대상자 중심주의(client centered)란 무엇인지를 설명할 수 있다. 2) 설명과 동의(informed consent) 실시의 현 상황에 대해서 설명할 수 있다. 3) "인간은 작업적 존재이다"란 어떠한 의미인지 설명할 수 있다. 4) 전문직에 필요한 3개 자질영역(지식·기술·태도)에 대해서 설명할 수 있다. 5) 작업치료의 적응범위와 일하는 장소에 대해서 설명할 수 있다. 6) 전문직이 갖추어야 할 조건에 대해서 설명할 수 있다.
2 **팀 접근의 필요성에 대해서 이해할 수 있다.**	1) 팀 접근의 필요성에 대해서 설명할 수 있다. 2) 환자의 특성과 의료자의 역할에 대해서 언급할 수 있다. 3) 보건의료 팀의 특징에 대해서 언급할 수 있다. 4) 팀의 형태에 따른 이점과 결점에 대해서 언급할 수 있다. 5) 팀 접근에서의 과제와 대응책에 대해서 언급할 수 있다.

습득 체크리스트

- ☐ ① 왜 대상자 중심(client centered)의 서비스이어야 하는지를 설명할 수 있었다.
- ☐ ② 설명과 동의(informed consent)는 왜 필요한지 설명할 수 있었다.
- ☐ ③ 조치제도란 무엇인지 설명할 수 있었다.
- ☐ ④ 의료 · 보건 · 복지분야에서 이용자의 자기결정권이 비로소 보장된 법률을 말할 수 있었다.
- ☐ ⑤ "인간은 작업적 존재이다"란 어떠한 의미인지를 설명할 수 있었다.
- ☐ ⑥ 학생이 습득해야 할 지식·기술·태도의 5개 영역을 열거할 수 있었다.
- ☐ ⑦ 대인서비스에 필수적인 능력이고, 학생시대부터 습득해두어야 할 대인기능이란 무엇인지를 설명할 수 있었다.
- ☐ ⑧ 작업치료사에게 요구되는 5개 항목의 태도·습관이란 무엇인지를 설명할 수 있었다.
- ☐ ⑨ 작업치료에서 다루는 장애의 4개 영역을 언급할 수 있었다.
- ☐ ⑩ "질환의 범위"와 "병의 진행상태"에 대해서 설명할 수 있었다.
- ☐ ⑪ 작업치료사가 일하는 4개 영역을 열거할 수 있었다.
- ☐ ⑫ 장애체험을 통하여 장애인의 기분을 실감할 수 있었다.
- ☐ ⑬ 학교에서 배워야 할 지식 · 교육과정의 구조와 흐름을 설명할 수 있었다.
- ☐ ⑭ 전문직의 윤곽에 대해서 설명할 수 있었다.
- ☐ ⑮ 전문직 모델에 포함되는 6개 요소를 설명할 수 있었다.

- ☐ ① 팀 접근의 필요성에 대해서 설명할 수 있었다.
- ☐ ② 팀 구성원이 되는 보건의료 전문직의 종류를 열거할 수 있었다.
- ☐ ③ 환자의 특성을 사람(persons)에 따라 설명할 수 있었다.
- ☐ ④ 환자의 권리에 대해서 예를 들어 언급할 수 있었다.
- ☐ ⑤ 각 전문직의 역할을 설명할 수 있었다.
- ☐ ⑥ 팀 접근의 성공사례와 실패사례로부터 배운 것을 발표할 수 있었다.
- ☐ ⑦ 팀 구성원이 가지는 독자적인 전문성에 대해서 언급할 수 있었다.
- ☐ ⑧ 보건의료 팀의 조직구조에 대해서 언급할 수 있었다.
- ☐ ⑨ 팀 내에서 목표에 일치가 이루어지지 않은 경우, 무엇을 기준으로 하여 팀 접근을 하면 좋을지를 언급할 수 있었다.
- ☐ ⑩ 보건의료 팀이 받는 제약은 어떠한 것이 있는지를 설명할 수 있었다.
- ☐ ⑪ 팀의 형태에는 어떠한 것이 있는지를 열거할 수 있었다.
- ☐ ⑫ 팀의 형태에 따른 이점과 결점에 대해서 언급할 수 있었다.
- ☐ ⑬ 팀 내의 의사소통을 저해하는 요인을 열거할 수 있었다.
- ☐ ⑭ 팀 내의 의사소통을 원활하게 하는 대응책에 대해서 언급할 수 있었다.
- ☐ ⑮ 대상자 중심의 프로그램과 전문직 중심의 프로그램의 차이를 설명할 수 있었다.
- ☐ ⑯ 보다 나은 팀 접근을 하기 위한 방법에 대해서 언급할 수 있었다.
- ☐ ⑰ 팀 접근상의 윤리적 딜레마의 예를 들 수 있었다.

GIO 일반교육목표	SBO 행동목표
3 EBM을 이해한다.	1) EBM의 개념과 정의를 언급할 수 있다. 2) 작업치료에서의 근거자료(evidence)란 무엇인지를 설명할 수 있다. 3) 양적 연구, 질적 연구의 차이를 요인별로 언급할 수 있다. 4) EBOT를 실천함에 있어 필요한 태도에 대해서 토의할 수 있다. 5) EBOT 실천의 구체적 방법에 대해서 설명할 수 있다.

습득 체크리스트

- ☐ ① EBM의 개념과 정의를 언급할 수 있었다.
- ☐ ② EBM의 순서를 언급할 수 있었다.
- ☐ ③ 연구의 질을 증명하기 위한 등급 매김이 있다는 것을 설명할 수 있었다.
- ☐ ④ EBM을 작업치료에 적용하는 경우의 문제점을 언급할 수 있었다.
- ☐ ⑤ 연구법에는 양적 연구와 질적 연구가 있다는 것을 요인의 차이의 예를 들어 언급할 수 있었다.
- ☐ ⑥ 환자에 대한 차트를 공개하는 것이 의미하는 것은 무엇인지를 설명할 수 있었다.
- ☐ ⑦ EBOT 실천을 위해서는 어떠한 행동을 취해야 할지를 설명할 수 있었다.
- ☐ ⑧ 의문점의 정식화의 예를 언급할 수 있었다.
- ☐ ⑨ 인터넷상에서의 문헌검색 사이트의 예를 들 수 있었다.
- ☐ ⑩ 문헌을 비판적으로 음미해야 하는 이유를 언급할 수 있었다.
- ☐ ⑪ EBOT의 기본은 매일 임상실천을 하는 가운데에서 근거자료(evidence)를 쌓아올리는 것이라는 것을 설명할 수 있었다.

I 작업치료사에게 요구되는 자질과 적성

보건 · 의료 · 복지서비스를 시행하는 전문직 에 필수의 조건은 지식 · 기술 · 태도의 세 가지를 양성하는 것이다(**그림1**). 이것은 학교 교육의 교육과목이기도 하다[1].

작업치료를 학습하는 학생은 졸업시점에서 아래의 5개영역의 지식 · 기술 · 태도를 습득하는 것이 기대된다(세계작업치료사연맹 "작업치료사 교육 최저기준", 2002).

① 사람-작업-환경과의 관계, 작업과 건강과의 관계:

작업하는 것이 인간의 본질이라는 것에 대한 이해, 작업의 의미와 역할은 인간의 발달과정에 따라서 변화한다는 것, 장애 때문에 어떻게 작업이 제한되는지에 대한 이해, 사회나 문화 등 환경에 따라서 작업이 제한을 받거나 박탈되는 것 등에 대한 이해가 가능하다.

② 치료적, 전문적 관계성 :

대상자 및 팀 구성원과 좋은 인간관계를 확립한다.

③ 작업치료과정 :

대상자의 작업에 대한 필요(needs)를 확인하기 위한 평가, 도달목표의 설정, 치료 · 지도 · 지원 계획의 입안과 실시, 기록 및 보고를 할 수 있다.

④ 전문적인 추론(reasoning)과 행동 :

작업치료의 철학에 의해서 뒷받침되고 이론이나 연구에 의한 명확한 근거 있는 치료법을 선택하여 실천할 수 있다.

⑤ 전문직으로서의 실천의 배경 :

보건 · 의료 · 복지에 관한 법률, 제도, 사회적 문제에 대한 이해와 작용, 장애인의 권리옹호 운동 등에 대한 이해와 참여가 가능하다.

이들은 학교교육 중에서 서서히 학습을 통하여 개론으로써 1년차에 이해하기 바라는 사항을 아래에 해설한다.

인지영역(지식) : knowledge	상정 → recall of fact	해석 → interpretation	문제해결 problem solving
정신운동영역(기능) doing	모방 → imitation	조정 control	자동화 automatism
정서영역(태도 · 습관) feeling	수용 → reception	반응 → response	내면화 internalization

얕다 → 깊다

그림 1 교육목표의 분류

A. 대인 서비스란 — 대상자 중심주의의 사고방법

서비스라는 말에는 상업상의 "플러스 알파의 봉사", 또는 "할인의 배려"와 같은 뉘앙스가 있다. 국어사전에는 "봉사, 접대, 근무 등"이라 적혀 있다. 그러나 현재는 의료서비스, 복지서비스 등이라 사용되고, 결코 무료봉사라는 의미는 아니다. 세금으로 조달되기 때문일 것이라 생각하는 사람도 있을지도 모르지만, 일본의 의료는 국민개보험이기 때문에, 20세 이상의 전체국민(학생은 지불면제)이 지불하는 보험료로 조달되고 있다(이 시리즈 『작업치료 관련자료 · 용어해설』의 권을 참조할 것). 의료에는 일부 부담금을 지불하고 있으며, 복지서비스도 소득에 따라서 일부 부담금의 지불이 필요하다. 그렇다면, 의료나 복지서비스란 무엇인가?

1 권리로써의 사회서비스(사회보장)

서비스란, 정부나 기업이 국민의 욕구(needs)를 충족시키기 위해서 제공하는 하나의 시스템이다. 여기에는 국민의 생활을 지키는 국가의 의무(의료나 복지 등의 사회보장)가 서비스라고 정의가 되어 있다. 국가만이 아니라, 사람들의 욕구(생활에 필요한 물질이나 지원)를 충족하는 행위에는 공사를 불문하고 "서비스"라는 말이 사용된다. 일본에서도 사회보장의 분야에서 차츰 본래적인 의미로 사용하게 되었다는 것이다.

질병이 있는 사람 · 가난한 사람 · 실업자 · 어린이 · 고령자 등은 사람의 보호가 필요한 상태로써, 동서양을 불문하고 동정의 대상이고, 자비가 베풀어지는 존재이었다. 그것이 산업혁명,

프랑스혁명, 노예해방, 여성의 권리획득운동 등 여러 가지 구미의 근대 시민혁명이나 구미나 우리나라에서의 노동운동, 사회운동을 통해서 제 2차 세계대전 후, 최저한도의 생활은 국가가 보장하고 국민은 권리로서 국가의 사회적 서비스(사회보장)를 요구할 수 있게 되었다.

2 환자로부터 소비자로 – 대상자 중심주의사상이 탄생한 시대적 배경

미국의 의료현장에서는 환자(patient)는 대상자(client)가 되며, 현재는 소비자(consumer)라 인식을 하게 되었다(호칭은 사람에 따라서 다르다). 의료나 복지서비스는 돈을 지불하는 사람이 당연한 권리로서 구입하는 것이며, 서비스의 제공자는 소비자의 마음에 들도록 질이 높은 서비스를 최소 한도의 지출로 제공하는 것이 요청된다[*1)]

또한, 보건 · 의료 · 복지서비스의 제공자는 구입자의 희망을 듣고, 전문적 평가를 시행하여, 치료 · 지도 · 지원계획을 세워서 서비스 내용을 충분히 설명하고, 상대방의 동의를 얻어 실시한다. 그리고, 치료 · 지도 · 지원의 전체 과정에서 서비스 제공자는 소비자의 요구와 의사결정을 최대한 존중하고 서비스 제공자의 가치관을 밀어붙여서는 안된다〔대상자 중심주의(client centered)〕.

이 철저한 개인존중의 사상은 1980년대의 격렬한 소비자운동을 거쳐서 쟁취한 미국형 민주주의의 성과이다.

3 "조치"로부터 "서비스의 선택"으로

일본의 보건 · 의료 · 복지의 분야에서 국민이 자기가 바라는 서비스를 자기가 선택할 수 있는 자기결정의 권리가 법률로 규정된 것은 2000년 4월 실시된 간병보험법 부터이다. 이 법률은 간병을 필요로 하는 65세 이상의 고령자와 노년기 질환(15종류)을 앓는 40~65세 미만의 사람들이 대상이다. 일반 장애인에게는 2003년 4월부터 지원비제도가 도입되어 서비스의 자기결정권을 보증 받게 되었다.

그 때까지는 관공서가 서비스의 종류, 정도, 받는 장소를 결정하고 있었다. 이것을 조치제도라 한다. 어떤 가족이 노친의 간병에 지칠대로 지쳐 간병노인 복지시설에 보내고 싶다고 시 · 읍 · 동에 신청하였다고 하자. 그 가족은 집 근처의 A시설을 희망하였으나, 마침 만원이었다.

*1 : 이것을 매니지드 케어(managed care)라 부른다. 이 말은 지출억제가 목적이지만, 그 전제로써 소비자의 만족감을 충족할 수 있는 서비스의 제공이 있다.

그래서 해당 관공서는 훨씬 먼 B시설로 결정하였다(조치). 시설 수가 적다는 것을 알고 있어 가족은 승낙하였다. 노친도 부득이 입소하였다. 그러나 간병보험법이 시행된 후부터는 기본적으로 노친의 의사가 우선한다. 노친이 집에서 간병을 받고 싶다면, 가족이 시설에 넣고 싶어도 관공서는 우선 노친이 집에서 가족과 함께 생활할 수 있는 방법을 제안한다. 방문간병, 방문간호, 방문재활치료, 간병하기 쉽도록 하는 가옥의 개조 등이 그것이다.

이들은 아직 수적으로도 내용적으로도 주민이 욕구(needs)를 충족시키는 상태라고는 말하기 어렵지만 서비스 정신은 전향적이다.

작업치료사가 시행하는 대인서비스는 받는 측에 선택의 권리가 있다는 것을 충분히 인식해야 한다. 작업치료사이기 때문에 소중한 것이 아니라, 전문성을 갖고 대상자의 욕구를 충족시킬 수 있기 때문에 소중한 것이다. 대상자 중심주의가 만들어낸 사상적 배경을 확고하게 염두에 두고, 대상자의 의사를 존중하고, 작업치료의 목표 · 내용 · 방법 · 수단 모두에 걸쳐서 대상자와 함께 생각하여, 양해 하에 시행하는 것이 바람직하다〔설명과 동의(informed consent) 하에서의 협업(collaboration)〕. 왜냐하면 서비스가 만족스러운지 아닌지는 서비스를 받는 본인이 느끼는 것이어서 전문적 평가로 점수가 올라갔다 하여도, 본인의 만족이 없다면 참으로 도움이 된 서비스라고는 할 수 없기 때문이다.

B. 작업치료사에게 필요한 지식

그림 1에 따르면, 인지영역은 지식 이외에 이해, 적용, 분석, 통합, 평가가 포함된다.

1 작업적 존재로서의 인간을 이해할 수 있다

서장 "작업치료학 개론을 학습하는 여러분에게"에서 윌리암 단톤의 말을 인용한 것처럼, 인간은 원래 아무것도 하지 않고 있을 수 있는 생물은 아니다. 활동적이고 자극을 추구하여 활동하며 주위의 사람이나 물체(환경)에 작용하여 영향을 받고, 또한 영향을 주어 환경을 바꾼다. 이와 같이 목적을 갖고 활동해가는 가운데 생활기능을 습득하고, 자기가 속하는 사회의 문화 · 습관을 자기의 것으로 하여, 주위로부터 기대되는 역할을 해낸다. 이러한 목적지향형의 활동을 작업(occupation)이라 한다.

따라서, 인간은 작업적인 존재(occupational being)인 것이다[2]. 작업치료사(occupational therapist)는 이러한 본질을 이해하여, 대상자에게 지금 어떠한 작업이 가장 중요하고, 실행 가능한지 판단할 수 있어야 한다.

작업은 작업하는 사람에게 고유의 의미를 갖는다. 작업의 목적은 가정이나 직장에서 역할을 해내기 위해서, 취미나 놀이를 위해서, 자기표현을 위해서 등 다양하지만, 그 행위를 촉구하는 배경에는 사는 방법(가치관), 사상, 종교성 등 깊은 정신성이 존재한다는 것을 이해할 필요가 있다.

2 인간발달 · 삶의 주기와 작업과의 관계를 이해할 수 있다

a. 심신의 발달과정을 이해할 수 있다

몸 구르기, 일어나기, 네발기기, 일어서기, 보행이라는 인간인 유아의 운동발달 과정은 척추동물의 진화의 과정을 재현한다(개체 발생확적 발달). 동시에 목적을 갖고 손을 사용한다는 복잡한 동작이 가능해진 배경도 환경에 적응하기 위한 생물의 긴 진화과정에서 획득된 신경계의 발달에 의한(계통 발생확적 발달)것 때문이라고, 감각통합이론의 창시자 진 · 에어즈(Jean Ayres)는 언급하고 있다(1963)[3]. 중추신경계의 질환(뇌성마비나 뇌졸중)을 치료할 때는 이러한 발달에 관한 신경생리학적 지식이 필요하다. 어린이 발달과 반대의 극에 있는 노화(현상)도 발달의 한 측면(퇴행)이다.

b. 심리사회적 발달단계에서의 일이나 역할활동을 이해할 수 있다

인간의 한 평생을 유아기, 청년기, 성인기, 노년기 등으로 구분해서 각 단계를 삶의 주기라 부른다. 각각의 단계에서 어떠한 심리적 발달을 수행하고 어떠한 "놀이", "일", "사회적 역할", 즉, 어떠한 작업을 시행하는가라는 일반적 지식이 생활을 지원하는 작업치료사의 기초지식으로서 매우 중요하다. 임상에서는 이들의 기초지식과 한사람 한사람의 대상자가 어떻게 다른지를 확인하여 그 사람이 희망하는 삶의 주기에 맞춰서 지원한다.

3 심신기능과 신체구조를 이해할 수 있다

정상적인 신체구조(해부학, 운동학)나 심신기능(생리학, 심리학, 임상의학 등)을 학습하는 것이 비정상상태(병적 상태)의 장애아(인)의 작업치료(치료 · 지도 · 지원)를 위한 기초지식으로 반드시 필요하다. 따라서, 학교의 교과과정에서는 이들 과목을 필수의 "전문기초과목"으로 하고 있다.

4 작업치료의 적응범위에 대해서 이해할 수 있다

작업치료의 적응범위(**표1**)는 모든 연령층의 심신에 장애를 가진 사람들에 대해서, 질병이나 부상, 노화나 생활에 대한 부적응 등에 의해서 야기된 심신의 기능회복을 도모하는 치료로부터 가정생활 · 사회생활을 원활하게 보내기 위한 생활기술의 지도, 대상자를 둘러싼 사람들에 대한 지도와 지원이 포함된다. 대상자에 따른 작업치료의 치료원리, 지도 · 지원방법을 이해하는 것이 필요하다.

작업치료의 치료원리, 지도 · 지원방법은 대상으로 하는 연령, 장애의 범위, 질병의 진행상태 에 따라서 다르다. 또한 질병의 진행상태에 따라서 작업치료의 실시장소도 다르다(**표1**). 제3장 "작업치료의 과정"에서는 실제의 대상자의 예(증상사례 라한다)를 나타내고 해설하므로 한층 이해가 심화될 것이다.

아래에 **표1** 중의 전문용어를 약간 해설해 둔다. 이들의 용어는 학문적인 정의를 넘어서 법률이나 제도에서 규정되어 있는 것이 많다. 우리들 전문직은 다양한 법률이나 제도로 조달되는 비용이나 물품을 최대한도로 이용해서 대상자의 이익을 위해서 일해야 한다.

표 1 **작업치료의 적응범위와 일하는 장소**

연령의 범위:	영아기에서 고령기까지
장애의 범위:	신체장애, 정신장애, 발달장애, 고령기 장애
질환의 경과 시기:	급성기, 회복기, 유지기, 종말기
일하는 영역:	보건(보건소, 시 군 구 보건소, 노인보건시설 등)
	의료(병원, 진료소, 병원부설 일상관리 센터 등)
	복지(간병복지시설, 지체부자유아시설, 심신장애인 복지센터 등)
	행정(도청, 시 구청)에서 기획 · 입안 · 지도
작업치료의 실시장소:	병원이나 시설 안, 대상자의 자택(가정 방문)

a. 장애의 범위

① 신체장애: 질병이나 부상이 원인으로 신체가 자유롭지 못하게 되는 것이며 시력이나 청력의 장애도 포함된다.

② 정신장애: 여러가지 원인으로 정신질환에 걸려 생활능력이나 사회적응능력이 저하된 상태.

③ 발달장애: 선천적 · 후천적인 원인으로 성장기(태어나서 18세까지)에 심신의 발달이 지체된 상태

④ 고령기 장애: 심신의 질병이 원인으로 마음과 몸에 장애를 받아 생활이 부자유스럽게 되는 것. 간병이 큰 사회문제로 되었다는 것 때문에, 작업치료에서도 특별한 지식과 기술이 필요해지고 독립된 영역이 되었다.

b. 질환의 경과 시기

① 급성기: 발병에 계속 이어지는 심신이 불안정한 시기이며, 의료에 의한 집중적 치료가 필요한 시기

② 회복기: 심신의 기능회복이 기대되고, 본격적 재활치료가 실시되는 시기

③ 유지기: 질병이나 장애가 안정 · 고정되고, 획득한 기능의 유지를 위한 지도 · 지원이 필요한 시기. 그리고, 가정이나 지역사회, 학교나 직장으로의 적응능력 획득을 지원한다.

④ 종말기: 죽음과 대면하는 시기. 인생을 긍정적으로 받아들일 수 있도록 지원하며, 가능한 한 심신의 기능유지를 도모하고, 가족에 대한 지원을 한다.

c. 보건 · 의료 · 복지영역

이 3자는 종전에 상이한 행정기관이 담당하여 불편이 많았으나, 최근 수년에 주민에게 가장 가까운 시 군 구가 책임을 갖고 시행하도록 법률이 개정되어 종합적인 지원을 할 수 있는 작업치료사의 영역이 넓어졌다.

① 보건영역: 건강유지 및 질병예방을 말하며, 일반인을 대상으로 한 건강진단이나, 고령 장애인 · 일반 장애인의 간병예방사업, 정신보건에 관여한다.

② 의료영역: 의료기관에서 시행되며, 의료보험으로 꾸려 나가는 치료를 말하고, 급성기, 회복기의 재활치료가 시행된다.

③ 복지영역: 국민의 행복하고 안정된 생활을 공적으로 달성하는 것이며, 자립생활훈련이나 지원, 시설수용에 의한 생활보장과 기능유지, 금품의 지급에 의한 생활지원 등 그 폭이 넓다.

C. 작업치료사에게 필요한 기술

"기능"(skill, ability)은 개인적 능력(예; 운전 기능), "기술"(technology)은 조직적 능력(예; 토목기술)을 가리킨다. 실제로는 양자를 구별하지 않고 사용하는 일이 많다.

1 작업치료기술이란?

상기의 정의에 따르면, 작업치료기술은 그것에 의해서 사회에 공헌하고 있다고 인정되는 기술 체계라는 것이 되며 작업치료의 치료이론이 그것에 해당한다. 미국의 "작업치료학 개론"에 해당하는 윌라드와 스팩맨의 『작업치료』(Willard & Spackman's Occupational Therapy) 제10판 (2003)[4]에서는 크게 4영역의 이론 — ① 작업행동이론 관계, ② 재활치료이론 관계, ③ 발달이론 관계, ④ 학습이론 관계 — 을 소개하고 있다. 이 중에서 11가지의 치료이론이 소개되어 있다. ②는 의사와 물리치료사, 작업치료사가 공유하고 있는 이론이므로 체계는 거의 완성되어 있으나, 기타의 작업치료 독자적인 이론은 연구에 의한 비판과 개량이 거듭되어 오늘날에도 역시 발전하고 있다. 임상에서는 하나의 이론만으로 치료를 하는 일은 적으며, 대상자에 따라서 적절하게 조합하여 사용하고 있다. 따라서, 그 치료이론이 어떠한 증상에 효과적이고 어떠한 경우에는 부적절한지(적응증과 금기증)를 숙지하고 사용하지 않으면, 오히려 해가 되는 경우가 있다.

2 작업치료기능(신경운동영역)이란?

기능에 포함되는 것은 **그림 1**에 나타낸 것 이외에, 물건의 조작, 그 정확성, 명료한 발화 등이 들어간다. 작업치료에서는 이들 일반적 자질 이외에, 평가로부터 치료계획, 치료의 실시, 재평가에 이르는 작업치료 과정을 실행할 수 있는 것이 필요하다.

평가란 치료계획을 세우기 위해서 대상자의 이점과 문제점을 면접이나 관찰, 가족이나 다른 전문직으로부터의 정보수집, 객관적 검사 등에 의해서 파악하는 것이다. 학생의 수준에서는 임상실습에서 2, 3개의 증상사례 연습을 해보는 정도이므로 이 기능이 자동화되는 정도까지 도달하지 못한다. 이 과정은 대상자의 장애의 종류나 정도, 연령, 생활환경에 따라서 다르며, 이 "표준 작업치료학 시리즈" 전체를 통해서 상세하게 이야기 되므로, 여기서는 대인서비스에 관여하는 사람들에게 필요한 4개 항목을 강조해 둔다.

a. 사람에게 말을 걸 수 있다(대인기능)

대인서비스의 근본은 사람을 좋아하게 되는 것이다. 사람을 좋아하게 된다는 것은 사람에게 관심을 갖는다는 것이다. 사람에게 관심을 가지면 자연히 사람을 관찰할 수 있고, 화제도 자연스럽게 나오는 것이다. 먼저 자기의 마음을 열고 두려워하지 말고 말을 걸면, 상대방도 마음을 여는 경우가 많다. 상대방은 자기의 거울이다. 웃는 얼굴에는 웃는 얼굴이 되돌아온다. 두려워하지 말고 말을 거는 것이 중요하다.

b. 신체언어의 이해와 사람의 말에 귀를 기울여 잘 듣다(경청, listening)

사람을 이해한다는 것은 어렵다. 이야기한 말이 그대로 그 사람의 참된 기분을 나타내고 있다고는 할 수 없다. 미국의 언어학자 멜리비안은 의사소통의 요소로써의 말이 차지하는 비율은 불과 7%, 다음이 어조(말투)(38%)이며 가장 높은 것은 신체언어(55%)라 하고 있다(멜라비안의 법칙). 신체언어(body language)란 표정 · 시선 · 손발의 움직임(제스처) 등이다. 자기 신체 언어의 특징을 알아두는 것은 대상자와의 신뢰관계를 만드는 데에 중요하다.

작업치료에서는 대상자의 이야기를 듣는 "면접"은 중요한 "평가의 수단"이다. 면접법은 이 시리즈 『작업치료 평가학』 안에서 상세하게 언급되므로 여기서는 대상자의 "상담에 응하는" 경우의 방법으로서 카운슬링에서 사용되는 "경청"에 대해서 약간 언급해 둔다. 상담을 하러오는 사람(의뢰인)은 이미 무언가의 답을 자기 안에 갖고 있다. 갈피를 잡지 못하여 헤매는 일이 있어 상담하러 오므로 답(해결책)을 이쪽에서 제시하는 것이 아니라, 차분히 이야기를 들으면서 상대방이 헤매는 것을 "말로 확인"한다. 이 확인작업 과정에서 의뢰인은 자기가 헤매는 상태에 통로를 내고, 이미 갖고 있던 답 중에서 지금 자기에게 가장 어울리는 답을 발견해간다. 일반적으로 "사람의 상담에 응하는" 것은 풍부한 인생경험이 필요하지만, "경청"은 학습과 훈련에 의해서 터득이 가능하다.

c. 설득력이 있는 이야기 방법을 연구한다

이것은 치료 장면에서 의사전달의 방법이다. 이야기하는 방법이 좋지 않으면, 모처럼 열심히 만든 치료계획에 동의를 얻기 어려워진다.

설명을 번거롭게 돌려서 하는 방법은 납득할 수 없고 치료에 대한 참여에 호응을 얻지 못한다. 모처럼 치료 효과를 올렸는데도 효과의 설명이 서투르면 만족감을 줄 수 없다.

열의를 다하여 이해하기 쉽도록 짧은 문장으로 천천히 친절하게 설명하는 연습을 쌓는 것이 바람직하다.

d. 자기 신체를 잘 사용할 수 있다

1) 상대방의 힘을 잘 이용한다

유도나 당수 등 상대방과 직접 몸을 접하는 격투기는 상대방의 힘을 잘 이용하여 유리한 자세를 만들려고 한다. 중증 장애인을 보조하는 경우도 마찬가지이다. 다시 말하면, 치료 장면에서 상대방이나 자기가 고통이나 피로를 느끼지 않고 효율적으로 쾌적하게 시행하기 위해서는 자기 자세나 상대방과의 위치관계를 어떻게 취하면 좋을지를 연구할 필요가 있다.

2) 대상자에 대해서 자기가 서는(또는 앉는) 위치를 항상 생각한다.

침대에 누워 있는 사람을 선 채로 내려다보고 말을 걸어서는 안된다는 것은 상식이다. 신체기능 평가에서는 대상자에 대해서 치료사가 서는 위치에 따라서 결과가 다른 경우가 많다. 평가하려고 하는 팔이나 발에만 정신을 빼앗기고 있으면, 전신의 자세에 주의가 돌려지지 않기 때문이다. 면접에서는 책상에 마주보고 앉는 것보다, 약간 비스듬한 편이 긴장을 풀고 이야기를 하게 할 수 있다. 이러한 것은 일상생활 중에서 주의를 해서 연구하지 않으면, 순간적으로는 할 수 없다. 일상생활 장면이 모두 작업치료의 실험장이라 생각하여 창의연구를 시도하는 것이 바람직하다.

D. 작업치료사에게 요구되는 태도 · 습관

가장 중요한 것은 A항 "대인서비스란"의 항에서 언급한 대상자 중심주의의 이념을 습득하여 공부와 연구를 게을리 하지 않고 보다 나은 서비스를 제공하는 일이다. 어떻게 하면 상대방의 가치관을 존중하고, 삶의 방법을 존중하며, 겸허하게 지원을 할 수 있는 것일까. 작업치료에서는 이미 이들을 실현하는 방법론(평가법)을 확립하고 있다.

① 평가에서는 대상자의 의사를 묻는다.

면접에서는 대상자가 가장 하고 싶은 것, 하지 않으면 안되는 것, 하도록 기대되는 것(작업)을 묻는다. 신변의 동작, 놀이나 일, 취미나 레저 등 무엇이든 좋다. 그 중에서 중요하다고 생각하는 것을 선택시킨다. 선택한 사항 등을 어느 정도 할 수 있고, 어느 정도 만족하고 있는지를 말하게 하여 점수를 매긴다["캐나다 작업수행 측정"(Canadian Occupational Performance Measure; COPM)이라는 평가법][5]. 또는 "작업에 관한 자기평가"나 "흥미 체크리스트"에 기입을 하게 한다("인간작업 모델"의 평가법[6]).

이렇게 하면 대상자에게 가장 필요한 작업을 알게 되고, 대상자의 기분에 따른 후 도움이 되는 치료 · 지도 · 지원계획을 세울 수 있어, 의욕을 갖고 훈련에 노력하게 할 수 있을 것이다.

② 대상자와의 협업

협업(collaboration)이란, 대상자와 치료자측이 협력하여 치료계획을 세우고, 대상자에게 적극적으로 치료에 참여시키는 일이다. 사실상, 재활회의(rehabilitation conference, 재활에 관여하는 전문직 전원이 치료방침이나 내용을 협의하는 회의)에서는 대상자와 가족이 모두 참가하여 의견이나 희망을 진술하는 경우가 있다. 그러나, 반드시 치료계획을 세우는 단계부터 참여한다고는 할 수 없다.

의료의 세계에서는 "설명과 동의"(informed consent)라는 말이 자주 사용되고, 수술의 경우나 약의 처방에서도 의사는 본인이나 가족에게 설명하여, 납득시킨 후 치료하는 일이 확산되어 왔다. 그 때까지는 전문지식이 없는 환자는 백의(흰 가운)의 권위자에 따를 수밖에 없었다. 그러나, 질병이나 장애와 싸우는 사람 자신의 의사 · 의욕이 치유력에 큰 영향을 준다는 사실이나, 앞에서 본 소비자운동의 고조로, 의사의 독무대였던 의료의 세계에도, 주역인 환자 자신의 목소리가 반영될 수 있게 되었다는 역사적 사실이 있다.

③ 항상 최신의 치료정보를 수집하고, 그것을 연구하여, 실천에 도움이 되게 한다〔이 단원 V "EBM과 작업치료" (☞52쪽) 참조〕.

④ 작업치료사의 윤리강령 을 지킨다(**표 2**).

⑤ 보건 · 의료 · 복지에 관한 세계의 동향, 우리나라의 동향에 관심을 갖고, 대상자의 권리가 최대한 옹호되도록 배려하며 스스로도 행동한다.

E. 장애인 입장이 되어 생각한다 — 장애체험

장애를 가진 사람들이 반드시 입 밖에 내는 말은 "동정이나 연민의 눈으로 보는 것이 싫다"는 것이다. "일상적으로 대하여 부자유스러운 부분을 아무렇지도 않은 듯이 도와주면 된다"고 말한다. 왜냐하면, 장애인은 설사 심신에 부자유가 있다 하더라도, 인간으로서의 긍지를 갖고 인간답게 살려고 매일 장애와 싸우고 있기 때문이다. 실제로, 심신의 장애 때문에 인간적으로 깊고 넓은 마음의 경지에 도달한 사람이 많이 있다.

"장애는 자기 특징의 하나에 불과하다"고 말하는 장애인도 있다. 재활의 분야에서는 장애인에 반해서 장애가 없는 사람을 "건전한 사람"이라 부르는 관습이 있으나, 건전한 사람이라 불리는 자기가 부끄러울 정도로, 장애를 가진 사람들로부터 배우는 일이 많다. 오히려 재활에 관여하는 우리들로서는 파트너라 부르는 것이 걸맞다.

같은 병이나 장애를 지닌 사람이 아니면, 그 고통을 정말로 이해한다는 것은 불가능하다는 것이 사실이다. 우리들 전문직이 할 수 있는 것은 파트너의 기분을 이해하려고 노력하고, 노고를 경감시키도록 진력하는 일이다.

그러면, 장애를 가지면 어떠한 고생이나 불편이 있는 것일까. 그것을 아는 방법에 두 가지가 있다.

1 장애인의 입장이 되어 생각한다

1) 장애를 가진 사람이나 가족의 체험기를 읽는다

많은 체험기가 출판되어 있다. 오랜 고생 끝에 청명한 심경에 도달한 사람들의 말은 무게가 있고 깊이가 있다. 학생에게도 일반 사람들에게도 인생의 양식이 된다.

2) 자원봉사를 한다

작업치료사 양성학교에서는 장애인 개인이나 시설, 단체 등으로부터 자원봉사자의 모집을 요청해오는 경우가 많다. 적극적으로 참여함으로써, 어떻게 도와야 할지를 이해할 수 있다. 장애인의 기분에도 언급하여, 주눅이 들지 않고 이야기하는 것도 가능하게 된다.

3) 장애인 단체의 존재를 안다

현재는 여러 가지 질병이나 장애가 있는 사람들이 "장애우의 모임"(뇌졸중장애우의 모임, 척수손상장애우의 모임 등)이나 "가족모임"(전국 정신장애인 가족연합회 등)을 결성하여 서로 의지하고 정보교환도 하고 있다. 인터넷으로 검색하면 전국조직으로부터 지방조직까지 나와 있다. 또한, 모임의 활동 상황부터 고민이나 치료의 정보까지 알 수 있다. 전문직도 참여하고 있는 경우도 많다.

4) 장애인 관계의 행사에 참가한다

어떠한 지방에도 시설의 바자회가 있다. 운동회나 문화제도 있다. 정보가 지방자치단체의 공보에 실려 있는 경우도 많다. 파라림픽과 같은 세계적인 장애인 스포츠대회도 있다. 보는 것만으로도 큰 힘을 얻을 수 있을 것이다. 참가할 수 있다면 더욱 좋다. 레크리에이션이나 스포츠대회에는 많은 작업치료사가 지도자나 보조자로서 일하고 있는 경우가 많다.

표 2 사단법인 일본작업치료사협회 윤리강령

1. 작업치료사는 사람들의 건강을 지키기 위해 지식과 양심을 바친다.
2. 작업치료사는 지식과 기술에 관해서 항상 최고의 수준을 유지한다.
3. 작업치료사는 개인의 인권을 존중하고, 사상, 신앙, 사회적 지위에 따라서, 개인을 차별하는 일을 하지 않는다.
4. 작업치료사는 직무상 알게 된 개인의 비밀을 지킨다.
5. 작업치료사는 필요한 보고와 기록의 의무를 지킨다.
6. 작업치료사는 다른 직종의 사람들을 존경하고, 서로 협력한다.
7. 작업치료사는 선인의 공적을 존중하고, 좋은 전통을 지킨다.
8. 작업치료사는 후배의 육성과 교육수준의 고양에 노력한다.
9. 작업치료사는 학술적 연구 및 인격의 도야를 지향한다.
10. 작업치료사는 공공의 복지에 기여한다.
11. 작업치료사는 부당한 보수를 요구하지 않는다.
12. 작업치료사는 법과 인도에 위배되는 행위를 하지 않는다.

(1986년 6월 12일 제21회 총회 승인)

2 장애체험

학교에서 흔히 시행되는 체험수업이다. 다음과 같은 체험을 한다.

1) 휠체어 체험

하루를 휠체어에서 지낸다. 일반도로를 달려보거나, 쇼핑이나 대중교통기관의 타고 내리기 훈련도 한다. 사소한 층계차이(턱)로 움직일 수 없게 되거나, 알아차리지 못한 길의 경사가 위험하다는 것을 알 수 있다. 장애인 자신이 거리에 나와 불편함을 실증한 결과, 환경 전체의 "barrier - free"(건물이나 도로 등 환경의 장애물을 없앤다)의 기준이 설정되었다.

2) 눈을 가린 시각장애체험

수업 중에 눈을 가릴 수는 없으므로 이동시에 지팡이를 짚고 시중드는 사람을 붙여서 실시한다. 대부분 무서워서 걸을 수 없는 경우가 많다. 집 안에서는, 물건을 놓아둔 장소가 일정하게 정해져 있지 않으면 생활할 수 없다는 것을 알 수 있다.

3) 고령 장애체험

의사(유사)체험 세트가 시판되고 있다. 노인성 난청의 알아듣기 어려움을 알기 위한 귀마개, 백내장으로 흐릿하게 보이는 안경, 앞으로 굽은 자세를 취할 수 있는 무거운 하중의 조끼, 근력저하로 움직임이 느린 것을 알기 위한 팔꿈치나 무릎의 서포터, 감각저하로 잡기 어려워 떨어뜨리기 쉬운 손을 재현하기 위한 장갑, 발이 걸려 넘어지기 쉽게 하기 위한 신발형 서포터 등이다. 학생은 이것들을 자신이 착용하여 고령자의 신체상태를 알 수 있다.

4) 목발체험

한쪽 발의 타박이나 골절을 상정하여 하루 동안 목발을 짚고 생활한다.

5) 편마비체험

우측편 마비를 상정하여 왼손, 왼발로 휠체어를 움직이거나, 왼손으로 글씨를 쓰거나 돈을 지불하거나 하여 부자유스러움을 체험한다.

인용문헌

1) Bloom BS (ed): Taxonomy of educational objectives; the classification of educational goals, Handbook 1. Cognitive domain. Mckay, New York, 1956
2) Reilly M: Occupational therapy can be one of the great ideas of 20th century medicine. *Am J Occup Ther* 16:1–9, 1962
3) Ayres AJ: Occupational therapy directed toward neuromuscular integration. In: Willard and Spackman (eds): Occupational Therapy, 3rd ed, pp358–466, JB Lippincott, Philadelphia, 1964
4) Crepeau EB, et al: Willard & Spackman's Occupational Therapy. 10th eds, Lippincott, 2003
5) Law M, et al (著), 吉川ひろみ, 上村智子(訳)：COPM マニュアルと評価表. 大学教育出版, 1998
6) Kielhofner G (著), 山田　孝(監訳)：人間作業モデル—理論と応用. 改訂第 2 版, pp203–228, pp336–339, 協同医書出版社, 1999

참고문헌

7) Law M (編著), 宮前珠子, 長谷龍太郎(監訳)：クライエント中心の作業療法—カナダ作業療法の展開. 協同医書出版社, 2000
8) Miller BRJ, et al (著), 岩崎テル子(監訳)：作業療法実践のための 6 つの理論—理論の形成と発展. 協同医書出版社, 1995
9) 片岡みどり：ともに生きる—身障に正しい理解を. 身障友の会, 1976
10) 星野富弘：愛, 深き淵より. 新版, 立風書房, 2000
11) 頭部外傷や病気による後遺症を持つ若者と家族の会(編)：生きててもええやん—「脳死」を拒んだ若者たち. せせらぎ出版, 1999
12) 乙武洋匡：五体不満足. 講談社, 1998〔青い鳥文庫(2000), 完全版(2001)〕
13) 鶴見和子, 上田　敏, 大川弥生：回生を生きる—本当のリハビリテーションに出会って. 三輪書店, 1998
14) 花村春樹：「ノーマリゼーションの父」N.E. バンクーミケルセン. ミネルヴァ書房, 1994
15) 大熊由紀子：「寝たきり老人」のいる国いない国. ぶどう社, 1990
16) 海保博之, 次良丸睦子(編著)：患者を知るための心理学. 福村出版, 1993
17) Mosey AC (著), 篠田峯子, 他(訳)：モゼイ・作業療法—専門職としての位置づけ. 協同医書出版社, 1986

II 전문직으로 학교에서 학습하는 지식·기술체계

전문직으로 학교에서 학습하는 지식 · 기술체계는 이 시리즈 각 권의 모두에 있는 "표준 작업치료학 시리즈의 특징과 구성"이 참고가 된다. 이 시리즈는 학생이 학습하는 순서에 따라서 편집되어 있다.

A. 작업치료교육제도

작업치료 교육은 후생노동대신이 지정한 3년제의 양성시설(1963년 시작)과 문부과학 대신이 지정한 단기대학(1973년 시작) 및 대학(1992년 시작)에서 이루어지고 있다. 그리고, 1996년에는 대학원 교육이 시작되었다(작업치료 백서 2000). 대학원은 현재는 3년제의 양성시설로(전수학교로서의 신고가 필요) 졸업자라도 22세 이상이면 입학자격이 주어지고, 거듭 경험을 쌓고 연구업적이 있으면, 사회인 입학이라는 형태로 일하면서 석사나 박사자격을 획득할 수 있도록 수업형태가 연구되어 있다. 작업치료사에 대한 사회적 수요가 높아져, 양성학교는 해마다 증가하고 있다(2004. 5. 1 현재 : 152교). 상세한 숫자는 인터넷이나 일본작업치료사협회가 매월 발행하는 "일본작업치료사협회 뉴스" 등으로 알 수 있다.

B. 작업치료교육의 개요

작업치료의 교육과정은 "물리치료사 및 작업치료사법"의 규정에 기초하여 "학교양성시설 지정규칙"으로 정해져 있다. 그 때까지 수업과목이나 과목담당 교원의 자격 등이 상세하게 정해져 있었으나, 1999년 3월 31일부로 개정되어 규정이 대폭 완화되었다.

교육과정은 크게 다음의 세 가지 교육내용으로 나뉘고 학점 수와 목표가 제시되었다(**표 1**).

① 기초분야 : 전문직으로서의 기초적 교양분야(14학점)

② 전문기초분야 : 작업치료사로서의 기초적 지식(26학점)

③ 전문분야 : 작업치료사의 전문지식과 기술(53학점)

전문분야에는 18학점의 임상실습이 포함되어 있다(합계 93학점, 문부성·후생성령 제2호).

대학에서는 "대학설치기준"이라는 문부성령이 있고, 졸업의 요건이 4년 이상 재학이고 124학점 이상으로 정해져 있다(즉 1학년 31학점으로 계산하여, 3년제 양성시설보다 31학점 많은 것이 된다).

이 지정규칙의 대강화에 의해서, 양성학교(양성시설과 단기대학 및 대학을 포함)에서 특징 있는 커리큘럼을 편성할 수 있게 되었다. 그러나, 국가시험이라는 관문이 있기 때문에, "표준 작업치료 시리즈의 특징과 구성"에 개재한 것 같은 지식 · 기술은 최저한 필요하다. 그리고, 임상실습을 의미 있게 시행하기 위해서 이 시리즈에서는 많은 질환의 사례연구를 게재하였는데, 이들은 취직 후에도 참고가 되고 나아가서는 임상실습 지도자가 되어도 도움이 될 것이다.

C. 세계의 작업치료교육

세계작업치료사연맹(WFOT)에 가맹하고 있는 나라는 57개국이 있다(2003년도). 가맹국의 양성학교는 WFOT 교육수준에 따라서 조사하고 인가를 받고 있으나, 미인가 학교도 있어 양성학교의 정확한 숫자를 비롯하여, 교육제도의 전모를 파악하는 자료는 부족하다. 사토[1)]의 조사에 대해서 그 미발표 통계자료를 포함하여 정리하면, 그 개요는 아래와 같이 된다(**표 2**). 다만 조사연차는 동일하지 않다.

a. 인구당 작업치료사 수의 차이

양성학교 수가 100교를 넘는 것은 미국, 독일(표에는 없다), 일본의 순서이지만 인구 10만명당의 작업치료사 수가 되면 덴마크, 스웨덴, 노르웨이의 북유럽 3국이 빼어나게 많다. 그러나, 이 3국의 주요 교육연한은 3~3.5년이며 석사와 박사과정이 있는 것은 스웨덴 뿐이다.

b. 교육제도의 차이

각 국의 교육연수는 1~5년까지로 여러 갈래에 걸치고 전문대학교, 대학, 대학원 석사과정,

표 1 학교양성시설 지정규칙에 따른 교육분야 · 내용 · 목표

	교육내용	학점수	교육의 목표
교육의 목표	과학적 사고의 기초		과학적 · 윤리적 사고력을 키워, 인간성을 연마하고, 자유롭고 주체적인 판단과 행동을 배양하는 내용으로 한다. 생명윤리, 사람의 존엄성을 폭넓게 이해할 수 있도록 한다.
	인간과 생활		국제화 및 정보화 사회에 대응할 수 있는 능력을 육성한다.
	소계	14	
전공기초분야	인체의 구조와 기능 및 심신의 발달	(12)	인체의 구조와 기능 및 심신의 발달을 계통을 세워서 이해할 수 있도록 한다.
	질병과 장애의 성립 및 회복과정의 촉진	(12)	건강, 질병 및 장애에 대해서, 그 예방과 회복과정에 관한 지식을 습득하여, 이해력, 관찰력, 판단력을 배양한다.
	보건 · 의료 · 복지와 재활의 이념	(2)	국민의 보건 · 의료 · 복지의 추진을 위해 작업치료사가 수행하는 역할에 대해서 학습한다. 지역에서의 관계, 여러 기관과의 조정 및 교육적 역할을 담당하는 능력을 육성한다.
	소계	26	
전공분야	기초 작업치료학	(6)	계통적인 작업치료가 구축될 수 있도록 작업치료의 과정에 대해서 필요한 지식과 기술을 습득하고, 직업윤리를 높이는 태도를 배양한다.
	작업치료 평가학	(5)	작업치료과정에서의 작업치료 평가(직업관련 평가를 포함)의 틀 짜기에 대한 지식과 기술을 습득한다.
	작업치료학	(20)	보건 · 의료 · 복지와 재활의 관점에서, 각 질환, 각 장애에 대한 작업의 적응에 대해서 지식과 기술을 습득하고, 대상자의 자립생활을 지원하기 위해 필요한 문제해결능력을 배양한다.
	지역 작업치료학	(4)	가정생활, 지역생활, 직업관련 생활 등에서의 작업행동의 형성에 대해서 각 장애에 근거한 지역 케어활동을 전개하기 위한 능력을 배양한다.
	임상실습	(18)	사회적 욕구의 다양화에 대응한 임상적 관찰력 · 분석력을 배양함과 동시에 치료계획 입안능력 · 실천력을 습득한다. 학교 내에서의 임상연습을 한 후에, 각 장애, 각 질병의 진행상태, 각 연령층을 치우침이 없이 시행한다.
	소계	53	
	합계	93	

표 2 주요 국가의 작업치료 양성학교 수 및 교육연한의 비교

국명	인구 10만 대 작업치료사 수(명)와 순위		양성 학교 수 (교)	주요 교육연한				공립의 비율 (%)	사립의 비율 (%)
				3년 또는 전문학교	4년 또는 학사과정	석사 과정	박사 과정		
덴마크	1위	94.2	7		○(3.5년)	무	무	불명	
스웨덴	2위	79.9	8	○		유	유	100	0
노르웨이	3위	49.4	5	○		무	무	80	20
이스라엘	4위	47.7	3		○	유	유	100	0
핀란드	5위	27.1	7		○(3.5년)	유	무	100	0
영국	6위	24.3	28	○	○	유	무	불명	
오스트레일리아	7위	23.7	10		○	유	유	100	0
캐나다	10위	20.1	12		○	유	유	불명	
미국	17위	10.6	188		○→이행중	유	유	42	58
일본	15위	12.8	144	○112(교)	○32(교)	12(교)	6(교)	18	82

주1) : 문헌 1 및 WFOT 제1대리 · 사토 요시히사 씨 미발표 자료에서(2004. 4).
주2) : 일본의 수치는 일본작업치료사협회 WFOT 인정 해당학교 일람표(2003. 9)에 따름.
그리고, 일본의 "주요 교육연한"란의 수치는 해당되는 양성학교 수를 나타낸다.

박사과정까지 그 폭이 넓다. 그 중에서 3년 코스를 채택하고 있는 나라가 가장 많아, 45개국 중 22개국이다. 반대로 미국과 같이 석사과정 수료를 작업치료사의 자격요건으로 하려고 하는 나라도 있다. 미국의 석사과정은 두 가지가 있으며, 하나는 작업치료 근접영역에서 이미 학사자격을 획득하고 있는 사람이 2년 반 정도 작업법과정에서 학습하면 작업치료사의 수험자격과 석사학위를 동시에 취득할 수 있는 제도이다(entry level이라 한다). 다른 하나는 학사로서 작업치료사의 자격을 가진 사람이 2년 이내에 석사학위를 취득할 수 있는 코스(post-professional course)이다.

세계적으로 보면 국가시험이나 협회인정시험을 보고 작업치료사의 자격을 주는 나라와 졸업과 동시에 작업치료사로 인정되는 나라도 있다. 아무튼 WFOT가 인정하는 학교이므로 교육 최저수준은 충족되어 있는 것이 된다. 그러나, 임상치료사를 양성하는 것이 급선무인 나라와 보다 높은 교육수준을 지향하여 사회적 지위를 높이려고 대처하고 있는 나라가 있다는 것을 알 수 있다. 양성학교 수의 급증은 일본과 미국에서 특히 뚜렷하다. 작업치료는 면허자 수나 교육체제로부터 보아 국제적으로는 아직 발전도상에 있다는 것을 알 수 있다.

●인용문헌

1) 佐藤善久, 他： 世界の作業療法の動向と発展に関連する要因の検討. 作業療法 22(特別号):616, 2003

●참고문헌

2) 佐藤　剛：国際比較にみる大学院作業療法教育の課題. OT ジャーナル 33:973–978, 1999

III 전문직이 갖춰야 할 조건

전문직이 갖춰야 할 조건 중에서 이 단원의 Ⅰ에서 언급한 "작업치료사에게 요구되는 자질과 적성"은 임상 작업치료사에게 필수조건이고, 기본이지만 전부는 아니다. 그렇다면 무엇을 가지고 전문직이라 하는가.

A. 철학적 가설 · 윤리 · 기술 · 과학

모제이는 전문직이 갖춰야 할 6개의 조건을 제시하였다[1](**그림 1**).

이들은 모든 전문직에 공통되는 기본적 요소이고 각 전문직은 독자적인 철학적 가설을 가지며, 인간으로서의 윤리에 따르고 일취월장하는 과학기술의 식견으로부터 자기의 지식 · 기술을 탄생시키고, 변경하여, 새로운 치료이론을 완성시켜 간다.

작업치료의 철학적 기초 (philosophical base of occupational therapy)에는 다음과 같은 것이 있다. "인간은 목적이 있는 활동을 함으로써 발달이 촉진되는 활동적 생물이다. 원래 갖춰져 있는 동기부여를 시행하는 능력을 발휘하고 목적이 있는 활동을 통해서, 인간은 자기의 육체적 · 정신적 건강 및 사회적 · 물리적 환경에 영향을 줄 수 있다. …(중략)… 작업치료는 대인관계나 환경적 구성요소를 포함하는 목적이 있는 작업이 장애를 예방 치료하거나, 최대한의 적응능력을 끌어내기 위해 이용될 수 있다는 신념에 기초하고 있다"(미국작업치료사협회 대표자회의 채택, 1979).

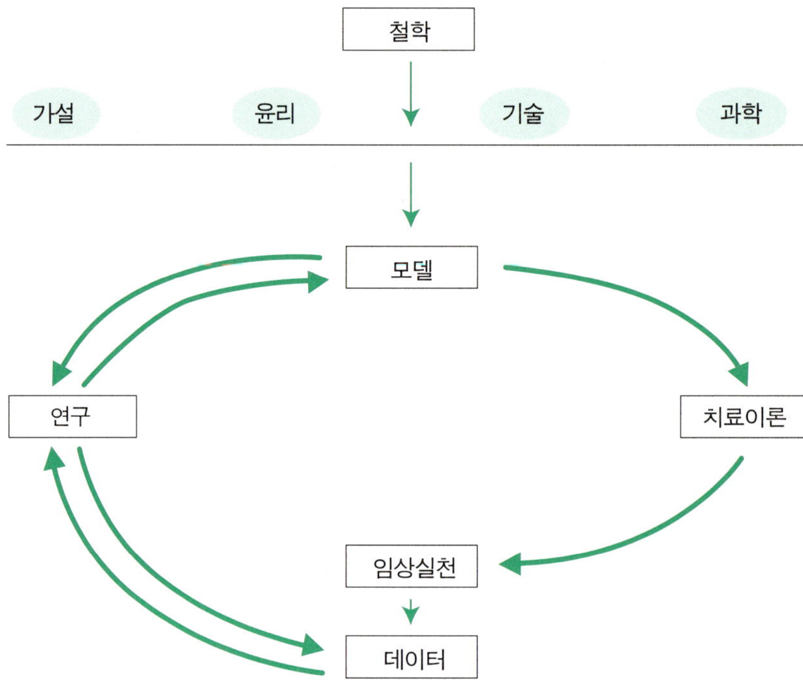

그림 1 **전문직의 윤곽 〔문헌 1에서〕**

B. 모델

모델은 전문직의 활동 전체를 규정하는 것으로, 전문직으로서 사회에 받아들여질 수 있는 조건을 내포하고 있어야 한다. 모델에는 아래의 6개의 요소가 포함된다고 한다.

① 임상활동의 기초가 되는 철학적 가설(상기)

② 윤리강령

예: 이 단원 Ⅰ의 **표 2** "사단법인 일본작업치료사협회 윤리강령"(☞23쪽) 참조.

③ 이론적 기초

예: 생물화학, 행동과학, 의학, 예술, 작업치료 독자론으로부터 유도해 낸 것.

④ 수비범위

예: 일본작업치료사협회 "작업치료 가이드라인"

⑤ 실천의 여러 가지 측면을 조리를 세우는 원리 · 원칙, 평가와 치료에 사용되는 문제발견, 문제해결의 과정

⑥ 합리적인 치료수단

C. 치료이론

치료이론은 일상적인 치료 · 지도 · 지원활동에 대한 방침을 주는 것으로 처방적인 성격을 갖는다. 이 단원 Ⅰ-C "작업치료사에게 필요한 기술"(☞18쪽)에서 언급한 "Willard & Spackman's Occupational Therapy"의 제10판에는 11개의 치료이론이 열거되어 있다. 행동이론, 생체역학적, 인지능력장애, 발달적, 운동조절적, 감각통합법, 인간작업 모델, 재활적, 정신역동적, 그룹워크 모델, 시공간 적응모델이다. 여기서 말하는 "모델"은 앞에서 언급한 큰 틀짜기로써의 모델과는 달리, "치료이론"과 바꿔놓아도 된다. "…적"으로 되어있는 것의 뒤에 "접근"이라는 말이 붙는데 이것도 치료법이라는 의미로 파악할 수 있다.

D. 임상실천 · 데이터 수집 · 연구

새로운 이론이 탄생하고 작업치료 모델이 진보하는 원천은 임상실천에 있다. 임상에서 연구한 것에 의문이 생기고, 의문을 해결하기 위해 데이터를 수집한다. 데이터의 수집방법에도 각종의 방법이 있다(이 시리즈 『작업치료 연구법』의 권을 참조할 것). 연구 성과는 다시 임상으로 시험되고 많은 사례에 의해서 검증되며 보편적으로 사용하게 되어서, 전문직 공통의 재산으로서의 "모델" 또는 "치료이론"으로서 확립된다. 일단 확립된 이론도 대상의 변화나 사회정세의 변화 등을 받아 변경이 요구된다. 이 변경의 반복이 다름 아닌 전문직 발전의 모습이라 할 수 있다.

●인용문헌

1) Mosey AC: Occupational Therapy: Configuration of a Profession. p42, Lippincott Williams & Wilkins, 1981.
モゼイ AC(著), 大丸　幸, 他(訳)：モゼイ・作業療法―専門職としての位置付け. p206, 協同医書出版社, 1986

IV 팀 접근

A. 팀 접근의 필요성

1 의료의 발전

인류역사의 시초부터 질병이나 장애를 가진 사람이 있었음에 틀림없다. 그리고 그 질병이나 장애를 고치거나 경감시키거나 하는 사람도 있었다. 미개사회나 전통적 사회에서는 질병이나 장애를 치료하는 사람은 과학적 지식을 가진 사람이 아니라, 기도사나 주술사나 종교가 등 다양하였다. 중세유럽에서는 승려원에 부속되어 병원이 있고 이발사가 사혈(혈관에서 피를 뽑는 것으로, 당시 시행되던 치료법) 등의 기술을 제공하고 있었다[1)]. 일본의 에도시대에는, 질병이 생기면 친척이나 인근 사람들이 많이 모여 떡을 쳐서 음식을 만들어 병마를 내쫓았다[2)].

이와 같이, 현대의학이 발달하기 이전은 전통이나 직관이나 경험에 의해서 치료가 이루어졌다는 것이다. 중세 이후, 해부학이나 생리학이 진보하고, 18세기에 들어와서부터는 물리학이나 과학이 발전하여, 의학에도 자연과학적 사고가 받아들여졌다. 의사도 도덕적 권위나 카리스마적 권위를 갖는 존재로부터 지적 권위를 갖는 존재가 되어 의사가 시행하는 의료의 지식이나 기술도 교육에 의해서 전달이 가능한 것으로 되었다[1)]. 그 후, 시대와 더불어 의료에 관한 지식이나 기술은 증대하여 각 전문영역이 발달하였다. 질병을 치료하는 의사와 환자를 돌보는 간호사만으로는 충분한 의료를 이룰 수 없게 된 것이다. 전문 분화된 의료는 각각의 영역에 전문직을 필요로 하였다. 이와같이하여, 진료방사선기사, 임상검사기사, 작업치료사 등의 전문직이 탄생하였다(**표 1**).

표 1 **보건의료 전문직**

직종명	신분법 제정연도	2004년 국가시험 수험자수
의사	1948*1)	8,439
간호사	1948*2)	49,204
진료방사선사	1951*3)	2,505
임상검사기사	1958*4)	4,931
약사	1960*5)	11,048
작업치료사	1965	3,469
물리치료사	1965	4,289
의지보조기사	1987	103
사회복지사	1987	37,657
간병복지사	1987	81,008
정신보건복지사	1997	5,831
언어청각사	1997	1,658

*1~3): 제2차 세계대전 후에 다시 제정되었으나, 이전에도 신분법이 있었다.

*1): 1874년 "의제"에 의해서 의사자격이 탄생하고, 1883년 "의사면허 규칙"으로 의사와 치과의사가 구분되었다. 1948년에 "의사법" 제정.

*2): 1899년 "산파규칙", 1915년 "간호부규칙", 1941년 "보건부규칙", 1948년 "보건부 조산부 간호부법", 2002년 "부"를 "사"로 명칭변경.

*3): 당시, 진료X선 기사.

*4): 당시, 위생검사 기사, 후에 임상검사기사와 위생검사기사로 분할.

*5): 1889년 "약제사 시험규칙", 1960년 "약제사법" 제정.

2 환자의 특성과 의료자의 역할

환자란, 건강을 해치고 있는 사람이며 사회학자인 파아슨즈는 환자역할의 특징을 정리하고 있다[1]. 그러나, 이 파아슨즈가 그리는 환자상과 최근 수년에 활동을 시작한 "환자의 권리법을 만드는 모임"이 주장하는 환자상과는 다르다(**표 2**). 한 때 환자는 지원을 구하고 치료를 받는 수동적인 약한 존재였으나 지금이야 말로 스스로의 치료에 대해서 적극적으로 설명을 요구하고, 결단을 내리는 능동적인 존재로 차츰 변화하고 있다. 전부는 아니더라도 독자적인 가치관을 갖고 자기결정을 희망하는 환자가 증가하고 있다는 것은 확실하다[3]. 이러한 자율성을 희망하는 환자에 대해서, 복잡하고 일취월장하는 현대의료에 대한 충분한 정보제공을 하기 위해서는 의사 이외에 그 환자의 치료와 관계가 있는 각 전문직이 가지는 정보도 필요하다.

건강이란, 단순히 질병이 아니라는 상태가 아니고, 신체적, 정신적, 사회적으로 좋은 상태(well-being)라는 것이 세계보건기구(WHO)의 건강에 대한 정의이다[1]. 따라서, 신체적, 정신적, 사회적으로 좋은 상태가 아닌 사람은 환자가 될 수 있다. 어느 정도의 상태를 좋은 상태라 하는가 세계적 기준이 있는 것은 아니므로, 다양한 종류의 수준의 환자가 존재하게 된다. 일반적으로 질병에는 질환(disease)의 측면과 병(illness)의 측면이 있다고 한다. 현대의료는 "질병을 보고 환자를 보지 않는다"는 비판을 받고 있다[1]. 이것은 질환의 치료를 중요시하여 환자가 경험하는 병을 고치는 것을 경시하는 경향을 지적하고 있다. 질환의 측면을 바르게 이해하여 효율적으로 치료하기 위해서도 다양한 전문직이 필요하지만, 개별의 인생과 가치관을 가지는 환자의 병의 경험을 이해하고, 대응하기 위해서도 다양한 전문직이 필요하다.

환자치료의 성공은 사망케 하지 않고 환자의 생존을 확보하는 것이지만, 장애인가 환자인 경우에는 질환과 병의 측면 이외에 사회생활에서의 부자유스러움의 측면을 생각할 필요가 있다. 국제생활기능분류에서 보여주는 것처럼 일상의 활동이나 사회참여에 문제가 발생하는지의 여부는 생활하고 있는 환경요인과 개인이 가지는 특성이 관계하고 있다[4]. 결국, 환자가 어떠한 인생을 원하고 실제로 어떠한 역할을 갖고 있는가, 그리고 어떠한 환경에서 생활하고 있는가라는 개개 환자의 상황을 이해하고 환자와 정보를 공유하면서, 환자의 자기결정을 지원한다는 것이 현대 의료자의 역할이 된다.

표 2 환자의 특징

환자 역할(파아슨즈)	"환자의 여러 권리를 정하는 법률 요강안"의 환자의 권리에서 발췌 (환자의 권리법을 만드는 모임)
1. 환자는 좋아해서 병에 걸린 것이 아니고, 자기가 고칠 수 없다. 2. 환자는 될 수 있는 대로 빨리 치유되고 싶어 한다. 3. 환자는 적절한 도움을 요구하고, 치료에 협력하려고 한다. 4. 환자는 일반적인 책임이 면제된다.	1. 환자는 자기결정권을 갖는다. 2. 환자는 설명 · 보고를 받을 권리를 갖는다. 3. 환자는 의료기관을 선정하고 입원퇴원을 강요당하지 않는 권리를 갖는다. 4. 환자는 자기에게 시행되고 있는 의료에 대해서, 다른 사람으로부터의 의견을 요구할 권리를 갖는다. 5. 환자는 의료기록의 열람 및 청구권을 가진다. 6. 환자는 개인정보를 보호받을 권리를 갖는다.

3 팀의 구성원

서비스가 이루어지는 시설이나 서비스를 제공하는 기관, 대상자의 특성에 따라서 팀을 구성하는 구성원은 달라진다. **표 3**에 시설이나 기관별로 어떠한 직종이 팀 접근의 구성원이 될 수 있는가를 요약하였다.

표 3 시설 · 기관별 팀의 구성

시설·기관	작업치료사	물리치료사	언어청각사	간호사·보건사	의사	간병복지사	사회복지사	임상심리사	보육사·교원	직업카운슬러	지도원
병원	○	○	○	○	○		○	△			
병원 일상관리(간호시설)	○	○	△	○	△	○	○	△			
정신병원	○			○	○		○	○			
일반진료소	△	○	△	○	○						
방문간호 스테이션	○	○	△	○		○	○				
가정 간병지원센터	△	△		○	○	○	○	○			
특수학교	○	○	○	○	△			○	○	○	○
장애인 재활원호시설	○	○	○	○	△	○	○	○			○
장애인 수산시설	△						○				
장애인 데이서비스(day service) 센터	○	○	○	○	△	○	○	△			
노인 데이서비스 센터	○	○		○	△	○	○	△			
지적 장애아 통원시설	○	○	○	○	△	○	○	○	○		
보육원	△	△	△	○	△	△		△	○	○	
지역생활 지원센터	○			○			○	○			
group home	△	△		△	△	△	△	△			
care house	△	△		○	△	○	△	△			
간호요양원	○	○	○	○	○	○	○	○			
간병노인 보건시설	○	○	○	○	○	○	○	○			
지체장애아시설	○	○	○	○	○	○	○	○	○		

○ : 구성원이 되는 경우가 많다. △ : 구성원이 될지도 모른다.
시설은 신체, 지적, 정신 등의 종별이 있는 경우가 많다.

이것은 일부이며 공란의 직종이 추가되거나 표에는 없는 직종이 팀에 추가될 가능성은 충분히 있다. 산업재해로 부상을 당하고 직장복귀를 지향하는 대상자의 경우, 직장의 관리자, 보험회사의 담당자, 변호사 등이 팀에 추가될지도 모른다. 팀 구성원은 상근으로 근무하는 경우도 있고 다른 기관으로부터 파견되거나 비상근으로 근무하는 일도 있다. 또한, 지역의 자원봉사자나 장애인단체의 구성원이 팀의 구성원이 되는 경우도 있다. 물론 대상자 자신이나 대상자의 가족도 포함한 팀이 만들어지는 일도 있다.

4 각 전문직의 역할

의료의 발전과 대상자의 다양한 욕구(needs)에 대응하기 위해 각 전문직(professional)이 존재한다. 각 전문직의 특징을 매우 간단하게 **표4**에 정리하였다. 각 전문직은 각각 독자적인 학문적 기반과 교육체계를 갖고 있으며 지금도 발전 중이다. 전문성(professionalism)이란, 다른 직종이나 일반 사람들이 모르는 것을 알고 있다든가, 독특한 기술을 갖고 있다는 것이며, 그 독특한 기술이나 지식 밖에 사용하지 않는다는 것은 결코 아니다. 작업치료사는 운동기능에도 주목하고 사회 시스템도 고려하며 전반적 건강에도 신경을 쓰고 질환의 지식도 갖고 있다.

그러나, 작업치료사가 가장 잘 하는 것은 대상자가 의미 있는 작업을 할 수 있는지 어떤지를 조사하고 여러 가지 연구를 하여 그 작업을 가능하게 하는 것이다. 작업기능의 평가나 작업을 사용하여 대상자에게 관여한다는 점에서는 어떤 직종보다도 작업치료사가 우수하다는 것이다.

전문성을 알기 쉬운 전문직과 알기 어려운 전문직이 있다. 의사는 수술을 하고, 간호사는 주사를 놓거나 흡인을 한다. 진료방사선 기사는 X선 사진을 촬영한다. 이와 같이, 법률상 일반인이 하여서는 안되는 것을 할 수 있는 전문직은 알기 쉽다. 이에 비해서 작업치료사의 경우, 일반인들이 법률상 하여서는 안되는 것은 하나도 없다. 먹기 쉬운 스푼을 준비하거나 수공예를 함께 하거나 일의 내용을 청취하는 것은 누가 해도 괜찮은 것 뿐이다. 따라서, 작업치료사와 작업치료사 이외의 사람을 시행하고 있는 일로 구별할 수는 없다. 결국, 시행하고 있는 일의 질이 높은지 어떤지로 구별된다는 것이다. 작업치료사와 같이 누가 해도 괜찮은 것을 시행하는 전문직에는 영양사나 교원이나 간병복지사 등이 있다. 요리의 메뉴를 생각하거나, 아이들에게 공부를 가르치거나, 병든 사람을 간병하는 것은 누가 해도 좋지만, 전문직의 사람은 일반인보다도 그것을 능숙하게 할 수 있고 왜 그렇게 시행하는지를 설명할 수 있다는 것이다. 작업치료사는 대상자의 생활에 있어 의미 있는 작업을 할 수 있도록 여러가지 연구를 한다. 대상자가 열중할 수 있는 작업을 시행함으로써 심신의 기능을 향상시킨다. 이러한 시행을 누구보다도 능숙하게 할 수 있는 것이 작업치료사이다.

팀 접근의 성공사례와 실패사례를 **표 5**와 **표 6**에 나타냈다. 팀 접근이 성공하는 것은 각 전문직이 자기의 전문성을 충분히 발휘할 수 있고 각각의 전문성에 의해서 얻어진 성과가 상승효과적으로 작용하였을 때이다. 한편, 각 전문직이 자기 전문영역 안에서만 일을 하고 거기서 얻은 정보나 성과를 다른 사람에게 전달하지 않거나 하면, 서비스가 중복되거나, 누락되거나 한다. **표 6**의 사례에서는 과거 병력(anamnesis)의 청취는 중복해서 이루어졌으나, 직장복귀의 준비는 누락되었다.

표 4 각 전문직의 특징

직종	초점	목표	수단
작업치료사	작업기능	의미 있는 작업을 할 수 있을 것	치료적 작업 적응적 작업
물리치료사	운동기능	신체 가동성의 확보	물리적 자극, 운동
사회복지사	사회시스템	원활한 서비스유통	사회자원의 개척 조직간의 조정
간호사	전반적 건강	심신의 건강	돌봄(care), 환경조정
의사	질환	증상제거 및 경감	약물투여, 수술

표 5 팀 접근의 성공사례

56세의 A씨는 2주일 전에 뇌졸중으로 입원하고 있다. 의사는 간호사가 청취한 과거 병력(anamnesis)과 검사데이터와 임상소견에 기초하여 약을 처방하고 간호사가 경과를 관찰하고 있다. 사회복지사는 가족과 면담하고, 사회자원의 조사를 시작하여 직장과의 조정을 하였다.

침대에서 물리치료가 시작되고, A씨의 운동기능 회복에 따라서 물리치료실에서의 보행연습 등이 시작되었다. 간호사는 물리치료에 의한 성과가 병동생활에서 발휘될 수 있도록 지원방법을 연구하였다.

작업치료사는 A씨가 자립하여 하고 싶은 활동을 청취하여 A씨가 우선하는 활동이 가능하도록 간호사와 협의하면서 환경을 조정하거나, 자조장구를 제안하였다. 일상생활에서 자조장구가 잘 사용되고 있는지 어떤지를 간호사가 관찰하였다.

작업치료사는 A씨의 운동기능을 회복시키는 것 같은 치료적 작업도 제안하였다. 작업치료사는 사회복지사로부터의 정보를 기초로 직무분석을 시행하였다. A씨의 작업기능을 검토하고, 직장복귀의 가능성을 탐색하여, 복귀까지의 계획을 고안하였다. 사회복지사는 A씨의 회복정도나 복직의 가능성에 대해서 수시로 직장과 연락을 취하였다.

표 6 팀 접근의 실패사례

56세의 A씨는 2주일 전에 뇌졸중으로 입원하고 있다. 의사와 간호사가 별도로 과거병력을 청취하고, 침대에서의 운동치료가 시작되면 물리치료사도 과거병력을 물었으므로, 가족은 몇 번이나 같은 것을 이야기해야 했다.

의사가 약을 변경하였고, 이 때문에 A씨의 의식수준이 저하한 것을 모르는 물리치료사나 작업치료사는 A씨의 회복에 대한 의욕이 감퇴하였다고 잘못된 판단을 하였다. 간호사는 체온, 혈압, 변통(대변이 나옴)을 기록하고 복약관리를 하여 병동에서의 일상생활 활동은 모두 보조하고 있었으므로, A씨는 작업치료나 물리치료에 의해서 회복을 보이고 있는 능력을 병동생활에서 발휘할 기회는 없었다.

작업치료실에서는 A씨의 취미였던 바둑을 두고, 계속시간이나 받침대의 높이를 바꾸는 등을 하여 단계부여를 하였다. 앉은 자세 내구성의 향상이나 정신기능의 활성화를 도모하였으나, 작업치료사는 바둑을 두는 것에 대한 치료목표를 설명하지 않았다. 단순한 오락으로 생각한 의사나 간호사는 임상검사나 목욕 등 기타의 서비스를 우선시켜, 작업치료를 중지하는 날이 많았다.

사회복지사는 가족이나 직장 사람들과 면접을 하였으나, 그 결과를 누구에게도 보고하지 않았기 때문에 직장복귀를 향한 접근이 입원 중에 시작되는 일은 없었다.

B. 보건의료팀의 특징

1 팀 구성원이 가지는 독자적인 전문성

재활의료는 신구의 다수의 직종이 참여하는 새로운 의료의 형태이며 환자의 최고 이익의 실현을 목표로 한다. 서로 대체 불가능한 전문가를 구성원으로 하는 팀이다[5]. 이러한 전문직 팀은 개개 구성원이 동등한 역할을 갖는 취미서클 활동의 팀과는 다르다. 재활 팀의 구성원은 스스로의 전문성을 갖고 있다. 각 전문영역에서는 지식이나 기술을 축적하여 발전시키기 위하여 독자적 전문용어가 사용되고 독자적 이론이 전개된다. 누구에게도 잘 알 수 있고, 누구에게도 바로 할 수 있는 기술밖에 갖고 있지 않은 사람이 전문직이라 불리는 일은 없다. 따라서, 특수한 말을 사용하고 특수한 행동을 취하는 동일 전문직 집단은 배타적으로 되기 쉬우며, 해당 전문직 이외의 사람들과의 사이에 불가침의 경계를 만들기 쉽다.

보건의료 팀의 목표는 환자의 최고 이익을 실현하는 것이지만, 무엇이 최고의 이익이라 생각하는가에 대해서 전문직 사이에 차이가 있을지도 모른다. **표 4**에 나타낸 것처럼 각 전문직은 초점을 맞추는 사항이 다르다. 작업치료사는 대상자로서 의미 있는 작업을 찾는 것부터 시작하려고 하지만, 물리치료사는 신체의 움직이기 어려운 부분을 찾아 그 원인을 발견하려고 할 것이다. 작업치료사는 대상자가 가고 싶은 장소에 가려면 휠체어를 사용하는 편이 피로하지 않고 경치를 바라볼 수 있다고 주장할지도 모른다. 한편 물리치료사는 감독하의 지팡이 보행을 할 수 있게 되었고, 여행에는 지팡이 보행으로 가는 편이 내구성이 향상될 것이라 주장할지도 모른다.

그런데 간호사는 대상자가 가고 싶다는 장소에 갔다 해도 이전처럼 걸을 수 없고, 대상자가 자신의 장애에 직면하여 낙담하는 것은 아닌지 걱정할지도 모른다. 사회복지사는 지역의 자원봉사자 조직과 연락을 취하여, 퇴원 후를 향해서 사회자원을 활성화하는 단서로 하려고 꾀할지도 모른다.

대상자에게 보다 나은 이익이 되는 것 같은 선택을 하기 위해서 각각의 전문직의 관점을 가져와서 검토하는 것은 사고의 치우침을 방지하거나 대상자의 자기결정을 위해서도 크게 참고가 될 것이다. 그러나, 전문직이 서로 벽을 만들거나, 관점의 차이를 이해하려고 하지 않으면, 팀 접근은 무의미 할 뿐더러 해가 된다.

2 전통적 계층조직과 권력구조

전문직 팀은 피라미드모양의 계층조직이 많으며, 상부의 의향에 하부 구성원이 종속되는 경향이 있다[6]. 동일 전문직 내에서도 경험연수의 길이, 과장이나 주임 등의 직위에 따라서 계층성이 발생하는 경우가 많다.

보건의료전문직은 스스로의 전문영역에서의 독자적인 판단이 요구된다고는 하지만, 법적으로는 의사의 지시 하에 의료행위를 하는 전문직이 많다. 재활 팀도 의사를 정점으로 하는 계층구조로 되어있는 경우가 있다. 또한, 조직체의 이윤을 추구하는 경우에는 사무계 관리직이 조직의 정점이 되는 경우도 있다.

조직 내에서의 부문간의 권력구조도 있다. 법적 권한에서는 의사집단이 강하고, 인적 양에서는 간호사집단이 강하다. 남성 우위, 연공서열의 사회구조가 계승되어 있는 경우에는 나이가 많은 남성 구성원의 힘이 강하다.

수익이 높은 부서의 힘이 강한 경우도 있고 경영진의 연고관계자의 힘이 강한 경우도 있다. 이와 같이, 현실사회에는 다양한 권력구조가 존재하며, 이러한 힘의 관계가 팀이 나아가는 방향을 좌우하는 경우도 있다.

의료 팀이 계층성을 갖기 쉽다는 것을 자각하고, 팀 접근에 영향을 주는 권력구조를 이해함으로써, 대상자의 최고 이익을 추구할 때의 폐해를 회피하기 위한 전략을 세울 수 있을지도 모른다.

3 목표의 불확실성

팀이 내건 목표의 달성도를 기초로 팀 접근의 성공, 불성공을 판단할 수 있다. 그러나, 대상자의 최고 이익이라는 목표는 불확실한 경우가 많다. 상품을 생산하고 있는 기업 팀의 성공은 생산량이나 매상액으로 측정할 수 있다. 한편, 대상자의 이익을 측정하는 것은 매우 곤란한 문제이다.

재활 팀의 목표를 대상자의 일상생활 자립에 두었다 하더라도, 이제까지 입은 일도 없고 이제부터 입을 예정도 없는 트레이닝복을 입고 벗는 자립을 목표로 할 수는 없다. 사회구조가 변화하고 개인의 욕구(needs)는 여전히 증가하여 다양화하고 있다. 대상자의 배경도 다양하며, 서비스의 제공자에게는 유연한 대응이 요구된다.

개인의 욕구(needs)가 아무리 다양화되어도 삶의 질(quality of life: QOL)의 향상이라는 목표는 대부분의 사람에게 공통된다고 생각한다. 그러나, 질은 질이고 양처럼 비교하거나 높낮이를 결정할 수는 없다. 대상자 개인으로서의 삶의 질이란 무엇인지를 특정하고, 그 질의 향상을 양으로서 나타낼 수 있는 지표를 찾아냄으로써 팀의 목표가 구체화될 가능성은 있다.

결국, 어떤 대상자에서의 QOL이 1주일에 한 두 번은 지인이나 친구와 함께 시간을 보내는 것이라면, 사교적 활동의 종류나 빈도를 지표로 팀의 목표를 설정할 수 있을지도 모른다.

4 경제적 제약과 정치적 영향

팀의 활동은 경제에 지배되는 경우가 있다. 한정된 인재, 시간, 기기를 사용하여, 최대한 효과적인 서비스를 하는 것이 요구된다. 보다 나은 팀 접근이 가능하도록 부족한 자원을 증대시키도록 노력할 필요도 있다. 또한, 의료보험이나 간병보험 등으로 보상되는 서비스가 정말 효과적인 성과를 올리고 있는지 어떤지를 음미하여, 필요한 법 개정을 향해서 발언해갈 필요도 있다.

예약된 작업치료의 시간에 늦어서 온 대상자와 예약을 변경하였으면 하는 대상자가 동시에 왔다면, 어느 쪽을 우선해야 할 것인가. 작업치료실의 비품으로는 하나 밖에 없는 고가의 복지용구를 사용하는 것은 회복 중에 있는 대상자인지, 종말기에 있는 대상자인지, 이러한 어려운 판단을 하여야 하는 상황이 있다. 보다 올바른 이유에 따라서 판단하도록 유념해야 하며 장래의 문제를 방지하도록 스케줄 조정을 위한 시스템을 설정하거나 비품을 증가시키거나 복지용구의 임대시스템(rental system)을 세우도록 작용할 필요가 있다.

C. 팀의 형태

1 수직형과 수평형

우리나라는 수직형 인간관계를 취하기 쉽다고 한다[7]. 관공서에서도 기업에서도 대학에서도 전통예능의 유파에서도, 상층에 있는 사람에 대해서 종속되는 형태를 취한다. 많은 의료기관에서 볼 수 있는 의사를 정점으로 하는 계층구조는 수직형의 팀이다. 그러나, 전문직 팀은 대등한 관계를 갖는 수평형 구조가 바람직하다고 한다[1]**(그림 1)**.

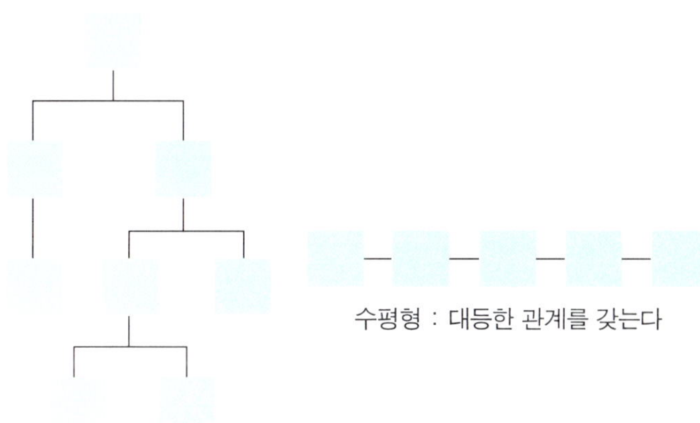

그림 1 **수직형과 수평형의 팀**

2 다직종 혼합팀과 다직종 연계팀

대상자를 중심으로 하는 팀 접근에도 다직종 혼합팀(multidisciplinary team)과 다직종 연계팀(interdisciplinary team, 학제적 팀이라고도 번역된다)이 있다**(그림 2)**.

다직종 혼합팀은 대상자의 목표를 달성하기 위해 다양한 직종이 각각의 특기를 살리는 것에 중점을 두므로 각 전문직이 각각 목표를 설정하여 프로그램을 입안한다. 재활 팀의 초기에는 의료에 새로이 참여한 전문직이 각각의 전문성을 발휘하기 쉽도록 전문적 관점에서 평가하여, 목표를 세워 프로그램을 전개하였다. 병원에서도 전문직은 부문마다에 확립되어 있어 전문직 구성원은 그 전문직부문의 대표로서의 행동이 기대된다. 전문직은 독자적으로 개업하여 사업

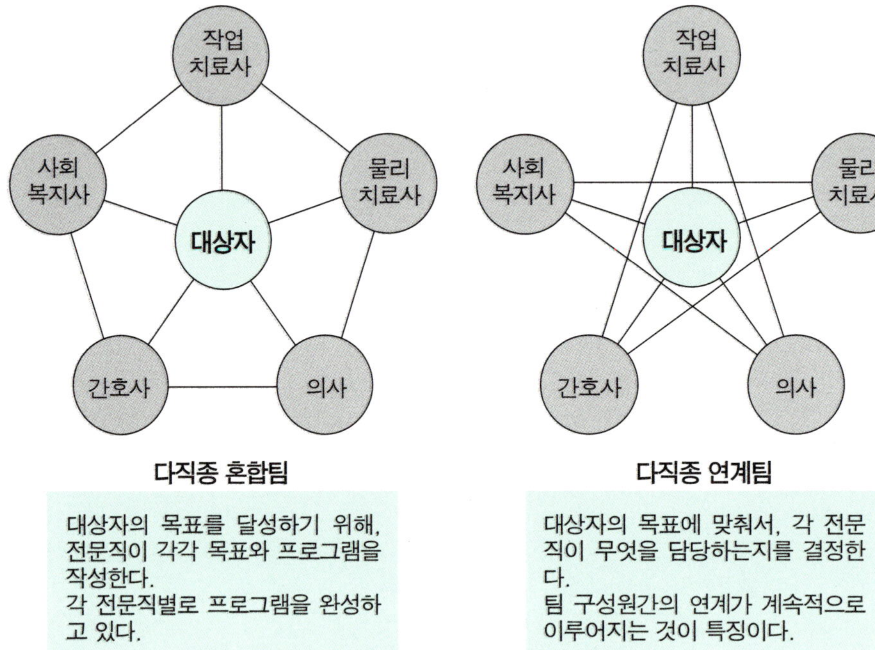

그림 2 다직종 혼합팀과 다직종 연계팀

전개를 하고 있는 경우도 있다. 지역에서 개업한 전문직 기업끼리가 네트워크를 형성하여 팀 접근을 하는 경우도 있다.

한편, 다직종 연계팀은 대상자의 목표를 달성하기 위해서 상이한 직종이 서로 연계하여 나아가므로, 동일한 목표를 향해서 역할을 분담하고 있는 프로그램이 입안된다. 하나의 시설 내에 대상자의 특징이나 프로그램의 성질별로 몇 가지의 프로젝트가 설치되고 전문직 구성원은 각각의 프로젝트로 다른 전문직과 팀을 편성한다. 예컨대, 작업치료사는 작업치료부문에 속해 있기는 하지만 일을 하는 것은 사춘기 전문코스나 직업복귀 코스라는 프로젝트에서 일을 한다는 것이다. 각 전문직 구성원은 전문직 집단의 대표라기보다는 당해 전문직의 배경을 가진 개인이라는 것이 되어 대상자 한사람 한사람에 대해서 오리지널 팀이 만들어진다.

다직종 혼합팀은 전문성을 발휘하는 것에 주안점을 두며 전문직간의 경쟁을 낳는다. 대상자는 누가 가장 필요한 서비스를 제공하는 지를 확인하여 현명한 서비스 이용자로 되어갈지도 모른다. 경쟁은 각 전문직이 갈고 닦는 것 같은 긴장감을 낳을지도 모르지만, 경쟁심을 드러내어 적대관계가 될 가능성도 있다. 한편 다직종 연계팀은 경쟁보다도 협동하는 것에 주안점을 둔다. 연계나 협동은 상당히 어렵지만 대처한 보람이 있는 테마이다.

3 지휘명령형 팀과 공동체 팀

팀으로 이루어지는 스포츠는 많지만 구성원이 움직이는 방법은 다양하다. 야구는 감독의 지시에 의해서 선수가 움직이는 지휘명령형 팀이며 축구는 포지션은 결정되어 있으나, 상대방의 상황에 따라서 포지션이 바뀌는 공동체 팀이다.

지휘명령형 팀에서는 리더(대부분의 경우는 의사)가 유능하면 높은 성과를 올릴 수 있고 구성원은 리더의 지시대로 시행할 수 있도록 연차를 쌓음으로써, 한층 유능한 팀이 만들어진다. 그러나 리더의 능력이 낮으면 어쩔 도리가 없다. 그 반면에, 리더의 교체나 리더의 의식이 바뀜으로써 단기간에 팀의 생산성이 높아질 가능성도 있다.

공동체 팀은 각 구성원이 연찬을 쌓고 연계가 잘 되면 높은 성과가 오른다. 그러나 구성원의 기분이 가지각색이거나 팀의 화합을 흩뜨리지 않는 것만이 우선될 것 같으면 팀으로서의 성과는 오르지 않는다. 공동체 팀이 사이가 좋은 그룹처럼 되면 반대의견을 서로 제시하거나, 의논하는 일이 차츰 줄어, 팀이 잘못된 결단을 하기 쉬워진다고 지적되어 있다[6]. 또한 공동체 팀에도 리더는 필요하며, 리더의 전문성에 의존하는 팀이 되기 쉬운 경우도 있다. 결국, 의사가 리더라면 질환의 치료에만 초점을 맞추는 팀이 되어 원래의 전문직 팀의 이점이 발휘되지 않을지도 모른다.

지휘명령형 팀도 공동체 팀도 아닌 기능적 팀이 제창되고 있다[8]. 기능적 팀이란 대상자를 구성원에 추가한 팀이며 구성원간의 의사소통에 의해서 상호이해를 심화시켜, 대등한 관계를 유지하고 공유하는 목표를 달성하기 위해 기능을 하는 팀이다. 대상자 자신이 팀 리더가 될지도 모르고 대상자에게 가장 친근한 구성원이 팀 리더가 될지도 모른다. 대상자가 안고 있는 문제나 시기에 따라서 팀 리더가 교체되는 일도 있다. 각 전문직은 특기영역을 담당하지만, 상황에 따라서 전문 이외의 것이라도 할 수 있는 것은 기꺼이 하는 것이 바람직하다.

D. 팀 접근에서의 과제와 대응책

1 상호이해와 의사소통

다른 전문직을 정말로 이해한다는 것은 매우 곤란하므로 우선은 상호이해는 어렵다는 것을 자각한 다음, 상호이해를 위한 노력을 계속하는 의지가 필요하다. 동일한 성질을 가지는 구성원이 대등한 관계를 갖는 것은 용이하지만, 이질적인 구성원끼리가 대등한 관계를 갖기 위해서는 상응하는 마음의 자세와 연구가 요구된다.

상호이해를 진전시키기 위해서는 의사소통의 기회를 만들어 수단을 강구한다. 각 전문직은 전용의 방을 갖고 있거나 시간 차이를 두고 대상자의 방을 방문하므로 대상자와 각 전문직과의 의사소통 기회는 확보되어 있는 경우가 많다. 그러나, 각 전문직간의 의사소통 기회가 확보되어 있는 경우는 적다. 사례회의(case conference)의 시간을 설정하거나, 일의 틈새에 비공식으로 이야기를 나누도록 명심할 필요가 있다. 또한 차트를 하나로 하든가, 연락메모를 활용하고 기록의 형태나 서식을 연구하여 정보교환의 질을 높일 수도 있다. 이와 같이, 의사소통의 시간과 장소를 의식적으로 설정하는 노력이 필요하다.

전문직간의 의사소통을 가장 저해하고 있는 것은 전문용어이다. 전문가 은어(professional jargon)라 불리는 뜻도 모르는 말은 전문직간의 의사소통에는 편리하지만 다른 전문직에게는 무슨 말인지 전혀 모른다(**표 7**). 또한 같은 말이라도 직종 사이에서 의미가 다른 경우도 있다. 작업치료사는 식사, 배설, 착탈의 등 신변활동을 가리켜서 "자조(self care)"라 하지만 간호사 등은 복약이나 위생관리 등을 포함하는 일상생활행동을 가리켜서 "자조(self care)"라 한다. 작업치료사는 자유롭게 움직이지 않는 신체의 상태만을 가리켜서 "마비"라 부르지만 전혀 움직이지 않는 상태만을 "마비"라 부르고 조금이라도 움직이는 경우는 "부전마비"라 부르는 직종도 있다. 따라서, 같은 말을 사용하고 있어도 그 의미하는 내용을 확인하면서 의사소통을 진행하는 것이 바른 정보의 공유를 위해서는 중요하다. 전문직간의 의사소통만이 아니라, 대상자와의 의소소통을 원활히 하기 위해서는 전문용어를 사용하지 않고 알기 쉽게 표현하는 능력이 필요하다. "마비측의 지지성 저하에 의한 좌우 비대칭 자세의 강화가 마비측 체간근의 단축을 일으키고 있다"라는 표현보다, "움직이지 않는 측으로 몸을 충분히 지지할 수 없으므로, 자세가 기울어서, 기운 측의 근육이 수축하기 쉽다"라는 표현이 많은 사람과 의사소통이 가능하다는 것이다. 팀 사이에서 이해를 공유하기 위해서, 그림이나 사진을 사용하는 방법도 있고, 판단의 근거가 되는 대상자의 말을 기록해 두는 방법도 있다.

각각의 전문직에는 차이가 있다. 차이가 있기 때문에 전문직 팀의 이점이 생기는 것이다. 차이라는 것은 좋고 나쁜 문제가 아니다. 다른 전문직처럼 되려고 하는 것이 아니라 각 전문직이 각각 자신 있는 능력을 최대한 발휘할 수 있도록 서로 이해하는 노력이 중요하다. 모두가 아는 말을 사용해서 팀으로 일을 반복해가면, 자연히 상호이해가 깊어질 것이다. 다른 전문직이 모르는 말을 사용했다고 해도 그 때가 질문할 수 있는 기회이다. 이 의사소통을 통해서 상호이해가 깊어질지도 모른다. 작업치료에 대한 것을 질문 받는 일도 있을 것이므로 알기 쉽게 설명할 수 있도록 준비해 두어야 한다. 자기가 참으로 이해하고 있는 것은 개개의 상대방의 이해에 맞추어 잘 설명할 수 있는 것이다.

상호이해를 위한 기본적인 자세는 다른 전문직에 대해서 존경의 마음을 갖고 접촉하는 일이다. 몇 번인가 실패했다 해도 기회를 보아 신뢰관계를 구축하는 노력을 계속함으로써 장기적으로는 성과가 올라갈 것이다. 팀 구성원에게 불쾌한 기분을 주지 않으려고 안이하게 동조해서는 안된다. 생각이 다른 사람끼리 만남으로써 더 좋은 생각이 떠오르는 기회를 망쳐버리기 때문이다. 팀 구성원의 다양한 생각을 자유로이 표명할 수 있는 인간관계가 형성되면, 창조적이고 발전적인 팀 접근을 전개할 수 있다.

표 7 의사소통을 저해하는 말 · 기호의 예(일본의 예)

전문용어	사용하는 사람	의미
베지	의사 · 간호사 등	식물인간상태(영어 vegetable에서)
스테루(버리다)	의사 · 간호사 등	사망하다(독일어 sterben에서)
엣센	간호사 등	식사(독일어 Essen에서)
보우센(일어의 약자)	간호사 등	방광세척의 일어 약자
타이코오(일어 약자)	간호사 등	체위 교환의 일어 약자
문테라	간호사 등	의사가 환자에게 설명하는 것
요 감시	물리치료사 등	동작 때에 지켜보는 것이 필요
//내 gait ex	물리치료사 등	평행봉 내 보행연습
w/c	물리치료사 등	휠체어, wheel chair의 약자
FOT	작업치료사 등	운동기능의 회복을 목표로 하는 작업치료, functional OT의 약자
액트	작업치료사 등	수공예작업

2 대상자 중심의 팀 접근

팀 의료는 질환의 치료 그 자체보다도 대상자로서 "좋은 것"을 시행하려고 한다. 질환이나 장애보다도 사람에 초점을 맞춘다. **표8**은 대상자 중심으로 팀 접근이 이루어진 예이다. 대상자가 바라지 않는 검사는 시행하지 않고, 전문직은 항상 대상자와 서로 이야기를 나누면서 프로그램을 진행시켜 간다. 한편, **표9**는 다양한 프로그램이 제공된 예이다. **표8**의 대상자 중심의 프로그램과 비교하면 전문직 중심의 프로그램이라 할 수 있을지도 모른다. 양자 모두 대상자를 위해서 각 전문직이 전문성을 살려서 관여하고 있다.

팀 접근은 대상자의 이익을 위해서 있다. 따라서 무엇이 대상자의 목표인지, 어떻게 목표가 달성되면 대상자의 이익이 되는지, 결정하는 것은 대상자이다. 가족이 결정하는 경우가 있을지도 모르지만, 우선은 대상자 본인의 의향이 존중되어야 한다. 그러나, 대상자의 목표가 미리 명확한 일은 드물다. 이것은 대부분의 대상자가 환자치료나 건강유지 · 증진의 전문가(expert)가 아니기 때문이다. 따라서, 질환치료나 건강유지 · 증진의 전문가인 전문직이 설명이나 체험을 통해서 대상자와 함께 대상자의 목표를 무엇으로 하는지를 결정해가야 한다. 과거에 어떠한 인생을 보냈고 현재생활의 어느 부분에 문제를 느끼며 장차 어떠한 인생을 보내고 싶은지, 그것을 알고 있는(그것을 알기 위한 자원을 갖고 있는) 전문가는 대상자 자신이다[9]. 대상자의 목표가 직장복귀라든가, 지하철을 타고 동창회의 여행에 참가하는 것 등 도달의 가부가 명확한 경우는 오히려 적다. 대상사의 목표의 대부분은 가족에게 스스럼없이 지낸다든가, 때로는 여행을 갔으면 좋겠다는 등 애매하고 질적인 것이다. 팀 접근을 통해서 대상자의 목표를 서서히 구체화하여, 대상자나 가족을 포함한 팀에서 목표를 공유할 수 있도록 연구할 필요가 있다.

표 8 대상자 중심의 프로그램

70세의 B씨는 같은 나이의 남편과 둘이서 생활하고, 농촌의 낡은 재래식 가옥에 살고 있다. 도시에 사는 딸은, 최근에 B씨가 넘어지거나, 건망증이 심해진 것을 걱정하였다.

딸로부터 상담을 받은 보건사는 인근의 의사에게 진찰을 받도록 권유하였다. 딸의 설득으로 외래진료를 받은 B씨와 B씨의 남편의 이야기로부터 넘어진 것은 야간에 화장실에서 일어섰을 때이고, 건망증은 냉장고에 있는 물건을 남편에게 쇼핑을 의뢰하거나, 음식물을 끓이면서 세탁을 하고 있어 냄비를 태워버린다는 것이었다. B씨도 남편도 넘어짐이나 건망증은 갑자기 시작된 것은 아니라 말하고, 특별히 걱정하지는 않았다. 의사는 간단한 신경학적 검사와 뇌의 검사를 시행하였다. 노화(aging)에 의한 변화는 있으나 병적인 징후는 관찰되지 않았다.

작업치료사는 방에서 화장실까지의 동선(moving line)을 청취하고, 물건을 이동시키거나, 층계차이(턱) 해소방법에 대해서 제안하였다. B씨 내외는 복도의 물건을 치우고, 층계차이에 형광 테이프를 붙이는 것에는 찬성하였다. 냉장고나 선반에는 가급적 불필요한 물건을 넣지 않고, 칸막이 바구니 등을 사용한다는 작업치료사의 제안을 받아들였다. 물리치료사는 가령에 따른 가동성이나 근력의 저하를 방지하기 위한 체조 프로그램을 소개하고, B씨 내외는 매일 시행할 것을 약속하였다. 간호사는 B씨에게 예측되는 질환의 징후에 대해서 설명하고, 정기적으로 진찰을 받아 건강 체크를 할 것을 제안하고, B씨 내외의 찬성을 얻었다. 간호사는 지역의 보건사에게 연락하여, 딸에게는 보건사로부터도 설명을 하도록 의뢰했다.

B씨 내외는 지금까지 대로의 생활을 계속하고 있다. 야간에 넘어지는 일은 없어지고, 건망증은 이전보다 약간 좋아진 것 같은 느낌이다. 딸도 때때로 방문하여, 복도의 물건을 정리하거나, 냉장고나 선반의 불필요한 물건을 치우는 것을 돕고 있다. 지역의 보건사도 정기적으로 방문하여, B씨 내외의 상태를 관찰하고 있다.

표 9 전문직 중심의 프로그램

70세의 B씨는 같은 나이의 남편과 둘이서 생활하고, 농촌의 낡은 재래식 가옥에 살고 있다. 도시에 사는 딸은 최근에 B씨가 넘어지거나, 건망이 심해진 것을 걱정하였다.

딸로부터 상담을 받은 보건사는 인근의 의사에게 진찰을 받도록 권유하였다. 딸의 설득으로 외래진료를 받은 B씨는 대충 필요한 검사를 받았다. 노화에 의한 뇌기능의 저하가 관찰되었다.

작업치료사는 정신기능검사를 시행하고, 물리치료사는 신체기능검사를 시행하여, 역시 노화에 따른 기능저하가 인지되었다. B씨에게는 넘어짐 예방교실과 치매예방 프로그램의 스케줄을 건넸다. 가옥개조에 대한 설명이 이루어지고, 장애물이 없는(barrier-free) 주택으로 개조할 때에 이용할 수 있는 보조금제도에 대한 설명도 하였다. 또한 스태프는 B씨 내외의 핵심인물이 딸이라고 판단하여, 이제부터는 딸과 동행하여 진료를 받도록 B씨의 남편에게 지도하였다.

훗날, 딸이 동행하여 B씨가 진료를 받고, 넘어짐 예방교실과 치매예방프로그램에 참여하였다. 주택개조에 대해서 딸은 "될 수 있는 만큼의 것은 하고 싶다"라고 전향적인 자세를 보이고, B씨는 침묵을 지키고 있었다.

B씨는 딸의 시중을 받으면서 넘어짐 예방교실과 치매예방프로그램에 다니게 되었으므로, 밭일은 B씨 남편 혼자서 해야 하였다. 넘어짐 예방교실에서 지도받은 체조를 B씨는 집에서는 별로 하지 않았으나, "치매증상도 있으니 할 수 없다"라고, 주의를 받은 일도 없었다. B씨는 야간에 넘어지는 일은 없어지고, 요리를 만드는 기회도 줄었으므로 건망증도 없어졌다.

B씨 내외의 집은 장애물이 없는(barrier-free) 주택으로 개조되고, B씨는 넘어짐 예방교실이나 치매예방교실에서 새로 알게 된 사람과 이야기하는 일은 있으나, 인근의 친구들과 만나는 기회는 거의 없어졌다. 남편은 밭일의 부담이 증가하여 요통을 호소하여, 남편에게는 요통교실이 소개되었다.

3 보다 나은 팀 접근을 위하여

보다 나은 팀 접근을 위해서는 위에서 언급한 것처럼 의사소통과 목표의 공유가 중요하다. 전문직간의 의사소통을 높이기 위해서 다른 전문직의 역할을 학습하는 수업이나 복수 의학과 합동의 수업 등이 권장되고 있다[10]. 윤리적 딜레마 사례를 통해서 작은 그룹에 의한 토론을 거듭함으로써 상호이해를 심화시키고, 보다 나은 행위를 선택하기 위한 사고연습을 할 수 있다[3]. 팀 접근에 고민은 따라다니는 것이지만 혼자서 고민하지 말고 공개적으로 이야기를 나눌 수 있

표 10 윤리적 딜레마 사례

A씨는 45세의 남성이고 컴퓨터회사의 사원이다. 근무 중에 교통사고로 두부외상을 입었다. 1개월간의 입원 후, 재활병원으로 전원을 하여, 1개월 입원한 후, 외래에서 작업치료, 물리치료, 언어치료를 받게 되었다. 통원에는 아내가 시중을 들고 있다.

가벼운 우측마비가 있고, 피로하기 쉬워 500미터밖에 계속해서 걸을 수 없다. 초등학교 3학년 수준의 국어나 산수의 능력은 있으나, 집중력이 부족하고 10분정도밖에 계속해서 과제를 수행할 수 없다. 아내의 채근이 있으면 가정 내에서의 생활은 자립하고 있으나, 때때로 감정적으로 되어 가족을 곤혹스럽게 한다.

외래 통원을 시작한지 얼마 후, A씨의 회복이 매우 완만하다는 것 때문에, 최소한의 일상생활 자립이라는 목표가 달성되었으므로 치료를 종료한다는 방침이 내려졌다. A씨의 외래치료를 담당하는 전문직 구성원 중에는 아직 치료를 계속하고 싶다고 생각하는 사람도 있다.

입원 중에 담당이었던 간호사는 A씨의 아내로부터 상담을 받고, 초등학생인 두 아이를 위해서도, 어떠한 형태라도 사회에 복귀하고 싶은데도, A씨는 "이제까지 꽤 일을 하였으니, 이제부터는 한가로이 집에서 지내고 싶다"라 말하고 외래에 다니는 것을 싫어한다는 상담을 해왔다.

〈검토사항〉

1. A씨와 가족의 의견대립

A씨는 회복 중에 있는 것은 확실하지만, 현 단계에서 완전한 자기결정 능력이 있다고는 생각하기 어렵다. 과거의 연구결과나 보고 등으로부터 두부외상의 예후에 대해서 조사할 필요가 있다. 각 기능의 검사결과나 관찰로부터, A씨의 자기결정을 존중해야 할지 어떨지가 명확해질지도 모른다.

2. 접근방침과 팀 구성원의 의향의 대립

시설의 목적에 따라서는 최저한의 일상생활 활동의 자립을 갖고 서비스를 종료한다는 일도 있을지도 모른다. 팀 구성원의 의견을 무시한 주치의의 결정일지도 모르고, 경제적인 이유에 따른 종료가 있을지도 모른다. 어느 쪽이든, 팀 접근에서는 팀 구성원의 정보를 공유하여 결정에 참여할 필요가 있다. 이를 위해서는 회의(conference)의 정착 등 시스템을 바꾸는 부분부터 시작해야 한다.

3. 서비스 제공기관의 연계부족

A싸가 장차 어떠한 생활을 할 수 있는 가능성이 있는지, 선택지를 준비하기 위해서는 직장이나 지역의 정보를 수집하거나, 관계자를 만나서 설명하거나, 협력을 얻을 수 있는지 어떤지를 탐색해 갈 필요가 있다. A씨 개인에게 만의 관계라는 서비스 기관의 업무를 재검토할 필요가 있다.

4. 목표와 프로그램의 선택

팀의 목표도 프로그램도 A씨나 가족에게 이익이 되지 않으면 의미가 없다. A씨의 기능회복에 초점을 맞춘 치료적 프로그램을 전개할 것인지, 장애가 있어도 활동범위를 확대해가는 것 같은 보상적 프로그램을 전개할 것인지, 양자의 장점과 단점을 근거로 하여 A씨나 가족과 함께 결정해 간다.

는 팀의 분위기가 필요하다. **표10**에 사례를 나타냈다.

각 전문직의 특성을 살려서 힘을 합쳐 이루어지는 팀 접근은 다양한 어려운 문제를 해결해갈 수 있는 가능성이 있다. 팀 구성원인 각 전문직의 역할을 서로 이해하고 창조적이고 동시에 건설적으로 문제에 정면으로 맞설 수 있을 것이다. 전문직간의 경계는 애매한 경우가 많다. 경계를 무시하면 과도한 중복이 발생하고, 지나치게 경계를 의식하면 중요한 서비스가 누락된다. 팀 접근에서는 구성원끼리가 서로 연계를 취하여 대상자의 최고의 이익을 향해서 서로의 기대에 부응하도록 크게 전문성을 발휘하기 바란다.

● 인용문헌

1) 砂原茂一：医者と患者と病院と. 岩波書店, 1983
2) 波平恵美子：病気と治療の文化人類学. 海鳴社, 1984
3) 砂屋敷　忠, 吉川ひろみ, 岡本珠代(編)：医療・保健専門職の倫理テキスト—悩める医療スタッフと学生のための事例集. 医療科学社, 2000
4) 障害者福祉研究会(編)：ICF 国際生活機能分類—国際障害分類改定版. 中央法規出版, 2002
5) 上田　敏：リハビリテーションを考える—障害者の全人間的復権. 青木書店, 1983
6) 後藤啓一：専門職のチームワークとは. PT ジャーナル 31:155–161, 1997
7) 中根千枝：タテ社会の人間関係. 講談社, 1967
8) 鷹野和美(編著)：チーム医療論. 医歯薬出版, 2002
9) Canadian Association of Occupational Therapists: Enabling Occupation; A Perspective of Occupational Therapy. CAOT ACE, 1997. カナダ作業療法士協会(著), 吉川ひろみ(監訳)：作業療法の視点—作業ができるということ. pp175–205, 大学教育出版, 2000
10) 吉川ひろみ, 川崎裕美, 砂屋敷　忠, 他：倫理的ディレンマ事例を用いた複数学科合同授業. OT ジャーナル 33:1097–1101, 1999

V EBM과 작업치료

A. EBM의 개념

1 EBM이란?

의료의 세계에서는 병을 진단하는 것이나 치료수단을 결정하는 것은 가장 중요하며 의사나 치료사의 기량을 시험하는 곳이다. 그러나 오랜 동안, 많은 의사나 치료사는 선인의 가르침이나 자기의 경험이라는 비교적 과학적 근거가 결여된 것에 그 판단의 근거를 맡기는 경향이 있어 왔다.

그런데, 조금이라도 설득력이 높은 근거를 추구하여 질병의 정보를 집단 데이터로써 나타내는 임상역학 이라는 학문이 주로 북미에서 1970년대 무렵부터 인식되기 시작하되, 그 이론이 서서히 발전하여 왔다. 임상역학이란 역학적 기법을 응용하여 의사의 진료행위, 검사법, 치료법 등의 효과성과 효율성을 평가하는 학문이다. 거기서는 어떤 질병을 환자집단의 데이터에 기초함으로써 한사람 한사람의 환자에 대해서 적절한 임상판단이 가능해진다고 생각하였다. 그리고, 캐나다의 맥마스터(McMaster)대학에 임상역학교실을 만든 사케트(Sackett) 등[1]이 그 임상역학이라는 학문을 발전시키는 과정에서 EBM(evidence-based medicine)이라는 말을 사용하여 "개개의 환자의 임상판단 결정에 최신이고 최선의 근거를 양심적이고 동시에 명확하게 사려 깊게 이용할" 필요성을 호소하였다. 그 후 이 EBM이라는 말이 세계적으로 인지되고, 그 이론을 널리 실천하게 되었다. 일본에서도 EBM이 보급되고 이와 관련된 서적도 간행되었는데, 그 하나를 기술한 후쿠이[2]에 따르면 EBM은 "수집 가능한 가장 좋은 과학적 근거를 파악한 다음에 개개의 환자에게 특유의 임상상황과 가치관을 배려한 의료를 시행하기 위한 일련의 행동지침"이라고 정의된다.

2 EBM 제창의 배경

EBM가 이 시기에 제창되고 그것이 보급된 배경에는 무엇이 있는 것일까?

EBM을 우리말로 고치면 "근거 중심 의학"이 된다. 그러나, 그렇지 않은 의료 즉, 근거에 기초하지 않는 의료, 근거가 없는 의료라는 것이 있는 것은 아니다. EBM을 제창한 구성원의 한 사람인 가이아트(Guyatt)[3]는 어떤 진단의 진행방법을 예로 하여, 종전의 목표에 맞춘 검사지시나 진단보다도 감도, 특이도(specificity)라는 정량적 데이터에 기초하여 검사, 진단을 진행하는 편이 보다 과학적이고 객관적이며 동시에 효율적이라고 언급하였다. 요컨대, 그 때까지의 진단이나 치료의 선택은 담당의사에 따라서 다르거나 나라나 지역에 따라서 큰 차이가 있다는 등 과학적으로 신뢰할 수 있는 데이터에 기초한 결단이 이루어져 있지 않다는 지적이다. 가령, 신뢰할 수 있는 데이터가 있어도, 복수의 치료법의 선택지에 대해서 우열을 가릴 수 없다. 그 우열이 명확하다 해도 개개의 환자의 가치관이 다르다는 등의 문제점도 있었다.

게다가 논문발표 등 새로운 근거가 잇달아 생겨나지만, 이들을 한꺼번에 정보 수집할 수 없는 물리적 어려움을 직시할 필요가 있다. 의학에 관해서는 매년 약 3만권의 생물의학 잡지에 합계 약 200만건의 논문이 실리는 오늘날에는 이들 모두를 읽는다는 것은 불가능하다. 가령, 작업치료에 관한 논문이 전체의 0.1%로써 작게 추정해도 연간 2,000건이나 되며, 이것은 매일 5건 이상의 논문을 읽지 않으면 최신의 작업치료에 관한 정보에 따라갈 수 없는 상황이다.

또한, 이러한 치료자 측의 문제와는 별도로 1980년대 무렵부터의 컴퓨터의 진보, 이에 수반되는 데이터베이스의 정비, 인터넷의 보급, 정보공개의 사회적 흐름 등이 EBM 제창의 배경에 있었다.

3 EBM의 순서

EBM은 **그림 1**과 같이 4개의 단계를 거친다.

누구라도 대상자를 담당할 때마다 새로운 의문점을 가질 것이다. EBM도 거기서부터 출발하지만, 그 의문점은 교과서에 실려 있는 것같은 증상의 특징이나 책임병소를 답하는 것같은 것이 아니라, 그 대상자에 대한 이제부터의 치료에 직접 관계되는 것이라야 한다. 즉, 대상자의 임상소견으로부터 평가수단을 선택하거나, 치료계획을 수립할 때에는 반드시 개개의 대상자마다에 임상적 판단 ♪이 필요하지만, 그 때에 판단해야 할 의문점을 해답할 수 있는 형태로 열거한다는 것이다.

임상에서의 의문점을 열거하는 방법에 대해서는 **표1**과 같이, PICO, 또는 PECO라 불리는 4개의 요소로 문제점을 정식화함으로써 정리한다. 우선, 눈앞의 대상자에서 임상적인 특징을 구체적 용어에 의해서 열기하고, 다음으로 자기가 어느 부분에 주목하고 있는지를 생각한다.

그리고 염두에 둔 개입방법과 별개의 선택지가 될 수 있는 개입방법을 검토하지만, 마지막으로 결과(outcome)지표는 자기가 개입하는 목적을 가장 잘 나타내는 척도를 생각하는 것이 중요하며 이 작업을 통해서 임상상의 의문점이 정리된다.

다음으로 치료 근거(evidence)를 찾는 것이지만, 보통 이 작업은 문헌검색이라 불린다. 그러나 EBM이 발전되는 과정에서 CATs(critically appraised topics)라는 화제(topic)의 요약이나 코크란 총서(The Cochrane Library)로 대표되는 EBM을 위한 계통적 평론(systematic review)을 인터넷 등에서 열람할 수 있게 되어 검색하는 대상은 문헌에 그치지 않고 있다(☞ 61쪽).

문헌이 발견되면 그 연구가 타당한지의 여부를 검토한다. 여기서 중요한 것은 그 연구가 어떠한 의문점을 명확히 하려고 하였는가라는 점을 확인하는 것이다. 이를 위해서는 연구대상이 된 모집단이나 개입방법, 결과를 음미하는 것이 필요하며, 당연한 일이지만 통계적 기법도 숙지해 둘 필요가 있다.

마지막 단계는 발견한 근거(evidence)가 자기가 담당하고 있는 대상자의 상황과 유사한지 여부를 판단하는 일이다. 만일 닮았다면, 그 개입방법을 현재의 환경 하에서 시행할 수 있는지 그리고 그 효과를 어느 정도 기대할 수 있는지에 대해서도 판단해야 한다. 그리고 근거(evidence)를 적용할지에 대해서는 대상자와 함께 결정한다.

이상과 같은 과정을 거치면서 가장 좋은 과학적 근거를 찾아내고, 그것을 적용할 수 있는지에 대해서 판단하는 것이 무엇보다도 EBM의 본질이고, EBM은 이념, 방침이라기 보다는 행동 그 자체를 가리키고 있다는 것이 분명하다.

① 임상에서 치료의 판단결정을 할 때의 의문점을 명확히 한다.

↓

② 문헌 등으로부터 최선의 치료근거를 찾는다.

↓

③ 찾아낸 근거를 비판적으로 음미한다.

↓

④ 음미한 근거를 자기 환자에게 적용할 수 있는지를 판단한다.

그림 1 EBM의 순서

표 1 의문점의 정식화

요 소	구체적 예
P : 환자 또는 문제 (patient or problem)	「뇌경색에 의한 편측무시환자에서」
I : 중재 (intervention) (E) : 노출 (exposure)	「편측무시의 경감을 위한 탁상과제는」
C : 비교하는 개입방법 (comparison intervention)	「ADL 훈련만을 시행하는 경우에서」
O : 결과 (outcome)	「ADL의 수준을 개선할 것인가」

4 연구의 질

EBM에서는 근거(evidence)의 타당성에 따라서 그 연구의 질을 "레벨"로써 등급을 매기고, "권고의 세기"와 연관시켜 규정되어 있다. 근거(evidence)의 레벨은 몇 개의 기관이 개별적으로 보여주고 있지만, 그 가장 대표적인 것의 하나가 **표2**에 나타난 앞에서의 사케트(Sackett) 등이 구성원이 되는 영국의 EBM센터(CEBM)에 의한 것이다. 이것에 따르면, 가장 신뢰할 수 있는 근거(evidence)는 1a와 같은 랜덤화 비교시험(randomized controlled trial; RCT)에 의한 계통적 평론(systematic review)으로 하고 있다.

표 2 Evidence의 세기

evidence의 레벨	치료/예방에 대한 연구 설계
1a	RCT에 의한 계통적 평론(systematic review)
1b	1개의 RCT
1c	모두 있든지 없든지(all or nothing)
2a	코호트 연구에 의한 systematic review
2b	1개의 코호트 연구
2c	성과(outcome)의 연구
3a	증상 대조연구에 의한 systematic review
3b	1개의 증상사례 대조연구
4	증상사례 집적연구
5	면시적인 비판적 음미가 결여된 전문가의 의견, 또는 생리학이나 실험실에서의 연구

[문헌 4에서 (http://www.cebm.net/levels_of_evidence. asp#levels)]

이 랜덤화 비교시험이란, 난수표나 컴퓨터가 발생시킨 임의의 순서를 사용해서 균질의 2개 이상의 집단을 만들어서 검토한 연구에 대한 것을 말한다. 이것에 의해서, 피할 수 없는 대상자 집단의 치우침(bias)을 가능한 한 제거할 수 있다고 생각된다. 거기에는 맹검화라는 개입(intervention)군, 조정(control)군의 구별이 대상자나 치료자에게 눈가림이 되는 기법도 사용된다. 이와 같이 가능한 한의 치우침(bias)을 제거한 일반적인 조건하에서의 연구가 EBM에서는 가장 타당성이 높다고 한다. 이러한 연구의 질을 고려하는 것도, EBM을 실천하여 가는 데에는 중요한 관점이다. 그리고, 의료 프로그램의 비용효과라는 의료경제학적인 분석도 EBM의 연구에서는 중요시되고 있는데, 이에 대해서는 제 5장 Ⅲ "원가의식을 갖는다 — 진료수가와 의료경제학" (☞261쪽)에서 언급한다.

B. 작업치료에서의 근거(evidence)란 무엇인가?

1 EBM과 EBP 또는 EBOT

EBM의 medicine은 의사를 대상으로 한 진단, 치료, 부작용이나 예후까지를 포함하고 있는 것에 반하여, 작업치료와 같은 재활치료에 대해서는 간호 등과 마찬가지로 치료기술을 가리켜 practice라는 용어를 사용한다. 따라서, 재활치료나 간호 등에 한정해서 EBM과 마찬가지 정의를 내리는 경우에는 EBP(evidence-based practice)라는 말을 사용한다. 또한, 재활의료에 한정하여 EBR(evidence-based rehabilitation), 그리고 작업치료만을 가리키는 경우에는 EBOT(evidence-based occupational therapy)라고도 사용하지만, 전문성을 높이 호소하려면 EBOT를 사용하는 편이 보다 설득력을 가질 것이다.

어떠한 용어를 사용해도 EBM의 과정이 기본으로 되어 있고 그 지향하는 바는 어디까지나 가장 좋은 과학적 근거를 찾아내어 그것을 적용할 수 있는지 어떤지에 대한 판단을 한다는 점에서 공통되어 있다고 할 수 있다.

그러나, 한편 작업치료에는 RCT가 상위의 근거(evidence)로 되어 어디까지나 일반화를 추구하는 EBM에 익숙해지지 않고, 환자 중심의 개별성을 중요시하면서 evidence를 만들어 평가해야 한다는 사고방법이 있다. 오스트레일리아의 작업치료사 베네트(Bennett) 등[5)]에 따르면, evidence의 적용에는 대상자의 상황(사람, 직업, 환경)을 고려하는 것이 필요하고, 특히 대상자의 기호와 가치관에 주의하는 것이 중요하다고 한다. 또한, EBM이 발전하여 온 신체의학에서는 결과(outcome)의 지표가 생과 사나 발병의 유무와 같은 두 값 변수(two-value variables)를 취하는 일이 많은 것에 반하여, 작업치료 등의 재활의료에서는 ADL이나 QOL이라는 연속

변수가 지표가 된다는 결과(outcome)의 차이나, 연구의 설정단계에서의 맹검화가 어렵기[6] 때문에 EBM의 이론을 그대로 적용하기 어려운 면도 있다. 이들의 사고방법에 서면 EBOT에서는 앞에서의 EBM에서의 연구의 질의 수준을 적용할 수 없어 오히려 증상사례 대조연구 나 single case design 이라는 연구법을 사용한 evidence쪽이 도움이 되는 경우가 있는 것으로 생각된다. 더욱이 EBOT에서는 양적인 연구뿐만 아니라, 질적인 연구도 중요하다고 한다[7]. 양적 · 질적 연구의 차이는 **표 3**에 나타낸 것처럼 크게 다르지만, 중요한 것은 연구기법에 연연하지 않고 어디까지나 과학성을 중요시하면서 양적, 질적인 두 연구를 비판적으로 음미하는 과정을 거쳐 눈앞의 대상자에 대한 가장 좋은 증거(evidence)를 찾아 그것을 적용하는 것이다.

표 3 양적 연구와 질적 연구의 차이

요인	양적 연구	질적 연구
철학적 배경	합리주의/실증주의	사실주의/실존주의
철학적 기법	단순화	전체론적
학문영역	자연과학, 의학, 심리학	사회학, 인류학, 사회심리학
추론	연역적	귀납적
질문의 형태	과학적 방법	자연스런 질문
관점	외부, 객관적	내부, 주관적
연구 의문	가설의 실험, 원인이나 효과의 논증	연구 의문의 조사, 환경이나 현상의 이해
연구과정	검사자는 외측, 고유의 작전상의 정의의 설정, 융통성이 있는 접근	검사자는 내측, 정의는 연구의 과정에서 발전, 통제, 명확하게 정의된 과정
데이터	수, 측정, 객관, 통계적 분석	언어, 주관, 관찰, 면접, 내용분석
엄밀성	타당성, 신뢰성	확실성

[문헌 8에서 변경]

2 환자 권리와 설명책임

EBM은 치료자 측으로부터의 행동지침이지만, 그것을 실천할 때는 피치료자 측으로부터의 행동을 파악해두는 것도 중요하다. 이러한 관점에서 환자 · 대상자 측으로부터의 권리운동의 전개를 바라보면 1947년의 "뉴른베르크 강령"으로 시작하여 1964년의 "헬싱키 선언"이나 1981년의 "리스본 선언"(**그림2**)에 그 흐름을 볼 수 있으나, 일본에서는 1980년대부터 그 운동이나 논의가 일어나기 시작하였다. 그리고 1997년의 제3차 의료법 개정에서는 "환자에 대한 설명" 규정이 처음으로 들어가게 되었다. 거기서는 "의료 담당자는 의료를 제공함에 있어 적절한 설명을 하고 의료를 받는 사람의 이해를 구하도록 노력해야 한다"라고 되어 있어, 의료자에게 설명과 동의(informed consent)를 추진할 것을 요구하고 있다. 그리고 옛 후생성(현재의 후생노동성)은 같은 해. 차트(진료기록)에 대한 공개를 인정할 것을 결정하고, 구체적인 공개방법 등을 협의하는 "차트 등의 진료정보의 활용에 관한 검토회"를 설치하여 제언을 정리하였다.

그리고, 재활의료에서도 2002년도의 진료수가 개정 때에 "작업치료의 실시에 있어서는 의사는 정기적인 작업능력검사를 기초로 작업치료의 효과를 판정하여, 작업치료 실시계획을 작성할 필요가 있다. 또한, 작업치료를 실시하는 경우에는 시작할 때 및 그 후 3개월에 1회 이상 환자에 대해서 당해 작업치료 실시계획의 내용을 설명하고, 그 요점을 진료기록에 기재하는 것"(2002 보의발 0308001, 0329001)으로 되었고, 재활 종합계획 평가요금의 산정에서도 "의사 등의 종사자는 공동으로 재활 종합실시계획서를 작성하여, 그 내용을 환자에게 설명한 다음 교부함과 동시에 그 사본을 진료기록에 첨부하는 것"(2002 보의발 038002, 0329001)으로 되었다.

이러한 환자권리와 정보공개의 흐름을 보면 임상현장에서의 치료근거를 명확히 하는 것과 효과판정, 기록의 중요성을 알아차릴 수 있다. 이제까지 평가의 내용이나 치료수단, 경과 등은 차트에 기재할 뿐이고 공개할 필요는 없었으나, 앞으로는 전자 차트의 도입과 어울려 차트 공개는 물론, 치료근거의 설명까지 보다 강력하게 요구될 것이다. 이를 위해서는 면밀한 평가를 기초로 치료근거를 명확히 하고, 치료경과를 상세하게 기재할 것이 더 한층 요구된다. 이것은 일일의 차트 기재로부터 EBOT를 구사한 자기학습을 하는 것이 우리들 작업치료사의 당연한 업무 및 책무이고 이 부분이 달성되지 않으면 대상자로부터 신뢰를 얻지 못할 뿐만 아니라, 보험점수를 청구할 수 없는 가능성도 포함하는 중요한 일이라 생각될 것이다.

3 EBOT 실천을 위한 자세

매일 임상을 시행하는 가운데, EBOT를 실천하려면 무엇을 명심하고 행동하면 되는 것일까?

우선은 일상적으로 사용하는 치료수단을 최신의 것으로 재활하려고 노력하는 자세가 필요하다. 이것은 자기가 평소에 사용하는 치료수단이 눈앞의 대상자의 증상개선에 최적인지 아닌지를 의심하고 조금이라도 효과적인 수단과 마주치려고 하는 자세이다. 이를 위해서는 최소한도의 작업치료 방법 및 작업치료 관련 잡지를 읽을 필요가 있다. 잡지가 곁에 없는 경우에도 인터넷에서 각 학회, 출판사의 홈페이지에서 최신의 정보를 알 수 있다. 결국, 인터넷을 사용하는 환경과 기술이 필요하고, 이들을 구사하면서 일상의 번잡한 업무의 틈새를 이용하여 계속 자기학습을 하는 것이야말로, EBOT 실천에 필요한 자세이고 요구되는 행동이라 할 수 있다.

실제적, 윤리적 또는 법률적인 곤란이 있을지도 모른다는 것을 인식한 다음에, 의사는 항상 자기 양심에 따르고, 또한 항상 환자의 최선의 이익을 위해 행동해야 한다. 아래의 선언은 의사가 환자에게 주려고 노력하는 주된 권리의 일부를 언급하고 있다. 법률 또는 정부의 행동이 환자의 이들 권리를 부정하는 경우에는 의사는 적당한 수단에 의해서 그들의 권리를 보증 또는 회복하도록 노력해야 한다.

1. 환자는 자기의 의사를 자유로이 선정할 권리를 갖는다.
2. 환자는 아무런 외부로부터의 간섭을 받지 않고 자유로이 임상적 및 윤리적 판단을 내리는 의사의 치료간호를 받을 권리를 갖는다.
3. 환자는 충분한 설명을 받은 후에, 치료를 받아들이든가, 거부할 권리를 갖는다.
4. 환자는 자기의 의사가 환자에 관한 온갖 의학적인 상세한 사항의 기밀적인 성질을 존중할 것을 기대하는 권리를 갖는다.
5. 환자는 존엄을 갖고 죽음을 맞이할 권리를 갖는다.
6. 환자는 적당한 종교의 성직자의 도움을 포함하는 정신적 및 도덕적 위로를 받든지, 또한 그것을 거절할 권리를 갖는다.

제 34회 세계의사총회(1981년 : 리스본)에서 채택. 제 47회 총회(1995년 : 발리 섬)에서 일부 수정되어 있다.

그림 2 환자의 권리에 관한 리스본 선언

EBM이 이제까지 보급된 배경에 컴퓨터의 진보, 인터넷의 보급, 정보공개의 사회적인 흐름 등이 있었다는 것은 이미 언급하였으나, 이제까지의 "효율화"를 추구해온 의료에서 "질의 저하"의 문제가 발생한 것에 따른 "의료의 질"을 추궁하는 목소리가 논의의 대상이 되었다는 사회적인 배경도 부정할 수 없다.

의료의 질에 대한 중요성을 질적 보증(Quality Assurance)으로써 설명한 도나베디안(Donabedian)[9]은 의료의 질의 평가를 ① 구조(structure), ② 과정(process), ③ 결과(outcome)의 세 요소로 평가한다고 언급하였다. 특히 ②의 요소는 작업치료 등의 재활을 포함한 의료활동을 ③의 요소는 그 치료적 효과를 가리키고 있다. "과학성과 인간성의 양면에서 도움이 되는 가장 좋은 지식을 기초로 치료실천에 임하는" 것이 우리 작업치료사에게 강력하게 요청된다.

C. EBOT의 실천

1 문제점의 정식화와 인터넷을 이용한 문헌검색

여기서는 구체적인 EBOT의 진행방법에 대해서 기재한다.

우선 앞에서 PICO에 의해서 임상에서 알아차린 의문점을 정식화 한다. 이 때에 중요한 것은 사케트 등[1)]이 언급하고 있는 것처럼 EBM은 대상자에서 시작하여 대상자에서 끝난다는 것이다. 이것은 EBOT에서도 마찬가지이며 한사람 한사람의 대상자와의 마주침을 통해서 임상상의 의문점이 어떻게 발생하였는지를 확인하는 것이 중요하며, 이를 위해서는 질문하는 기술도 터득할 필요가 있다. 의문점은 평가를 시행하는 어느 과정에서도 발생하지만 병태나 평가, 치료에 대한 자기 자신의 지식이 결여된 것을 숨기지 않고 전향적으로 의문점으로써 EBOT로 연결해 가는 자세가 중요하다.

다음으로 문헌의 검색에 들어간다. 보통, 의문점이 발견되었을 때에는 바로 곁에 있는 교과서를 찾아보고 싶어지지만, 이제까지 우리가 입수한 교과서 안에서 평가나 치료의 근거를 연구데이터라는 형태로 보여주는 것은 적다. 따라서 이 단계에서 보다 확실한 실천방법은 다양한 검색방법을 사용하여 의문점 해결의 열쇠가 되는 문헌을 검색하는 것이다. IT사회에서는 CD-ROM판의 데이터베이스나 인터넷을 통한 검색매체가 주변에 존재하게 되었다.

MEDLINE은 미국 국립의학도서관이 작성하고 있는 임상의학, 생물과학, 교육, 기술, 건강관련 과학-정보과학의 모두를 망라한 데이터 베이스이며, 그 인터넷판인 PubMed에서는 영어논문을 무료로 검색할 수 있다. MEDLINE의 큰 특징은 무엇보다 원저논문을 무료로 검색할 수 있다는 점이고 내용도 빈번하게 갱신되어 있기 때문에 그 이용가치는 매우 높다. 한편, 작업치료의 데이터 베이스에는 OTSearch나 OTDBASE가 있다. 이들은 그 각국의 협회 회원이 되면 무료이거나 저렴한 가격으로 사용할 수 있다. 물리치료에 관해서는 The Physiotherapy Evidence Database(PEDro)가 있으며, 작업치료와 관련된 논문도 검색할 수 있다.

MEDLINE 등은 문헌 데이터베이스이지만, 의료적 개입에 대한 각 화제(topic)에 대해서 질이 높은 계통적 평론(systematic review)을 하고 그것을 공개하고 있는 사이트도 있다. 이것은 영국의 의사 아치볼드 · 코크란(Archiebold Cochrane)에 연유하여 이름을 붙인 영국 옥스퍼드대학 Cochrane Center가 공개한 것으로 현재까지 시행된 모든 RCT를 수집하여 계통적으로 평론하려고 하는 매우 원대한 계획 하에 실시되고 있다. 그 성과는 The Cochrane library라는 명칭으로 발표되고 초록은 무료로 열람하게 되어 있다. 또한 The Cochrane Library에는 따라가지 못하지만 오스트레일리아의 Queensland대학과 Western Sydney대학의 공동작업으로 작업치료에 관한 RCT와 계통적 평론(systematic review)의 데이터베이스 작성도 진행되고 있다(OTseeker).

또한, CATs에 대해서는 다양한 기관이 그 작성을 하여 공개하고 있다. CATs는 임상적 의문, 즉, 환자에 표적을 압축한 evidence의 간결한 요약이며 이것을 사용함으로써 논문을 읽기 위한 시간적 절약이 가능하다. CATs는 자기가 작성하는 것도 가능하기 때문에 논문 음미의 자기학습이 가능하다는 것과 다른 사람과 비판적 음미의 결과를 공유할 수 있는 등의 이점이 있다. 미국의 Rochester대학 등에서 유용한 CATs를 공개하고 있는데 작업치료에 관한 CATs 사이트도 서서히 나오고 있다. OTCATs는 Western Sydney대학의 맥클라스키(McCluskey) 등이 작성하고 있는 CATs이고 토픽을 무료로 공개하고 있다.

그리고, 일본어 논문이라면 의학중앙잡지나 메디컬 온라인이 편리하다. 다만, 이들은 유료서비스이며 의학계 대학의 도서관에 갈 필요가 있을지도 모른다.

이들 검색매체에서의 실제의 문헌검색 방법에 대해서는 성서나 그 매체의 홈페이지 등(**그림 3**)을 참고하기 바란다.

PubMed: http://www.ncbi.nlm.nih.gov/PubMed/
OTSearch: http://www.aota.org/otsearch/index.asp
OTDBASE: http://www.otdbase.org/
PEDro: http://www.pedro.fhs.usyd.edu.au/

The Cochrane Library: http://www.update-software.com/cochrane/
OTseeker: http://www.otseeker.com/

University of Rochester Medical Center(CATs):
http://www.urmc.rochester edu/medicine/res/CATS/index.html
OTCATs: http://www.otcats.com/

의학중앙잡지 : http://www.jamas.gr.jp/
메디컬 온라인: http://www.meteo-intergate.com/
과학기술진흥재단 JMEDPlus: http://pr.jst.go.jp/db/db. html#jois

주 : 상기의 URL은 2003년 9월 현재의 것으로, 변경될 가능성이 있다.

그림 3 인터넷상에서 이용 가능한 정보원과 URL

2 문헌의 비판적 음미와 적용판단

이상과 같은 문헌 검색에 의해서 의문점 해결의 열쇠가 될 것 같은 문헌을 발견하지 못하면,

다음으로 그들을 비판적으로 음미해야 한다.

우선은 의문점이 명확하게 정의되어 있는지 어떤지를 판단한다. 그리고 동시에 어떠한 의문점을 명확히 하기 위해 디자인된 연구인지를 살펴서 확인할 필요가 있다. 로오(Law)[10)]는 evidence를 평가하는 것은 EBP의 핵심이라고 언급하고 있다. 그녀가 근무하는 캐나다 McMaster대학의 The McMaster Occupational Therapy Evidence-Based Practice Research Group은 문헌을 비판적으로 음미하기 위한 가이드라인을 양적 · 질적 연구로 나눠서 공개하고 있다(**표4**). 양적 연구와 질적 연구는 비판적 음미의 요점이 다르지만, 이러한 비판적 요점을 알고 그 관점에서 문헌을 읽어 나아가는 것이 EBOT에서는 중요시된다. 이를 위해서는 어느 연구법에서도 이들의 연구 디자인을 잘 알아둘 필요가 있다.

양적 연구에서는 연구 디자인이 RCT라면 랜덤화가 은폐되어 있는지(맹검화), 어떤지, 대상자가 연구자에 의해서 의도적으로 편성되어 있지 않은지 등을 체크한다. 모집단의 치우침이 인지되면, 결과가 아무리 매력적인 것이라 할지라도, 자기 환자에게 그대로 적용하려면 더 한층 음미가 필요하다. 개입방법에 대해서는, 현재의 치료환경 하에서 실현 가능한지 어떤지를 최종적으로 판단할 필요가 있다. 물리적 환경, 인적 환경의 양면에서 고려해야 한다. 또한 결과에 대해서는 그 결과(outcome) 지표가 객관적으로 정의된 것을 사용하고 있는지 어떤지가 중요하며 그것에는 재현성, 신뢰성이 요구된다. 그리고, 치료효과가 있다고 인정된 논문이라도 그 결과가 우연일 가능성을 고려해야 한다. 질적 연구에서는 기술되는 데이터의 수집과 분석을 할 때의 엄밀성이나 이론적 뒷받침이 중요하다고 한다.

이와 같이 EBOT에서는 이제까지 발표된 논문의 결과를 이해하지도 못하고 그대로 받아들여온 자세를 고쳐, 어디까지나 비판적으로 음미한다는 과정이 중요하다. 그리고 마지막 과정은 비판적으로 음미한 결과를 눈앞의 대상자에게 적용할 수 있는지 판단하는 일이다. 효과적인 개입방법이 발견된다 해도 그 물리적 환경, 인적 환경 때문에 실천 불가능한 경우도 많다. 그 확인이 중요하며, 실천 후의 효과판정과 맞춰서 임상장면에서의 판단이 필요하다.

3 근거자료(evidence)를 만들려면

그러면, EBM의 판단자료가 되는 evidence를 만들려면 어떻게 하면 되는 것일까.

EBM에서는 RCT에 의한 연구가 가장 연구수준이 높다고 하지만 재활의료의 영역에서는 RCT를 시행하려면 몇 가지의 장벽을 타고 넘어야 한다. 예컨대, 증상의 개별성 문제가 있다. 뇌졸중 후의 기능수준 하나를 보아도 마비의 정도나 인지의 수준이 여러 가지로 다르며, 증상을 균질화한 대상 집단을 확보하는 것은 단독의 분야에서는 곤란한 경우가 많다. 또한 윤리상의 문제도 있다. 신약의 임상시험과는 달리 위약(placebo)이라 일컫는 의사약(여기서는 의사치료)을 사용하는 것은 뻔히 알면서 중요한 회복시기의 기능개선을 늦춘다는 관점에서 대상자나

표 4 연구형태에 따른 비판적 음미의 요점

양적 연구		질적 연구	
디자인	1. RCT 2. 코호트 디자인 3. single case design 4. 전후연구 5. 증상사례 대조연구 6. 횡단연구 7. 사례연구	디자인	1. 에스노그래피 2. 현상학 3. grounded theory 4. 참가형 action research 5. 기타
바이어스 (bias)	1. 대상/선택 바이어스 유지인가 위탁인가, 계절의 영향, 주의하는 그룹인가 어떤가 2. 측정척도/검출의 바이어스 성과지표의 수, 평가자에 대한 눈가림, 기억의 문제 3. 개입/성과 바이어스 누출, 동시 개입, 타이밍, 장소, 치료자의 변경	질적 방법	1. 참여관찰 2. 면접 3. focus group 4. 역사적 조사 5. 기타
견본	•대상자의 수는? •대상자의 상세에 대해서 기재가 있는가? •대상 수는 정당한가?	견본	•목적에 맞는 추출과정이 언급되어 있는가? •추출은 데이터 처리에 충분한가? •설명과 동의가 얻어져 있는가?
성과 (outcome)	•성과지표의 신뢰성은? •성과지표의 타당성은?	데이터 수집	•명석하고 완전한 기술인가? •엄밀한 절차를 밟았는가?
개입	•개입의 상세에 대해서 언급되어 있는가? •조정군에 대한 개입의 누출이나 동시개입의 영향을 회피하고 있는가?	데이터 분석	•분석의 정확성(데이터분석은 귀납적인가?) •감사체제 •이론적 관련성
결과	•통계적 유의에 의해서 보고가 되어 있는가? •분석기법은 적당한가? •임상에서의 중요성이 보고가 되어 있는가?	결과	•triangulation이 보고가 되어 있는가? •구성원 체크는 이루어져 있는가?

그 가족, 의료관계자로부터의 양해를 얻기 어렵다. 나아가서는 맹검화라는 개입의 눈가림을 대상자나 치료자에게 시행하는 것은 캡슐약제를 먹는 것만의 치료와는 달리 그것이 눈에 보이기 때문에 도저히 어렵다. 이러한 점 등으로부터 RCT를 사용한 연구는 상당히 면밀한 연구계획을 세울 필요가 있다 할 수 있을 것이다.

하물며, 이들을 쌓아올려서 실시되는 메타분석 은 우리에게는 상당히 고도의 연구수준이라 생각된다. 다만 일본 뿐만 아니라 세계중의 재활 관계자가 이러한 연구를 쌓아 가면 메타분석도 가능해지는 것은 명백하며 재활의료에서의 앞으로의 과제로 되어있다.

이러한 배경에 입각하여 evidence를 만드는 작업의 기본적 자세를 생각해 보면, 작업치료의 실천 장면에서는 한 사람 한 사람의 대상자마다 데이터 수집을 해두는 것이 무엇보다 중요하다는 것을 알아차리게 된다. 데이터는 양적인 수치이건, 질적인 언어표현이건, 사소한 일이라도 정성껏 기록해 두는 것이 중요하다. 이들이 훗날에 중요한 evidence가 될지도 모르며 evidence를 만드는 계기가 될지도 모른다. 바꿔 말하면, 이 기본자세가 되어있지 않으면 대상자의 중요한 변화를 간과하게 되어 치료법의 선택은 물론, 치료효과의 판단의 기회를 상실해버리게 될지도 모른다. evidence를 만들려면 다양한 연구법이나 거기서 사용되는 통계적 기법을 공부하는 것도 물론 중요하지만, 이 일일의 기록이야말로 EBOT에서의 evidence를 만드는 작업의 기본이라는 것을 가슴에 새겨두기를 바란다.

구체적인 연구법에 대해서는 이 시리즈 『작업치료 연구법』의 권을 참조하기 바란다.

● 인용문헌

1) Sakkett DL, et al: Evidence-based medicine. pp2–20, Churchill Livingston, 1997. 久繁哲徳(監訳)：根拠に基づく医療—EBM の実践と教育の方法. 薬業時報社, 1999
2) 福井次矢：EBM の歴史的背景と意義. 福井次矢(編)：EBM 実践ガイド, pp2–16, 医学書院, 1999
3) Guyatt GH: Evidence-based medicine. *ACP Journal Club* March/April A-16:114, 1991
4) Oxford Centre for Evidence Levels of Evidence, 2001
5) Bennett S, Bennett JW: The process of evidence-based practice in occupational therapy: Informing clinical decisions. *Aust Occup Ther J* 47:171–180, 2000
6) 千田富義：脳血管障害 リハビリテーション医学における EBM—治療効果の検討. 総合リハ 29:895–901, 2001
7) Taylor MC: Evidence-based practice for occupational therapists. pp97–118, Blackwell Science, New York, 2000
8) Taylor MC: Evidence-based practice for occupational therapists. p100, Blackwell Science, London, 2000
9) Donabedian A: An Introduction to Quality Assurance in Health Care. pp46–57, Oxford University Press, New York, 2003
10) Law M: Evaluating the evidence. In: Law M (ed): Evidenced-based rehabilitation, pp97–107, SLACK, Thorofare, NJ, 2002
11) The McMaster Occupational Therapy Evidence-Based Practice Research Group: Quantitative review guidelines, Quantitative review guidelines. 1998

● 참고문헌

12) 古川壽亮：エビデンス精神医療—EBP の基礎から臨床まで. 医学書院, 2000
13) Law M (ed): Evidenced-based rehabilitation. SLACK, Thorofare, NJ, 2002

이 단원의 키워드

- **설명과 동의: (informed consent)** 충분한 설명을 들은 후 치료에 동의하는 것. 특히 실험적 치료(연구)를 받을 때에, 장점 · 단점을 알린 다음에 환자가 주는 동의를 가리킨다. 구두나 문서로 이루어지지만, 미성년자의 경우는 부모의 동의가 반드시 필요하다. 대상자 중심주의 사상이 그 밑바탕에 있어 대상자의 의사결정을 최대한 존중하기 위한 절차이다.

- **역학 :** 인간집단을 대상으로 하여, 인간의 건강 및 이상의 원인이나 빈도에 관한 법칙성을 발견하고, 그 증진과 예방을 도모하는 학문. 개체를 대상으로 하는 것이 아니라, 어디까지나 집단을 대상으로 하고 있는 것이 특징이며, 연구의 대상은 감염증이나 생활습관병에 그치지 않고, 공해를 주로 한 환경문제에도 확산되고 있다.

- **개호(간병)보험법 :** 심신기능의 저하로 간병이 필요해진 65세 이상의 고령자와, 가령 변화라 인정되는 질환(15개 질환)으로 간병이 필요하게 된 40세 이상의 사람들에게 간병 정도에 따라 가정관리와 입원 · 입소 케어를 시행하는 것을 정한 법률 세금만으로 충당하는 것이 아니라, 40세 이상의 국민 전원이 보험료를 지불하여 서비스를 받게 되어있는 일본 처음의 제도이며 2000년도부터 실시하고 있다.

- **협업(collaboration) :** 대상자와 치료자가 동등한 입장에서 협력하여, 치료계획 입안에서 치료까지 상호 납득과 양해 하에 시행하는 것. 대상자 중심주의의 구체적 실시형태이다. 대상자와 작업치료사의 관계를 협동적 파트너십(collaborative partnership)이라 부른다.

- **경청 : (listening)** 자기의 가치판단을 배제하고, 상담하러 오는 사람(의뢰인)의 이야기에 귀를 기울이는 것. 의뢰인은 이미 답을 갖고 있고 의혹이 있기 때문에 상담하러 온 것이므로 그 의혹을 말로 확인해줌으로써 자기결정을 촉진한다.

- **작업(occupation) :** 목적을 갖고 시행하는 인간의 온갖 활동을 포함하는 용어. 일상생활 활동, 직업이나 일, 공부 등의 생산적 창조적 활동, 놀이나 레저 등 발달과 심신의 건강을 촉진하는 활동이 포함된다.

- **작업적 존재 : (occupational being)** "인간은 정신과 의사에 의해서 활력이 주어진 양손의 사용을 통해서, 스스로의 건강상태에 영향을 미칠 수 있다"(라일리, 1962)라는 인간을 보는 방법에 관한 작업치료 가설이다. 라일리에 의해서 제창된 "작업행동이론", 키르호프너에 의해서 이론화된(인간작업 모델), 작업치료의 초창기부터 이어지는 인간이해의 개념.

(다음 계속)

이 단원의 키워드(계속)

●작업치료 과정: "평가→문제점과 이점의 추출→치료계획 입안(장기목표 · 단기목표, 치료내용 · 방법 · 수단의 결정)→치료실시→재평가→치료종료, 또는 새로운 목표설정을 하여 계속→사후관리(follow up)(퇴원 후의 체크)"라는 일련의 흐름(프로세스)을 가리킨다.

●작업치료의 : 철학적 기초 미국작업치료사협회 대표자회의 채택(1979). Ⅲ "전문직이 갖춰야 할 조건" (☞31쪽) 참조.

●사회보장 : 국민의 생존권의 확보를 목적으로 하는 국가의 법률·제도를 가리킨다. 사회보험 · 생활보호 · 사회복지사업 · 공중위생 등이 포함되고, 질병이나 재해, 실업이나 빈곤에 국가의 의무로써 대처한다.

●증상사례 대조연구 : 어떤 질병에 걸려있는 환자군과 걸려있지 않은 대조군의 결과를 비교하는 것이며, 질병의 원인이나 치료법의 효과를 밝히는 연구기법이다. 데이터의 수집기간에 따라서, 과거로 소급하면 후향적 연구가 되고, 미래의 효과를 확인하려고 하면 전향적 연구가 된다.

●single case design : 1명의 증상사례에 대해서, 개입 전과 개입 후의 데이터를 비교함으로써 치료적 개입의 효과를 밝히려고 하는 연구기법이다. 일반적으로는, 최초에 base line의 데이터를 수집한 다음에, 개입기, 개입 제거기, 재개입기 등으로 기간을 구분한 개입을 한다. 디자인으로서는 ABA법, ABAB법 등이 있다.

●신체언어 : (body language) : 의사소통의 가장 유력한 방법이며, 표정 · 시선 · 몸짓으로 상대방에게 자기의 감정이나 의사를 전달하는 것.

●전문직 : 어떤 직종에 관해서, 국가자격 또는 직업단체의 인정자격이 있는 직종을 말한다. 그리고, 어떤 일에 관해서 일정수준의 지식 · 기술이 있다고 인정된 사람을 가리킨다.

●대상자 중심주의: (client centered) 미국의 소비자운동 안에서 탄생한 의료 · 복지서비스를 받는 사람의 권리를 옹호하는 사상이다. 서비스를 받는 사람의 욕구(needs)에 따라서, 받는 사람과 협동하여 질이 높은 작업치료를 실시하려고 하는 주장이다.

●팀 접근 : (team approach) 대상자와 가족이 희망하는 생활을 재구축하기 위해 대상자의 의사결정을 존중하면서, 각 전문직이 그 전문성을 살리면서 협동하여 문제해결에 임하는 재활의 방법.

●치료 · 지도 · 지원 : 작업치료의 내용을 포괄적으로 가리키는 경우에 이 3가지 단어를 계속해서 말하든가, "개입"이라는 하나의 단어로 표현하는 경우가 많다. 의사의 지시 하에 시행하는 의료행위라면 "치료", 가족교육 · 생활의 관리 등은 "지도", 사회자원의 이용이나 지역 또는 시설 케어(care) 등에 가교역할은 "지원"이라 한다.

(다음 계속)

이 단원의 키워드(계속)

●**질병의 진행상태 :** 질병의 시간적 경과를 가리킨다. 재활에서는 급성기, 회복기, 유지기의 3기로 나누고 있다. 질병의 진행상태에 따라서, 재활의 실시장소와 진료수가 등의 비용이 지불되는 법률이 다르다.

●**메타분석 :** 어떤 증상의 치료적 개입에 관한 복수의 연구결과를 계통적 총설로써 통합하기 위하여, 특수한 통계적 기법을 사용하여 그 효과를 밝히는 연구방법을 말한다. 개개의 연구에서는 대상자가 적다는 등의 이유로 명료하지 않았던 개입효과가 밝혀지는 경우가 있다.

●**임상적 판단 :** 임상에서, 한사람 한사람의 대상자의 치료법을 선택할 때에 필요한 결단을 말한다. 유용하다고 생각된 치료법 중, 어느 것이 실현 가능한가, 그리고 어느 것이 가장 효과적인가를 판단한다. 사케트에 따르면, 치료 효과와 더불어 대상자의 가치관과 선호도를 비교해야 한다고 한다.

●**윤리강령 :** 어떤 단체가 구성원이 지켜야 할 규범으로써 정하고 있는 선언. 제2차 세계대전 중에 이루어진 나치스의 비인도적 행위를 받고, 세계 의사회 총회가 피험자의 인권옹호를 목적으로 하여 정한 "헬싱키 선언"(1964년)을 시초로 하여, 현재는 사람에 관계되는 직종의 대부분이 윤리강령을 정하고 있다. 일본작업치료사협회의 윤리강령은 본문(☞23쪽) 참조.

●**삶주기(life cycle) :** 정신분석학자 E.H. 에릭슨(1950)이 제창한 심리사회적 발달단계를 가리킨다. 연령에 따라서 8단계로 나누고, 각 단계에는 내적 욕구와 사회로부터의 외적 요청과의 갈등에 의한 특유한 발달과제가 있다. 이 갈등을 해결하여 위기를 극복함으로써, 다음 단계로 원활하게 진행할 수 있다고 설명하고 있다.

제 2 장

작업치료란?

GIO 일반교육목표	SBO 행동목표
1 **작업치료의 정의를 이해할 수 있다.**	1) 작업치료의 정의를 몇가지 열거할 수 있다.
2 **작업과 작업치료와의 관계를 이해할 수 있다.**	1) "작업"의 의미와 내용에 대해서 언급할 수 있다. 2) 작업치료가 과학이라는 이유를 설명할 수 있다.
3 **작업치료의 수비 범위에 대해서 이해할 수 있다.**	1) 작업치료의 전문지식의 범위를 설명할 수 있다. 2) 작업치료에는 질병의 진행상태별, 영역별, 권역별로 대상자와 실천의 내 및 방법이 다르다는 것을 예를 들어 언급하는 것을 이해할 수 있다. 3) 국제생활기능분류(ICF)의 틀을 설명할 수 있다.
4 **작업치료의 역사에 대해서 이해할 수 있다.**	1) 작업이 건강에 미치는 좋은 영향이 주목되어, 치료에 도입될 때까지의 역사적 경과를 설명할 수 있다. 2) 일본의 작업치료 전문직의 탄생으로부터 오늘날까지의 경과를 설명할 수 있다. 3) 여러 외국의 작업치료 발전의 역사에 대해서 설명할 수 있다.

습득 체크리스트

- [ ] ① 대표적인 명칭의 정의를 언급할 수 있었다.
- [ ] ② 정의에 포함되어야 하는 3개 항목을 열거할 수 있었다.
- [ ] ③ 정의에 포함되어야 하는 3개 항목의 키워드를 언급할 수 있었다.

- [ ] ① 작업치료에서 사용하는 작업과 일반적으로 사용되는 작업이 가지는 의미의 차이를 설명할 수 있었다.
- [ ] ② "작업"의 정의에 포함되는 키워드를 열거할 수 있었다.
- [ ] ③ 문화와 작업의 관계를 예를 들어 설명할 수 있었다.
- [ ] ④ 작업치료를 과학으로 하고 있는 것은 무엇인지 설명할 수 있었다.
- [ ] ⑤ 작업치료와 자연과학과의 차이를 설명할 수 있었다.

- [ ] ① 작업치료의 수비범위란 무엇을 가리키는지를 언급할 수 있었다.
- [ ] ② 작업치료 실천의 틀을 설명할 수 있었다.
- [ ] ③ 신분법과 작업치료의 실천에는 괴리가 있다는 것을 설명할 수 있었다.
- [ ] ④ 의료법에서는 지역마다 의료권이 있고, 사회복지사업법에서는 지역복지계획이 있어, 병상 수나 시설 수 등이 정해져 있다는 것을 설명할 수 있었다.
- [ ] ⑤ 질병의 진행상태에 따른 신체장애, 정신장애, 발달장애, 고령기 장애 마다의 의료 · 보건 · 복지 · 교육 · 직업적 서비스의 흐름을 설명할 수 있었다.
- [ ] ⑥ ICF의 특성을 설명할 수 있었다.
- [ ] ⑦ ICF의 구성요소를 열거하고, 그 다루는 영역에 대해서 설명할 수 있었다.
- [ ] ⑧ ICF의 구성개념에 대해서 설명할 수 있었다.
- [ ] ⑨ ICF의 긍정적 측면을 나타내는 말과, 이에 포함되는 구성요소의 표현법을 언급할 수 있었다.
- [ ] ⑩ ICF의 부정적 측면을 나타내는 말과, 이에 포함되는 구성요소의 표현법을 언급할 수 있었다.

- [ ] ① 고대 그리스에서 치료법으로써 작업을 권유하고, 서구의학의 아버지 또는 의성이라고 일컬어지는 인물은 누구인지를 언급할 수 있었다.
- [ ] ② 작업의 치료효과를 인정하여, 의료에 도입한 것은 몇 세기의 누구인지, 대표적 인물을 들 수 있었다.
- [ ] ③ 일본에 작업치료를 소개하고, 실천한 사람들의 이름과 업적을 설명할 수 있었다.
- [ ] ④ 일본의 작업치료교육은 언제, 어디서 시작되었는지를 설명할 수 있었다.
- [ ] ⑤ 작업치료의 근거법의 명칭과 발효연도를 언급할 수 있었다.
- [ ] ⑥ 오늘날, 일본의 작업치료 교육제도는 몇 종류 있는지 언급할 수 있었다.
- [ ] ⑦ 작업치료사가 일하는 장소가 어떻게 확대되어 왔는지를 설명할 수 있었다.
- [ ] ⑧ 미국작업치료사협회 설립에 관여한 사람들의 직업적 배경에 대해서 언급할 수 있었다.
- [ ] ⑨ 제1차 · 제2차 세계대전이 작업치료에 미친 영향에 대해서 설명할 수 있었다.
- [ ] ⑩ 유럽의 작업치료 발전의 계기에 대해서 언급할 수 있었다.

GIO 일반교육목표	SBO 행동목표
5 **작업에 초점을 맞춘 이론에 대해서 이해할 수 있다.**	1) 작업치료 독자적인 이론에 대해서 설명할 수 있다.

습득 체크리스트

- □ ① 환경과의 연관성을 강조하는 이론을 열거할 수 있었다.
- □ ② 대상자와의 협동을 강조하는 이론이 중요시되는 것은 무엇인지를 설명할 수 있었다.
- □ ③ 작업치료의 흐름을 설명하는 이론에 대해서 언급할 수 있었다.
- □ ④ 작업치료의 앞으로의 발전을 위해서 무엇이 중요한지를 언급할 수 있었다.
- □ ⑤ 학생은 졸업까지 무엇을 습득해야 하는지, WFOT 작업치료 최소기준에 나타난 항목을 열거할 수 있었다.

I 재활의 역사와 작업치료의 자리매김

A. 오를레안의 소녀의 재활

재활(rehabilitation)의 어원은 라틴어의 habilis(적합한)이며, 접두어 re-(다시)와 접미어 -ation(~로 하는 것)이 붙어, "다시 적합한 사람으로 하는 것"이라는 의미이다. 즉, "사회에 적합한", "인간됨에 걸맞은" 사람으로 인정한다는 것이며 원래는 의학용어가 아니라 인간이라는 것의 권리나 존엄이 무언가의 이유로 부정되어 인간사회로부터 배척당한 사람이 권리나 존엄을 회복한다는 것이 원래의 의미이다[1),2)].

흔히 인용되는 예에 오를레안의 소녀 잔다르크의 rehabilitation이 있다. 잔다르크는 100년 전쟁 이라 일컬어지는 영불전쟁 말기, 프랑스를 승리로 이끈 영웅이지만, 영국군에 체포되어 종교재판에서 이단자로 1431년에 화형에 처해졌다. 25년 후, 샤르르 7세의 명령에 의해서 재심리되고 로마교황의 판결취소에 의해서 복권(rehabilitate)되었다. 500년 후인 1920년에는 당시의 교황에 의해서 성도의 반열에 추가되어, 교회의 경축일로 되었는데 현재는 국가적 축제일로 되었다는 극적인 에피소드가 남아있다. 현재도 억울한 죄로 복역하고 있던 사람이 오판으로 판단되어 "명예가 회복되었을" 때, 또는 형기를 마치고(갱생하여) 사회 복귀한 경우조차 "rehabilitation"이라 하고 있으며 영어권에서는 일상용어이다.

B. 의료분야에서의 "재활"의 흥륭

"재활(rehabilitation)"의 말은 언제부터 의학용어에 추가된 것일까. "재활(rehabilitation)"은 제 1차 세계대전(1914~1918)에 의한 전쟁부상자의 치료와 사회복귀라는 필요도(needs)에 따라서 시작되었다. 1910~1920년대에 걸쳐서 장애인의 의료나 복지에 대처한 구미의 선구자들이 장애인을 위한 의료 · 복지의 활동을 종합적으로 "rehabilitation"이라 부르자고 제창하였다[2].

"rehabilitation"이라는 말을 위에 붙인 초기의 시설에는 미국의 Division of Physical Reconstruction and Rehabilitation(1917)이 있고 전쟁부상자에 대한 물리치료, 작업치료, 직업훈련이 시행되었다. 전시 중에 많은 전쟁부상자의 치료와 훈련을 위해서 작업치료사, 물리치료사는 기능재건보조자(reconstruction aides)로서 군의 허가증을 받아 야전병원 등에도 파견되었다. 이들의 활동은 전문직의 독립을 촉진하고 1917년에는 미국작업치료사협회(구 작업치료 추진협의회, National Society for the Promotion of Occupational Therapy), 1920년에는 미국물리치료사협회가 탄생하여 전쟁부상자의 치료와 사회복귀를 도운 지식 · 기술을 전후에는 일반사회의 장애인의 자립지원으로 돌리게 된다. 전후의 민주주의운동 · 인권사상의 침투와 더불어, 장애인 문제를 인권 문제로 파악하여 개별적인 지원이 아니라 의료 · 교육 · 직업 · 복지를 통합한 종합적 지원이어야 한다는 인식이 높아졌다. 이것이 재활(rehabilitation)의 이념인 "전인간적 복권"에로 결실되어 간다.

C. 재활의 발전과 작업치료의 자리매김

작업치료의 원류는 서양의학의 지원이라 추앙되는 그리스의 히포크라테스(BC 460~377 무렵)나 갈레노스(AD 130~201 무렵)에 있다[이 단원 Ⅲ "작업치료의 역사" (☞100쪽) 참조].

그들은 신체와 정신의 상호작용을 중요시하고 정신병을 앓는 사람들에게 몸을 사용하는 작업(농작업이나 목공작업), 즐길 수 있는 작업(음악, 연극, 스포츠, 낚시 등)을 권장하고 "일을 하는 것은 자연의 최선의 의사이고 인간의 행복에 반드시 필요한 것이다"(갈레노스)라 설명하였다. 이 사고방법은 작업치료의 철학으로써 계승되고 있다.

이와 같이, 작업치료는 원래 전인간적 요법이며, "전인간적 복권"을 기본이념으로 하는 재활(rehabilitation)의 선구적 영역이었다 할 수 있다. 작업치료는 최초, 정신병이나 결핵 등 만성 질환의 치료에 사용되어 왔으나, 앞에서 나온 reconstruction aides의 말이 나타내는 것처럼, 신체장애자에 대한 작업치료의 발전은 제1차 세계대전 후의 운동기능장애에 관계되는 재활의학의 발전과 시기를 같이한다고 할 수 있다. 또한, 신체의 기능회복에 이어서 사회적 재활(사회생활에의 통합지원), 직업적 재활(취업지원)도 동시에 발전하여 재활에 관여하는 전문직을 탄생시켰다.

운동기능장애자에 대한 재활기술은 1920~1930년대에 소아마비라는 바이러스에 의한 급성 감염증의 세계적 유행에 의해서 급속한 발전을 보았다. 폴리오("척수성 소아마비"를 비롯하여 다수의 질환명이 있다)는 백신의 개발로 현재는 유행이 수렴되었으나, 척수의 신경세포가 침범된 마비나 몸의 변형 등 장애가 평생 남는다. 신체의 마비나 변형에 대한 평가와 치료기술의 발전이나 생활의 자립지원방법이 그 후, 소아나 성인의 각종 신체장애의 평가나 치료 · 지원에 응용되고 사회적으로 평가되어 의료나 복지의 분야에서 "재활"이라는 말의 사용에 대한 사회의 저항감이 희박해졌다고 할 수 있다. 그러나 오늘날 재활의 기초가 되는 의학의 확립, 물리치료 · 작업치료의 전문직업으로서의 지위 확립은 제 2차 세계대전(1941~1945) 이후의 일이다.

1940년대에 들어서면서 영국에서는 "장애인 재활에 관한 각 성 합동위원회"(1941)가 미국에서는 "전국 재활평의회"(1942)가 만들어져 국가적 인정을 받기에 이르렀다. "rehabilitation (재활)이라는 말은 프랑스에서도 독일에서도 일본에서도 영어가 사용되고 있다. 다만 일본의 법률용어는 "갱생"의 말을 적용하고 있다(한국에서는 "재활"로 하고 있다)" 〔**신체장애인 갱생(재활)시설** 등〕.

D. 사회정세의 변화와 재활 정의의 변천

"재활"의 정의는 사회정세의 변화에 따라서 변화하여 왔다. 그 역사적 변화를 간단히 정리하면 아래와 같다.

1 제1차 세계대전(1914~1918) 후의 변화

장애인을 사회에 복귀시키고 직업에 취업시켜 경제적으로 자립시키는 것을 목적으로 한다(전쟁으로 많은 젊은 목숨을 빼앗겨 일손이 부족하였다).

2 제 2차 세계대전(1941~1945) 후의 변화

장애인의 사회적 자립 · 사회적 기여를 목적으로 한다.

a. 미국 전국 재활위원회의 정의(1941)

"장애인이 신체적 · 심리적 · 사회적 · 직업적 · 경제적 유용성을 최대한으로 회복하는 것이다"(목표의 측면에서 본 정의).

장애인을 세금으로 부양되는 신분(tax dependent)으로부터 가령 소액이라도 납세자(tax payer)로 만드는 것이 사회적 자립이며 이를 위한 지원을 재활(rehabilitation)이라 한다. 미국 사회의 자립사상이 반영되어 있다.

b. 세계보건기구(WHO)의 정의(1968)

"기능적 능력(functional ability)이 가능한 한의 최고의 수준에 도달하도록 훈련, 또는 재훈련하기 위해 의학적·사회적·교육적·직업적 수단을 합치고 동시에 조정하여 사용하는 것"(수단의 측면에서 본 정의).

"교육적"이라 하는 것은 뇌성마비나 지적 발달장애아의 교육·훈련을 가리킨다. 이 정의도 인간을 단순히 심신의 장애에 대한 대응이라는 생물학적 측면에서 파악하는 것이 아니라, 사회적·문화적 존재로 파악하고 있으나, 역시 목표로 하는 것은 사회적 자립이나 사회에의 기여에 대한 기대이다.

3 장애인의 권리운동과 정의의 변화

제 2차 세계대전 후의 의학의 급속한 진보는 전염병의 예방, 불가능하였던 질병의 회복이라는 복음을 가져온 한편, 목숨은 구했으나 평생 짊어져야 할 장애를 가진 사람을 대량으로 만들어냈다. 장애의 중증화, 중복화 및 장애인의 노령화는 재활의 분야에서 뿐만 아니라, 사회문제로도 되었다. 사회적 자립이나 사회에 대한 기여를 할 수 없는 장애가 중증인 사람이 열등감을 느낌이 없이 필요한 훈련이나 간병을 권리로서 요구할 수 있고(인권의 보장), 자기가 사는 방식·생활방법을 자기의사로 결정하며(자기결정권의 보장), 인간으로서 존엄을 유지하고 그 사람답게 살아가는 것을 취지로 하는 사회의 실현이야말로 장애인의 참된 소원이다.

1962년, 일리노이대학의 4명의 중증 척수손상 학생으로부터 자립생활(independent living; IL)운동이 시작되었다. 그리고 거의 같은 시기에 덴마크에서 지적 장애아 어버이의 모임이 소규모 시설을 어버이가 사는 집 근처에 만들어, 보통 아이와 같은 교육을 받게 하여달라고 요구하였으며, 이에 대해서 행정관 밴쿠미켈센이 세계에서 처음으로 "normalization"이라는 말을 넣은 법률 "1959년법"을 작성, 성립시켰다. 이 두 가지를 꿰뚫는 사상, 즉 "장애인의 자기결정권"과 장애아(인)를 특별시하는 것이 아니라 "일반사회에의 통합"을 도모한다는 것은 그 후의 재활의 사상과 방법·기술을 크게 전환시켜 오늘에 이르고 있다.

아래의 정의도 이러한 사회사상을 반영시킨 것이 되었다.

① 리허빌리테이션·인터내셔널(Rehabilitation International; RI)의 정의(1980년대 헌장): "의학·사회·교육 및 직업적 방법을 조합하고 조정해서 사용하여 장애가 있는 사람의 기능을 최대한으로 높이는 것 및 사회 안에서의 통합을 지원하는 과정이다"

② 장애인 인터내셔널(Disabled Persons International; DPI)의 정의(1981) : "손상"을 입은 사람에 대해서 신체적·정신적, 동시에 또한 사회적으로 가장 적합한 기능수준의 달성을 가능케 함으로써, 각 개인이 스스로의 인생을 변혁하여 가기 위한 수단을 제공하여 가

는 것을 지향하고, 동시에 시간을 한정한 과정이다“

②는 장애인 스스로가 만든 정의이며, ①과 같이 “기능을 최대한으로 높이는” 것이 목적이 아니라, “가장 적합한 기능수준의 달성”을 지향하면서, 자기변혁을 도모하는 것이 목적으로 되어있다.

표 1 재활의 4가지 측면

① 의학적 재활	질환에 기인하는 심신의 장애에 대한 치료 · 지도 · 지원	재활의사, 간호사, 물리치료사, **작업치료사**, 언어청각사, 의지장구사, 임상심리사, 의료 social worker,
② 사회적 재활	사회참여를 가능케 하는 능력의 회복과 환경의 개선에 의해서, 사회생활능력을 높이는 것을 목적으로 한 과정	사회복지사(social worker), 생활훈련지도원, 간병복지사, **작업치료사**, 심리전문직, 케어카운슬러, 재활공학사, 건축가, 복지행정관
③ 교육적 재활	심신의 장애에 의해서, 보통의 학교에서는 교육효과를 기대할 수 없는 아동/중학생에 대해서 특별히 준비된 교육(특수교육)이다. 맹학교, 농학교, 특수학교, 초중등학교의 특수학급에서 시행되는 교육 · 양호 · 훈련을 가리킨다.	특수교육의 교원면허를 가진 교원
④ 직업적 재활	장애인이 적당한 직업에 취업하여, 직업을 계속하고, 그것에 의해서 향상되어, 장애인의 사회에의 통합 또는 재통합을 촉진하는 것(ILO 제59조, 1992).	직업 카운슬러, 취업촉진지도위원, 직업훈련지도원, **작업치료사**, 정신장애인의 사회교육을 위해 받아들이는 고용주, 직업 코치

주: 재활의학은 의학적 재활의 한 분야를 담당하는 임상의학이며, 내과적, 외과적, 정형외과적 또는 정신 · 심리적 원인으로 일어나는 운동기능장애에 대한 장애학의 연구와 장애에 대한 치료 · 지도 교육을 시행한다.

4 재활의 4가지 측면

상기의 정의에 포함되는 재활의 4가지 측면, 즉 의학적 · 사회적 · 교육적 · 직업적 재활의 설명과 담당 직종은 **표1**과 같다.

작업치료사가 관여하는 영역은 의학적 재활이 가장 많다. 다음이 복지관계의 신체장애인 재활 원호시설(전국 각지에 있는 신체장애인 복지센터)이나 재활상담소 등에서의 사회적 재활, 또한 소수이지만 특수한 교과만을 담당하는 양호학교 교육(양호학교 교원면허가 필요하다)에 관여하는 교육적 재활을 시행하는 사람도 있다.

직업재활은 원래 사회에의 가교역으로서의 작업치료사의 큰 역할이지만 직업 카운슬러와 같은 본격적 직업재활에 관여하는 사람은 적다[3]. 그러나, 실제로는 직업에 취업하기 전의 준비로써 작업 내구력이나 통근에 필요한 동작능력, 직업에 필요한 심신기능의 회복 등을 시행하여 직업재활에 관여하고 있다고 할 수 있다.

● 인용문헌

1) 砂原茂一：リハビリテーション. 岩波書店, 1980
2) 上田　敏：リハビリテーションを考える―障害者の全人間的復権. pp109–126, 青木書店, 1983
3) 日本作業療法士協会：作業療法白書 2000―21 世紀への序章. 作業療法 20(特別 2 号), 2001

II 작업치료란?

A. 작업치료의 정의

1 작업치료의 여러가지 정의

"정의"란 하나의 사항의 의미를 분명히 정하는 것이다. 받아들이는 사람에 따라서 틀린 해석을 하지 않도록 의미를 명확히 해두는 것은 학문의 기본원칙이며 또한 전문직으로서는 "누구에게 어떠한 서비스를 어떻게 제공하는가(대상 · 목적 · 방법)"를 명확히 말하는 것이다. 이것에 의해서 서비스를 받는 사람에게도 팀을 편성하는 다른 전문직에도 이해가 되고 납득이 된다.

"정의"는 또한 목적에 따라서 다르며, 대상자의 필요도(needs)나 사회정세의 변화에 따라서도 변화한다. 수학의 정의처럼 보편적으로 통용되는 일이 없는 경우, "말"은 정의하여 사용한다는 것이 오해를 초래하지 않기 위해서는 중요한 것이다. 아래에 "작업치료"의 정의를 몇 가지 보여준다.

① 법률상의 정의 : 물리치료사 및 작업치료사법 제2조

"이 법률에서 "작업치료"란 신체 또는 정신장애가 있는 사람에 대해서 주로 그 응용동작능력 또는 사회적 적응 능력의 회복을 도모하기 위해 수공예, 공작 기타의 작업을 시키는 것을 말한다". (1965년 시행)

② 일본작업치료사협회(Japanese Association of Occupational Therapists: JAOT)의 정의

"작업치료란 신체 또는 정신에 장애가 있는 사람, 또는 그것이 예측되는 사람에 대해서 그 주체적인 생활의 획득을 도모하기 위해 여러 기능의 회복, 유지 또는 개발을 촉진하는 작업활동을 사용해서 시행하는 치료, 훈련, 지도 및 지원을 하는 것을 말한다"

(1985년 제20회 총회 채택)

③ 세계작업치료사연맹(World Federation of Occupational Therapists; WFOT)의 정의

"작업치료란 일시적인가 항구적인가를 불문하고 신체적 또는 정신적으로 기능장애, 능력부전, 또는 사회적 핸디캡(handicap)에 있는 사람들에게 관여하는 보건 분야이다. 전문적인 자격을 가진 작업치료사는 그러한 사람들의 직업적, 사회적, 개인적 및 가정적 환경의 필요(need)를 충족시키고, 또한 생활에 최대한으로 참여하는 것을 지원할 목적으로 기능의 회복이나 기능을 최대한으로 살리기 위해 계획된 여러 가지 작업활동에 환자를 참여시키는 것이다"

(1984 · 1993년 작업치료사 양성과정 인가기준에 의한 정의)

법률에 의한 정의는 대상 · 목적 · 방법 모두가 한정적이지만, JAOT, WFOT의 정의에서는 "대상"에서는 장애가 예측되는 사람에게도 예방적으로 개입하는(치료 · 지도 · 지원하는 것)(JAOT) 것이나, 일시적인 장애 · 부전 · 불리한 상태라 할지라도 개입한다(WFOT)로 하고 있다. "목적"에서는 법률은 "응용적 동작능력 · 사회적 적응능력의 회복"이라는 포괄적 표현이며, JAOT는 "주체적 생활의 획득"이라는 추상적 표현이지만, WFOT는 "필요도(need)를 충족시키고, 생활에 최대한의 참여를 지원한다"는 구체적인 표현으로 되어있다. "방법"에서는 반대로 법률이 "수공예, 공작, 기타의 작업을 시킨다"는 구체적, 한정적인 것에 반하여, 다른 양자는 "작업활동을 사용해서 치료, 훈련, 지도 및 지원을 하는", 그리고 한 걸음 더 나아가 "계획된 여러 가지 작업활동에 환자를 참여시키는 것"이라는 표현으로 되어있다.

세계보건기구(World Health Organization: WHO)의 국제생활기능 분류(2001.5. 총회 채택)에서 나타낸 대상자를 둘러싼 문화적 · 인적 · 물적 환경에 배려한 실천이 강력하게 요망되고 있다는 것으로부터, 상기의 정의도 변경될 것이다.

현재는 아래와 같은 정의에 기초하여, ① 대상자 중심의 실천(대상자와 작업치료사의 협업), ② "작업"에 더 한층 중점을 두는 실천, ③ 근거에 기초한 실천이 강조되고 있다[1].

④ Willard & Spackman's Occupational Therapy 10th

"작업치료란 대상자의 건강과 행복에 있어 중요하고 의미 있는 매일의 활동이 가능하도록 지원하는 기술(art)과 과학(science)이다"[1].

2 작업과 작업치료

a. 작업이란?

우리말에서 일반적으로 사용되는 "작업"이라는 "말"은 "일"과 거의 동의어이며 특히 물건의 제작이나 조작을 하는 일을 가리키는 경우가 많다. "농작업", "작업장", "작업원" 등이라 사용된다. 영어에서 일반적으로 사용되는 "occupation"은 "일 · 직업 · 생업"이라는 대가를 얻는 활

동 이외에, "무언가에 종사하는 것" "활동", "점유 · 점거", "기간", "지위" 등을 가리킨다(Concise Oxford 영영사전). 원래, occupation의 동사형 "occupy"가 "시간 · 공간 · 장소를 점유하여 무언가에 전념하다"라는 고어에서 나왔다는 것으로부터 생각하면 그 의미는 깊다. 이러한 깊고 넓은 의미의 "작업"이야말로 작업치료사의 주된 관심사이며 연구대상이어야 한다는 인식이 높아져, 작업치료의 기초로써의 "작업과학"이 하나의 학문분야로써 미국에서 탄생하였다[2)]〔이 단원 Ⅲ "작업치료의 역사" (☞100쪽) 참조〕.

① "작업과학"의 정의

"작업이란 문화적 · 개인적으로 의미를 가지는 활동의 일군이며 문화의 어휘 중에서 이름 붙여진 인간의 행위이다"[2)].

이것을 더 구체적으로 나타낸 것이 아래의 정의이다.

② 캐나다작업치료사협회, 미국작업치료사협회의 정의

"작업이란 하루하루의 생활 속에서 이루어지며 이름 붙여진 일군의 활동이나 과제이고 개인과 문화에 의해서 그 가치와 의미가 부여된 것을 말한다. 작업이란 사람들이 자기 자신을 투입하여(occupy themselves) 시행하는 모든 것을 가리키고, 그 중에는 자기의 신변의 일, 생활을 즐기는 것, 지역사회의 사회적·경제적 활동에 공헌하는 것이 포함된다"[3),4)].

b. 작업과 문화

문화란 이상을 실현해가는 인간의 정신활동의 결과, 창출되어 형성된 생활에 대한 사고방법이나 생활양식·관습 등을 말하며 나라나 지역 특유의 것이다.

1) "놀이"라는 작업과 문화

"놀이"는 나이가 듦에 따라 호칭이 바뀌고 성인에서는 "레크리에이션", 고령기에서는 "레저"가 된다. 어린이는 놀이를 통해서 물건을 다루는 기능(조작기능)이나, 다른 사람과 잘 사귀는 기능(사회기능)을 획득한다. "놀이"를 통해서 자발적이고 즐거움을 추구하는 탐색활동, 자기의 유능함, 성취감을 얻음으로써 이들이 창조성이나 자신감, 희망을 만들어 낸다. 이러한 것이 후에 사회생활에의 적응기능을 키우는 원천이 된다. 이러한 것에 최초로 주목한 것이 작업행동이론을 제창한 매리 · 라일리(Mary Reilly)[5)]이다. 이후, 이 가설은 작업치료 세계의 통설이 되고 "놀이"의 연구도 많다.

성인이나 고령자에 있어서의 "놀이"는 "일"의 재생산능력을 높이는 기분전환이나 휴식, "일"에서는 발휘될 수 없는 또는 발휘할 수 없었던 자기의 능력 개발과 발견, 다른 사람이나 가족과의 의사소통의 의미를 갖는다.

그러나, 어린이에게 "안전한 놀이"를 보장할 수 없는 나라들도 많은 것이 현실이다. "놀이"보다 생활의 양식을 버는 "일"이 우선되는 지역도 많다. "놀이"가 "나태함"과 동의어가 되는 경우도 있다. 나라에 따라, 문화에 따라, 또한 시대에 따라, "놀이"가 가지는 의미는 다르다.

2) "일"이라는 작업과 문화

일(work)에는 직업처럼 대가가 있는 것과 가사 · 육아 · 봉사활동이나 사회운동과 같이 대가가 없는 활동이 있다. 또한 스포츠처럼 어떤 사람에게는 "일"인데도 다른 사람에게는 레크리에이션이 되는 경우가 있다.

"일"에는 또한, 나라나 지역에 따라서 역사적으로 가꾸어진 특유의 의미가 있다. "여자는 집에서 가사를 남자는 밖에 나가 일을", "직장에서의 커피 심부름은 여자의 일" 등이라는 남녀차별은 일본에서는 1999년 시행된 "남녀공동참여 기본법"으로 원칙적으로 금지되었지만, 사람들의 의식까지 바뀌려면 시간이 필요하다. 남녀차별 뿐만 아니라, 인종차별에 의해서도 "일"의 내용은 다르다. "일"에는 지위나 명예라는 인간의 본능적 욕구나 능력차 · 경제력, 종말에는 행운 · 불운이라는 눈에 보이지 않는 힘이 영향을 미치고, "일", 특히 "직업"에 대한 사람들의 의식을 얽맨다.

이 책에서는 "삶의 주기"의 이해가 중요하다는 것을 강조하고 있다. 이것은 생활연령과 그 연대 특유의 역할을 결부시킨 발달심리학에서 온 말이지만 국가사정에 따라서, 또한 역사적으로 보아 크게 다르다는 것에 주의할 필요가 있다. 생활이 가난한 시대, 또는 현재도 가난한 지역의 어린이들은 노는 시간도 돈도 없어 "일"을 강요당하고 있다. 하기는 "일"을 하는 것이 당연한 것이다.

3) "일상생활활동"이라는 작업과 문화

일상생활활동에는 다음의 두 가지가 포함된다.

① 일상생활활동(동작)(activities of daily living; ADL) : 자기관리(self care)라고도 일컬어지며, 동서고금 사람들이 일상적으로 하는 이동, 착탈의, 몸 단정히 하기, 식사, 화장실, 목욕 등의 동작을 가리킨다.

② 수단적 일상생활 활동(instrumental activities of daily living;IADL): 수단적 ADL이라고도 불리며, 나라나 지역에 따라 시행되지 않는 동작도 있으나, 가사(조리, 청소, 세탁 등), 쇼핑, 대중교통기관을 이용한 외출 등 도구나 수단이 사용되는 활동이다.

일상생활활동은 사람들의 의식과 생활양식(문화)과 밀접하게 결부되어 있기 때문에, 작업치료에서는 특히 주의가 필요하다. 예컨대, 서구 여러 나라의 의자에 앉는 생활양식과 아시아의 마루바닥이나 온돌 등에 앉는 생활양식을 비교하면, "식사를 하다"라는 "작업"에 포함되는 동작은 전혀 다르다. "의자에 앉는" 것보다는 "바닥에 앉는" 것이 하지에 장애가 있는 사람들에게는 어려운 동작이고 특별한 훈련이 필요하다. 또한 손에 장애가 있는 사람에게는 "포크와 스푼"이 "젓가락을 사용하는" 것보다 쉽다. "손가락으로 먹는" 것이 예의에 맞는 나라에서는 손가락을 사용할 수 없는 사람에게는 고통이다.

4) "작업"은 문화라는 문맥 중에서 파악한다

앞에서 언급한 정의에서는 이것을 "문화의 어휘 속에서…"라든가 "호칭되는 활동·과제"라는 표현으로 나타내고 있다. 국제화가 진행되는 오늘날의 사회에서는 더 한층 각각의 국민이나 지역이 갖는 문화에 대한 이해가 중요하다. 고유의 문화, 고유의 "작업"에 대한 이해가 없이는 정말 도움이 되는 치료 · 지도 · 지원은 할 수 없다. 우리나라와 같이 단일민족이 압도적으로 다수를 차지하는 사회에서는 문화를 "관례나 습관", 또는 "생활환경"이라 일컫는 경우도 있으나 생활에 대한 마음의 자세가 다르기 때문에 역시 "문화적 문맥 중에서 생각한다"는 어려운 표현이 되지 않을 수 없다.

5) "작업"이 가지는 개인적 의미

상기의 정의에서 또 하나 중요한 것은 "작업이 개인과 문화에 의해서 그 의미와 가치가 부여된 것"이라는 표현이다. 특히 개인에게 의미가 있는 활동이 아니라면, 작업치료에서 말하는 "작업"으로는 되지 않는다는 점이 중요하다. 대상자에게 의미가 있는 활동을 대상자와 함께 찾고 협력하여 가능하게 해가는(협업) 것이 작업치료의 가장 중요한 점이라는 것을 이해할 수 있을 것이다.

c. 학문으로써의 작업치료

이 책의 서장에서 「작업치료는 "놀다", "공부하다", "일하다", "즐기다", "휴식을 취하다"라는 당연한 행위에 특유의 의미를 찾아내어, 왜 그 사람에게 이러한 행위(performance)가 필요한지를 다시 생각하는 것이다」라고 언급하였다(☞4쪽). 또한, 앞에서 언급하였는데, 포괄적이고 평이한 작업치료의 정의에 따르면, 「작업치료란, 대상자의 건강과 행복에 중요한 의미가 있는 나날의 활동이 가능하도록 지원하는 기술(art)과 과학(science)이다」[1)] (☞81쪽).

1) 작업치료는 과학인가?

작업치료는 대상자의 심신의 상태를 잘 알기 위해, 가능한 한 객관적 방법으로 평가를 하고, 평가에 기초하여 치료 · 지도 · 지원계획(이하, 치료계획)을 세운다. 치료 · 지도 · 지원(이하 치료)은 실증되어 있는 치료이론에 기초하여 대상자에게 맞는 수단과 방법을 연구해서 시행한다. 그 결과를 재검토하고 치료계획을 변경하여 다시 치료를 실시한다는 주기를 반복한다. 치료이론에는 예컨대 "지각운동을 포함하는 놀이는 어린이의 신경학적 발달과 마음의 성장에 있어 필수적인 것이다"라는 가설과 치료결과의 예측(이 치료이론은 학습장애아에게 효과적이다)이 포함된다. 이론(가설 · 치료수단 · 방법 · 예측)은 많은 작업치료사의 검증에 의해서 거듭 정교한 이론으로 향상시켜가거나 또는 버려진다.

제 1장 Ⅲ "전문직이 갖춰야 할 조건"(☞31쪽)에서 언급한 것 같은 치료에 관한 학문적 틀이 있다는 것이 작업치료를 "치료기술(art)을 수반한 과학(science)"으로써 하고 있는 것이다.

2) 자연과학과 작업치료의 차이

"과학"이란 대상을 객관적 · 계통적으로 연구하는 활동을 말한다. 객관적이란 같은 기법으로 시행하면 누가 시행을 하여도 같은 결과가 나오는(재현성이 있는) 또는 다른 결과가 나오는(반증가능성) 것이 인정되고, 누구나가 인정하는 계통적 연구기법에 의해서 나온 연구 성과가 공통의 학문적 재산이 되는 것이다. 이 기법은 특히 자연과학의 분야에서 현저한 발전을 이룩하였고, 오늘날의 과학기술의 발전을 가져왔다. 의학의 세계에서는 현재, 유전자 수준에서의 질병의 원인규명과 치료법의 개발이 급격히 진행되고 있다.

작업치료에서는 사람들의 "의사 · 의욕 · 흥미 · 관심"이라는 개인에게 특유의 마음의 문제와 「건강과 행복을 위해 ADL, 놀이, 일, 레저라는 작업을 균형적으로 시행한다」는 "생활에의 적응"을 통째로 대상으로 하기 때문에, 유전자 수준의 연구를 해도 의미가 없다. 그렇다면, "과학"이라 말할 수 없는가 하면 그렇지는 않다.

작업치료는 상기와 같은 자연과학적 연구방법을 취할 수 있는 분야(신체기능이나 운동의 해석)와 "생활에의 적응"이라는 심리학이나 사회과학적 기법으로 해명해야 하는 분야를 아울러 갖고, 어느 쪽이 빠져도 성립하지 않는 복잡한 학문영역이다. 오히려, 이 복잡성에의 독특한 접근법이 작업치료학이라는 학문이라 할 수 있다. 그리고, "작업"이 가지는 형태 · 기능 · 의미를 연구하는 「작업과학」이 박사과정의 하나의 학문분야로서 인정된 의미도 크다[2].

3 작업치료를 이해하기 위한 키워드

작업치료를 처음으로 학습하는 학생에게는 보통 이해하고 있는 것과 다른 용어가 있으므로, 여기서 정리하여 둔다. 다만, 특정 이론이나 이론가에 의해서 다르게 사용되는 경우에는 거기서 사용되는 "말의 정의"를 확인하는 것이 중요하다.

장애와 질병	① 독립된 장애〔탈리도마이드(thalidomide)와 같은 회복불능의 선천적 장애〕 ② 질병과 병존하는 장애(관절류마티스나 파킨슨병과 같은 만성질환으로, 질병의 치료와 거기에서 일어나는 장애에 대한 재활이 계속적으로 필요한 장애) ③ 질병 후에 오는 장애(뇌졸중이나 절단과 같이 질병이나 외상 후에 남은 장애)
장애학 (ICF의 이념에서)	"장애"에 관해서 과학적인 연구를 쌓아올려 가는 학제적인 학문영역. 장애를 영속적인 후유증으로서가 아니라, 생활기능에의 영향으로서 파악한다.
작업	문화적 · 개인적으로 의미를 가지는 활동의 일군이고, 문화의 어휘 속에서 이름이 붙여지는 인간의 행위
작업치료	대상자의 건강과 행복에 있어 중요하고 의미가 있는 하루하루의 활동이 가능하도록 지원하는 기술(art)과 과학(science)
작업수행	작업치료의 궁극의 목적이며 "작업을 시행할 수 있는" (occupational performance) 것.
활동	작업(ADL, 일, 놀이/레저)에 포함되는 하나하나의 요소적 행위. 일본작업치료사 협회의 정의에서는, "작업"과 함께 하여 "작업활동"이라 한다.
치료	관계관청의 면허를 받고, 작업치료사의 명칭을 사용하여 의사의 지시 하에 시행하는 작업치료(의료기관에서 시행하는 행위)
지도	폴로업, 가정교육, 가정 생활지도 등(병원 · 시설 · 가정에서도 시행한다)
지원(원조)	다른 전문직에의 가교역할, 또는 협업, 사회자원의 소개, 스스로 시행하는 장애인을 위한 사회활동 및 장애인이나 가족의 사회활동을 돕는 것.
관리(care)	사회복지 분야에서 사용되어온 간병 및 돌봄. care worker는 간병복지사, care management는 간병과 재활도 포함한 종합적 · 계속적 지원계획과 실시를 말한다.
행위와 행동	행위는 무언가를 하려고 하는 의지를 갖고 하는 행위. 행동은 마찬가지로 "행위"이지만, 행위와 구별하는 경우는 무의식적 동작을 포함한다(예 : 수면행동)

B. 작업치료의 수비범위

작업치료의 수비범위란, 무엇을(전문직의 전문지식의 범위), 언제(병기), 누구에게(장애의 범위), 어디에서(일하는 장소) 시행하는가라는 것이다. 이것은 이미 제 1장 Ⅰ「작업치료사에게 요구되는 자질과 적성」에서 그 개략을 언급하였다〔**표 1** "작업치료의 적응범위와 일하는 장소" (☞17쪽) 참조〕. 거기서는 충분히 언급할 수 없었던 "무엇을"에 해당하는 부분을 우선 알기 쉽게 그림으로 나타낸다**(그림 1)**.

다양한 상황 하에서, 활동장면에의
참여를 유지하기 위해 작업에 몰두한다.

↑

A 작업수행영역

일상생활활동(activities of daily living; ADL)
일상생활관련활동(instrumental activities of daily living; IADL)
교육, 일, 놀이, 레저, 사회참여

↑

B1 수행기술	**B2 수행패턴**
운동기술	습관
프로세스 기술	일과(분명한 일상 업무)
의사소통/상호작용기술	역할

↑

C1 상황 · 배경	**C2 활동요건**	**C3 대상자의 요소**
문화적 배경	사물사용과 특성	신체기능
물리적 환경	요구되는 공간	신체구조
사회적 배경	사회적 요구	
개인적 상황	순서와 시간	
인생의 방향성(spiritual)	요구되는 동작	
시간적 제약(temporal)	요구되는 신체기능	
간접적 교류(virtual)	요구되는 신체구조	

그림 1 **작업치료의 영역(Domain of Occupational Therapy)** [문헌 4에서 일부 변경]

화살표는 영향을 주는 방향을 나타낼 뿐이고, 중요성의 단계부여는 아니다.
B1 「프로세스 기능」: 과제 달성을 위해 자기의 행동을 조정하여 변화시키는 것.
C1 「인생의 방향성」: 개인을 고무하고, 하려는 마음을 일으키는 인생의 기본적인 방향성
C1 「간접적 교류」: 전화나 컴퓨터 등의 수단에 의한 의사소통
C2와 C3의 "신체기능"과 "신체구조"의 차이는 특정 활동에 영향을 주는지
아닌지에 따른다.

1 전문지식의 범위(작업치료에서는 무엇을 제공하는가)

미국작업치료사협회의 『작업치료 실천의 틀 — 수비범위와 프로세스』[4)](2002.5)를 참고로 언급한다. 이것은 1994년 발간된 『작업치료 통일용어집 제3판』의 개정판이며, "작업"에 기초를 둔 실천의 확대와 국제장애분류의 개정(국제생활기능분류, ICF) 등과 서로 어울려서, 작업치료 전문직 이외에게도 알기 쉬운 말로 해설하고 있다. **그림 1** 안에서 알기 힘든 말은 그림의 하부에 일부 설명을 붙였다. 작업치료의 초점과 최종목적은 그림의 최상부에 있는 것처럼, 다양한 상황 속에서 대상자(개인·그룹)가 가정생활이나 사회생활에 참여하기 위해 작업에 몰두할 수 있도록 하는 것이다.

"rehabilitation"의 말이 "이념"을 가리키는 경우와 "기술"을 가리키는 경우가 있는 것처럼, 작업치료에서 사용하는 "작업"이라는 말도 "목적"과 "수단" 양쪽의 의미를 갖는다. 목적은 대상자가 자기 자신에게 의미가 있는 작업에 보다 잘 몰두할 수 있게 되는 것이다. "수단으로서의 작업"은 작업치료의 실천과정이며 작업을 치료적으로 사용하는(therapeutic use) 또는 작업수행을 바꾸는 하나의 방법으로서 사용하는 경우이다.

1) 「작업의 치료적 사용」의 예

- 관절가동범위를 확대하기 위해 팔의 움직임이 큰 등나무세공이나 마크라메 레이스를 사용한다.
- 작업지구력을 높이기 위해, 반복동작이 많은 뜨개질이나 가죽세공을 사용한다.
- 근력을 강화하기 위해, 도예의 점토 반죽하기나 목공의 톱질을 사용하는 등.

이들은 대상자의 흥미 · 관심을 불러일으키고 성취감을 갖도록 하기 위해 병원에서 흔히 사용되는 예이다.

작업치료의 종류를 선택할 때에는 가령 "작업의 치료적 사용"의 경우에도 다음의 것을 고려한다.

2) 작업의 종류를 선택할 때의 마음가짐

① "C1 대상자가 놓여있는 상황"에 배려하고
② "C2, 3 대상자의 심신의 상황과 활동에 필요한 요소"를 생각하며,
③ 어떠한 "B1, 2 수행기능(skill)과 수행패턴"의 개선을 목표로 하는가를 결정하여
④ 그 사람의 "A 작업수행영역" 안으로부터 적절한 작업을 선택한다.

원칙적으로는 대상자가 필요로 하고 동시에 희망하는 작업 중에서 작업치료사가 치료목적에 맞는 작업을 선택한다. 원래라면 실생활의 장면에서 실제의 작업수행상태를 평가하여 그 장소에서 치료 · 지도 · 지원하는 것이 가장 효과적이지만, 현실에서는 입원 · 입소하여 작업치료를

받는 경우가 많으므로, 시뮬레이션(simulation)으로써의 작업이 되지 않을 수 없다. 그러나, 이 경우에도 상기 A에서 C까지의 요소를 빼고는 효과적인 작업치료라고는 할 수 없다.

퇴원 · 퇴소가 임박하면 가정방문을 하여 실제의 생활 장면에서의 지도(방문지도)가 이루어진다. 이 때가 그 때까지의 작업치료를 시행한 성과가 시험되는 시기이다. 실제장면에서의 평가에 의해서 퇴원 · 퇴소에 필요한 기술의 획득을 향한 재훈련이 실시된다.

가정 관리의 장면에서는 생활적응을 위해 획득된 신체기능(function)이나 기술의 유지를 지향하여, 생활에 뿌리내린 치료 · 지도 · 지원이 실시된다. 이 경우도 전문직의 지식은 그림에 보여준 범위 모두에 입각하여 시행해야 한다.

2 작업치료의 흐름과 실시장소(언제, 누구에게, 어디서 작업치료를 실시하는가)

작업치료사는 의료 · 보건 · 복지의 각 분야에서 일하고 있다. 이것은 질병이나 장애의 치료와 예방(의료), 건강의 유지(보건), 안심과 행복한 생활의 보장(복지)이 일체가 되어야 비로소 삶의 질의 향상을 도모할 수 있다는 사회보장의 이념에 작업치료의 지식과 기술을 살릴 수 있기 때문이다.

a. 신분법과 작업치료의 실천

"작업치료사란 관계관청의 면허를 받아 작업치료사의 명칭을 사용하여, 의사의 지시 하에, 작업치료를 업으로 하는 사람을 말한다"(일본 물리치료사 및 작업치료사법 제2조 4항). 의사나 간호사에게는 그들 밖에는 할 수 없는 업무(의료행위)가 정해져 있는(업무독점 이라 한다) 것에 반하여, 작업치료사의 업무는 "명칭독점"으로 되어 있다. 의료영역에서는 입장이 명백하여 작업치료사에 대해서 의사가 작성하고 의뢰서에 따라서 작업치료를 시행하여 대가(진료수가)가 지불된다.

보건영역, 복지영역에서의 작업치료사의 입장은 그 곳에 의사가 있어 의뢰서를 낼 수 있다면 "작업치료"의 이름 아래 "작업치료사"로서의 업무를 할 수 있으나 의사의 지시하가 아니면, 그 시설에서 시행되는 업무의 일환으로써 작업치료의 지식 · 기술을 사용하여 대응하므로 "작업치료적 훈련"이라 일컬어지는 업무형태가 된다. 의료 · 보건 · 복지가 일체가 된 통합관리가 요구되는 현대의 상황에 약 40년 전의 법률이 방해가 되어있는 상태이다.

작업치료의 수단에는 수공예, 레크리에이션이나 스포츠, 음악 · 예술 활동 등이 있고 작업치료사 이외에 이들의 분야에서 우수한 지식과 기술을 갖고 있는 사람들이 환자나 장애인에게 많이 관여하고 있다. 이 업계에서 인정한 지도원의 자격을 가진 사람도 많다. 많은 사람들이 환자나 장애인에 관여하는 것은 편견을 없애고 공생하기 위해 필요한 것이다. 그러나, 전문직이라 일컬어지는 사람에게는 조건이 있어[제1장 "전문직에 요구되는 자질과 적성" 참조], 치료수단도 대상자의 심신의 특성을 평가한 다음에 주의 깊게 선택하는 것이 원칙이다. 하나의 수단에 치우치지 않는 임기응변의 수단의 선택에는 인간에 대한 넓고 깊은 지식과 기술이 요구된다는 것을 명심하기 바란다.

b. 의료권과 복지권 — 작업치료의 지역적 확대

1) 의료계획과 의료권

일본은 일본국민에게 양질의 적절한 의료를 효율적으로 제공하기 위해 의료계획제도를 만들었다(1985년 도입, 1992년, 1997년 개정, 의료법 30조 3항). 인구, 성별, 입원율, 입원환자수, 병상이용율 등을 산정하여, 지역에서 필요한 병상 수나 치료의 역할분담을 정하고 있다. 그러나 일본은 국민개보험에 의해서 수진은 자유롭고 의료비는 평등하므로 진료를 받는 사람이 이 권역에 묶일 필요는 없다. 작업치료사는 자기가 일하는 병원 · 시설이 어떠한 역할을 맡고 있는지를 알아야 한다.

① 지역보건의료권 : 보건활동의 대부분이 완결되는 권역. 보건소가 관할하는 구역이며, 하나의 현(도)에 10개소 이상 있다.
② 2차 의료권 : 입원의료를 제공하는 지역단위. 하나의 현(도)에 수 개소 있으며, 인구비율로 하나의 구역에 몇 개의 시나 군이 들어간다. 기준 병상수가 요양형 병상, 일반병상, 정신병상, 감염증병상, 결핵병상마다 정해져 있다.
③ 3차 의료권 : 현(도) 전역이 대상이다. 특수한 고도의료를 제공하는 권역

2) 지역복지계획

지역복지계획은 사회복지사업법 개정(2000년)으로 새로이 규정되었다. 주민에게 가까운 복지행정(간병고령자에 대한 간병보험법이나 장애인에 대한 지원비 제도 등)을 가장 자기와 가까운 시읍면에서 실시하기로 한 국가방침에 수반하여 지역의 복지서비스 전체를 재검토하여, 수요 · 공급계획을 세우기 위해, "시읍면 지역복지계획"과 "시도 지역복지지원계획"을 책정하게 되었다. 주민참여로 각종 장애인단체나 자원봉사자의 의견도 듣고, 시설이나 서비스 등의 사회자원, 주민의 요구 등을 수렴하여, 우선선위를 매겨서 실시하게 되었다. 의료와 보건 · 복지의 가교역인 작업치료사가 사회활동으로서 관계하는 것이 가능한 좋은 기회이다.

c. 병과시기별, 진행상태별, 영역별, 권역별 작업치료의 흐름

작업치료사가 관여하는 시기(질병의 진행상태)와 관여하는 장소(영역)에 대해서는, 제1장 "전문직에 요구되는 자질과 적성"에서 간단히 언급하였다. 의료권에 대해서는 상기와 같이 정

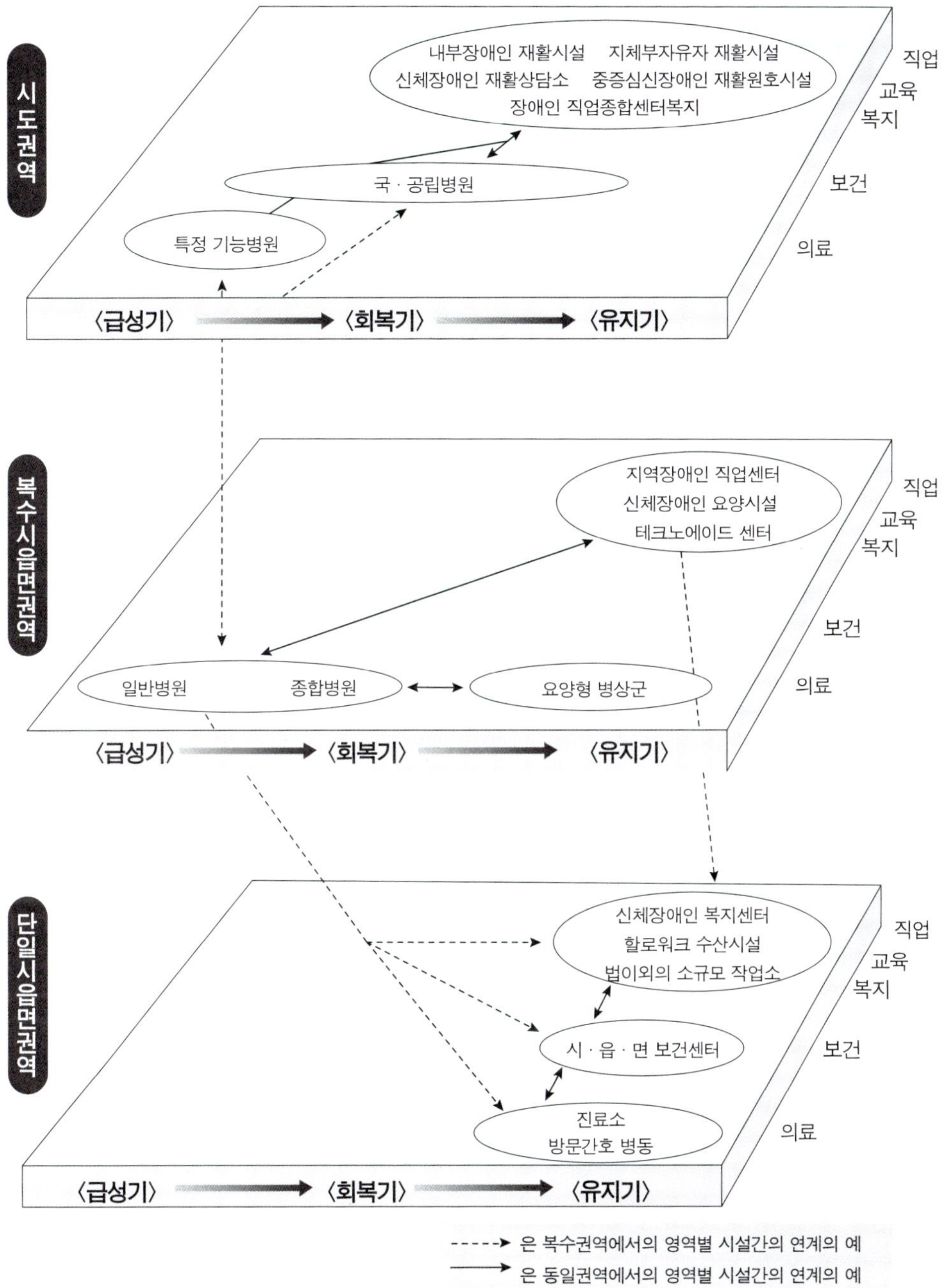

그림 2 신체장애 영역의 흐름 (문헌 6에서 일부 변경)

특정기능병원 : 고도 첨단의료의 실시. 500병상, 10개과 이상
지역의료지원병원 : 국공립, 법인설립, 응급의료 지역병원과의 공동이용
종합병원제도 폐지(명칭 독점 폐지, 1998)
※상세한 것은 「작업치료 가이드라인 2002년도판」 pp5–6을 참조할 것.

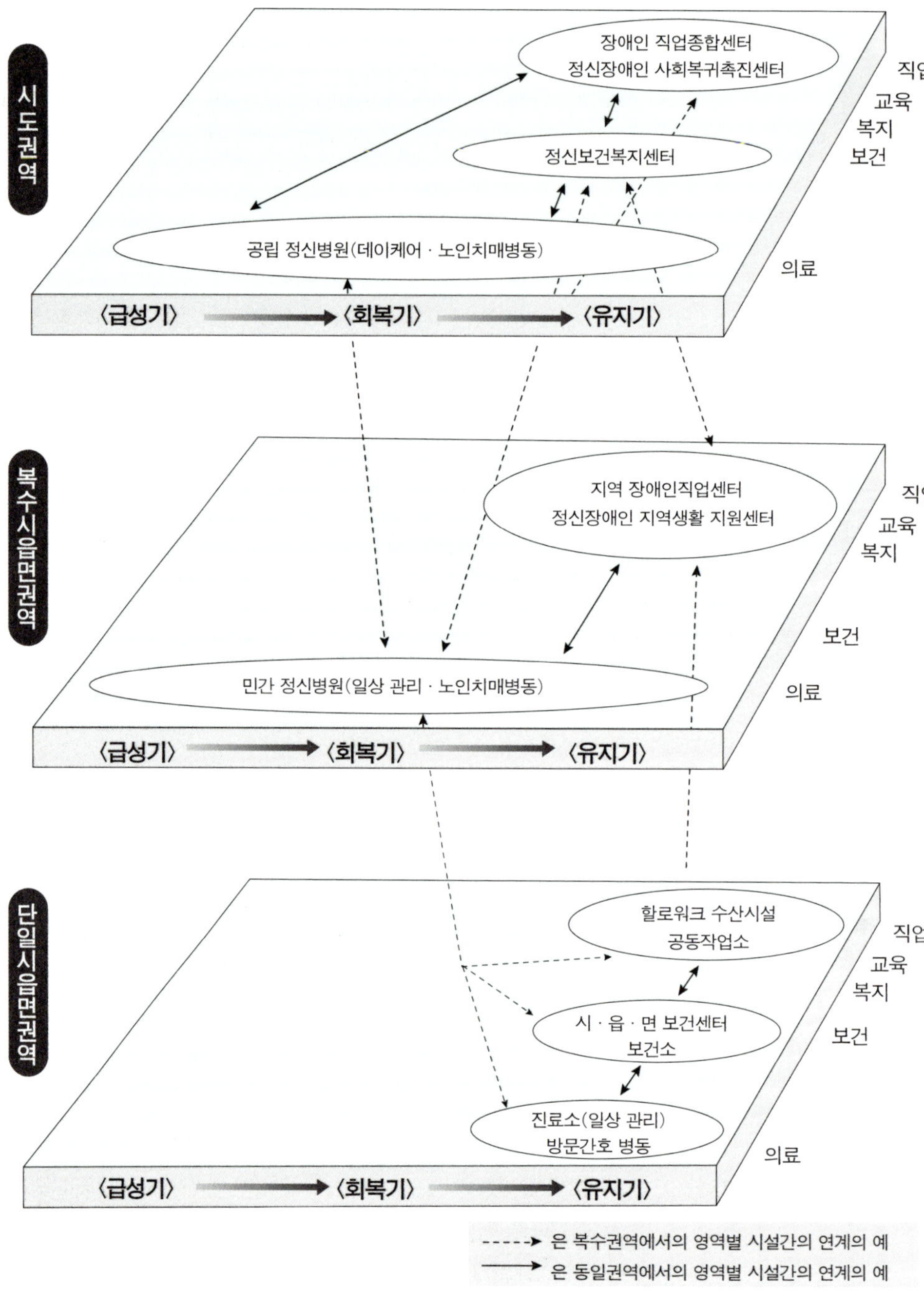

그림 3 **정신장애 영역의 흐름**(문헌 6에서 일부변경)

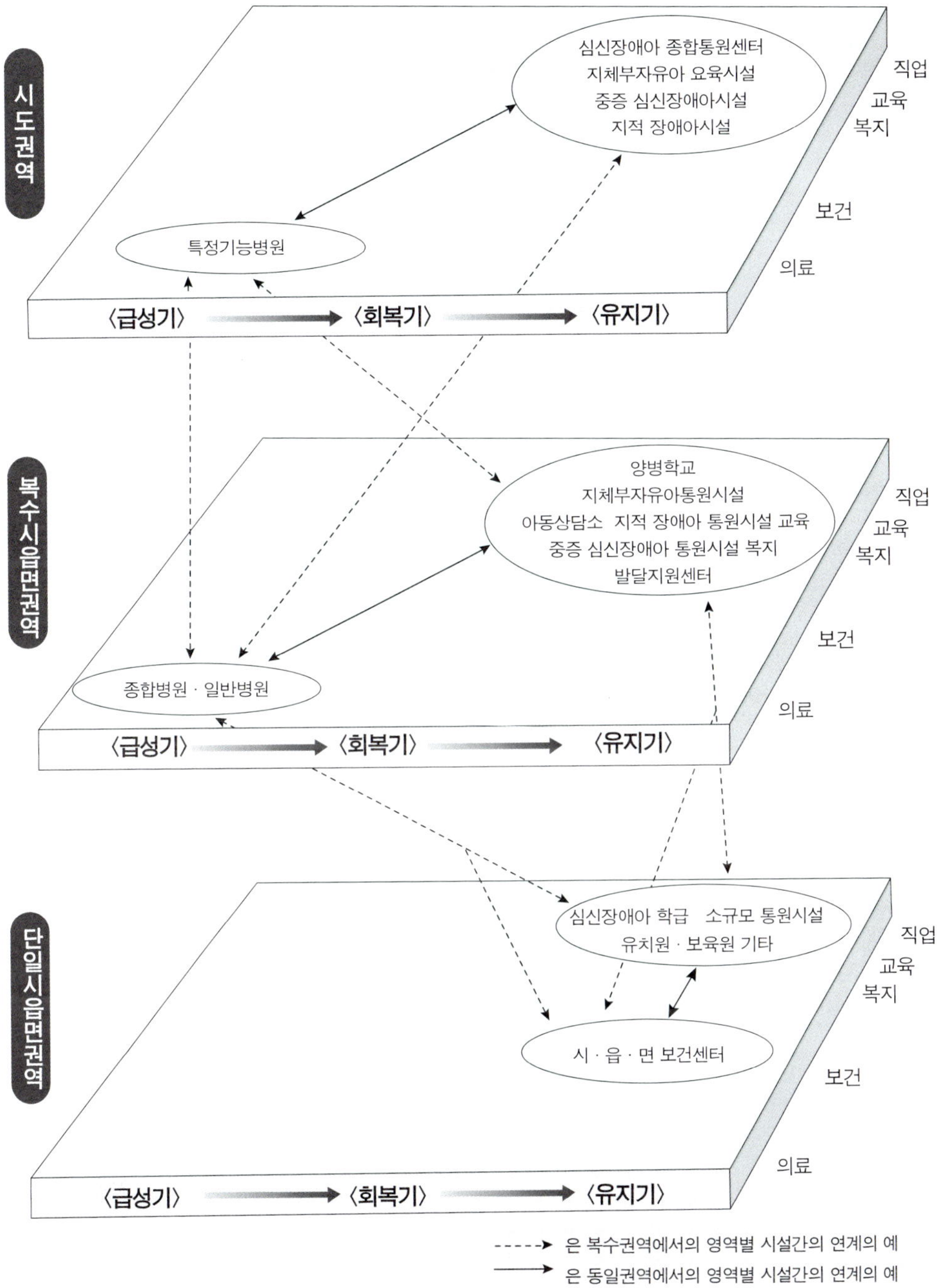

그림 4 **발달장애 영역의 흐름** 〔문헌 6에서 일부 변경〕

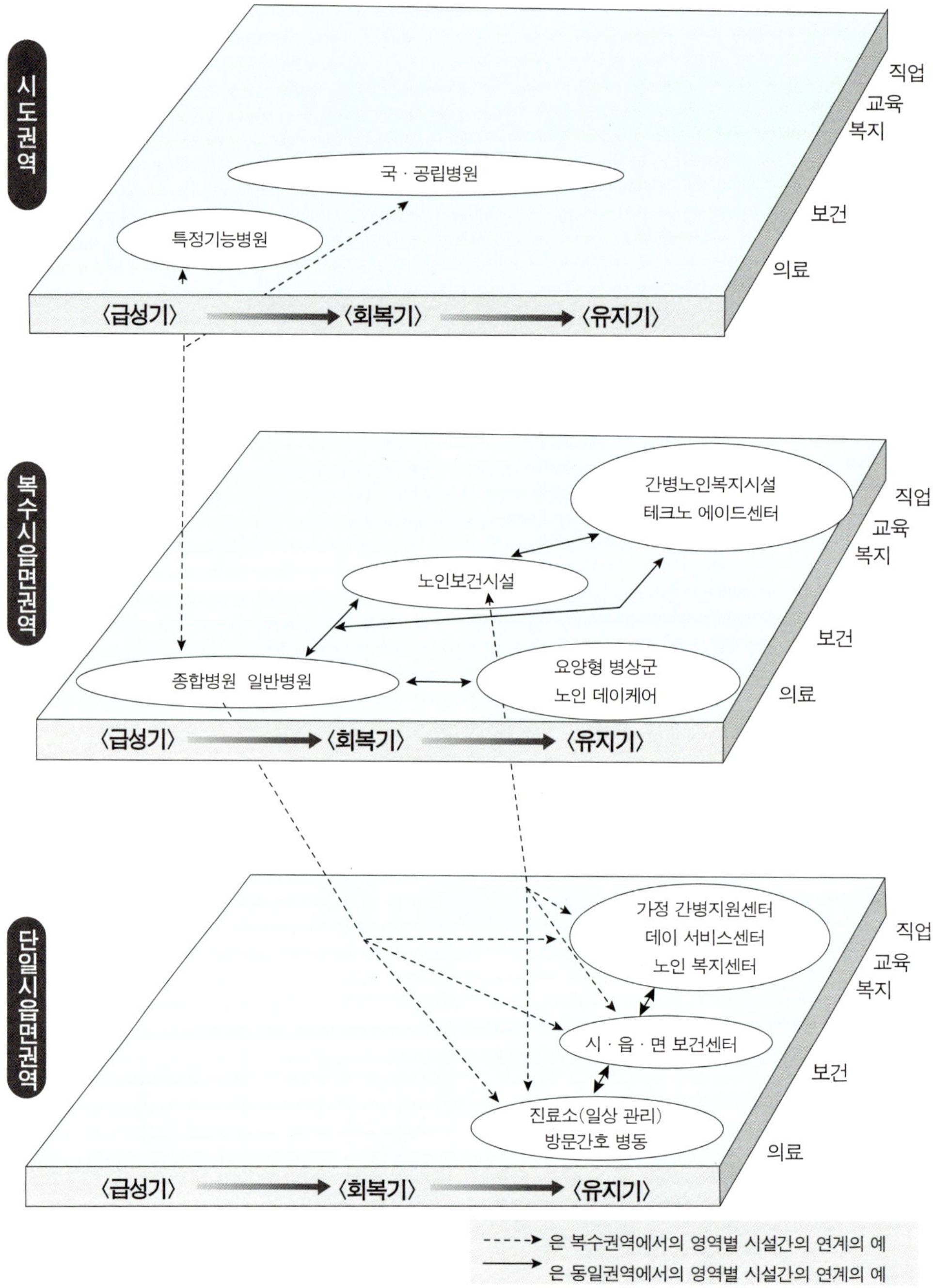

그림 5 고령기 영역의 흐름〔문헌 6에서 일부변경〕

해졌으나, 현(도)에 따라서 지역의 확대는 가지각색이다. 또한 지역복지계획과도 반드시 일치하지 않는다. 의료 · 보건 · 복지는 국가로써도 자치단체로써도 아직 변화가 심한 영역이다. 시설의 명칭도 관할도 바뀔 것이지만, 여기서는 대상자를 질병의 진행상태에 따라 의료 · 보건 · 복지 · 교육 · 직업이라는 영역의 어떠한 시설에 가교를 해가면 좋은지를 이해할 수 있도록 일반적인 예로써 일본작업치료사협회(편) 『작업치료 가이드라인』(1996)의 그림을 인용한다[6] **(그림 2-5)**. 그리고 2002년도판 가이드라인에는 문장에 의한 설명이 있으므로 참조하기 바란다. 작업치료사는 지역의 자원을 대상자를 위해 효과적으로 활용하기 위해서 자기가 일하는 시설을 중심으로 이러한 연계도를 만들면 좋다.

C. 국제 기능, 장애, 건강분류(ICF)

1 ICIDH로부터 ICF로

국제적인 장애에 관한 분류법은 1980년에 세계보건기구(WHO)에 의해서 발표된 WHO 국제장애분류(International Classification of Impairments, Disabilities and Handicaps; ICIDH)가 있다. ICIDH는 발표 이래 20여년, 재활분야 뿐만 아니라 장애인이나 장애에 관계되는 온갖 분야에서 국제적으로 사용되어 공통 언어로 되어 있었다. 이번의 개정의 목적은 개인의 심신의 상태에 기인할 뿐만 아니라, 사회환경에 의해서도 일어나는 “생활장애”라는 인식이 사회정책의 진전으로 확산되었기 때문이다.

결국, 같은 수준의 기능장애라도 건물 · 탈것 · 도로 등의 장애물(barrier)이 제거되면(barrier-free), 활동범위도 확대되어 사회참여도 가능해진다는 것이며, “환경인자”를 중요시하게 되었다.

이 개정작업에는 세계의 선진지역 뿐만 아니라, 발전도상국도 참여하여 실제로 사용해보고 분류법이나 언어의 통일작업이 반복되어, 2001년 5월의 제 54회 WHO총회에서 채택되었다. 그 후 일본어판 작성에서도 후생노동성이 학술단체, 장애인단체, 각 자치단체 등의 의견을 집약하여, 공통 언어로서 누구라도 사용할 수 있도록 알기 쉬운 말로 번역하여, 2002년 8월에 출판하였다[7].

100쪽에 이 일본어판에 기초하여 해설한다. 국제 기능, 장애, 건강분류(International Classification of Functioning, Disability and Health; ICF)는 이 시리즈를 통해서 반복하여 인용될 것이다.

2 ICF의 특성과 목적

ICF는 아래의 특성을 갖고 있다.

① ICF는 사람들의 건강에 관계되는 측면(건강영역)과 건강관련 영역을 다루고, 사회경제적 요인(인종, 성별, 종교 등)에 의해서 초래되는 과제수행의 제약은 다루지 않는다.

② ICF는 장애인 뿐만 아니라, 모든 사람의 건강상태에 대해서 기술할 수 있다.

③ ICF는 생활기능과 장애의 상태를 기술하고, 정보를 조직화하는 틀로써 유용하다.

그리고, ICF는 아래의 것을 목적으로 하고 있다.

① 의학영역, 사회복지영역, 교육영역, 직업영역, 간병영역 등의 전문영역이나 각종 행정기관의 서비스 제공, 장애인 본인이나 가족, 간병인, 후견인 등 다양한 입장의 관계자의 "공통의 언어나 사고"의 틀의 제공

② 장애의 종합평가, 서비스 제공, 임상적 · 실제적 수단의 제공

③ 장애분야의 여러 문제에 대한 조사 · 통계, 국내적 · 국제적 비교의 표준적 틀의 제공

3 ICF의 개관(표 1, 그림 6)

a. 제1부 생활기능과 장애

- 신체의 구성요소는 심신기능과 신체구조의 두 분류로 구성된다.
- 활동과 참여의 구성요소는 개인적 관점 · 사회적 관점에서 본 생활기능의 다양한 측면이 들어간다.

이들의 구성요소는 두 가지 방법으로 기술된다. 즉, 종전의 "문제점"으로써 열거된 사항은 "장애"(disability)라는 포괄적 용어로 기술된다(부정적 측면). 예컨대, "기능장애", "활동제한", "참여제약"이다. 한편, 문제점으로써 열거되지 않는 건강적인 측면(긍정적 측면)은 생활기능(functioning)이라는 포괄적 용어로 표현된다.

심신기능 · 신체구조의 평가는 생리적 시스템이나 해부학적 구조의 변화에 의해서 이루어지고, 활동과 참여의 평가는 능력과 실행상황에 의해서 이루어진다. 각각 구체적인 평가점에 의해서 표현된다.

b. 제 2부 배경인자

환경인자는 생활기능과 장애의 모든 구성요소에 영향을 미치는 것이며, 개인의 주변 환경으로부터 전반적인 환경으로 향하도록 구성되어 있다.

표 1 국제 기능, 장애, 건강분류(ICF)의 개관

	제 1부 : 생활기능과 장애		제 2부 : 배경인자	
구성요소	교육의 목표	활동 · 참여	환경요인	개인요인
영역	신체기능 신체구조	생활 · 인생영역 (과제, 행위)	생활기능과 장애에 대한 외적 영향	생활기능과 장애에 대한 내적 영향
구성개념	심신기능의 변화 (생리적) 신체구조의 변화 (해부학적)	능력: 표준적 환경에서의 과제의 수행 실행상황: 현재의 환경에서의 과제의 수행	물적 환경이나 사회적 환경, 사람들의 사회적인 태도에 의한 환경의 특징이 가지는 촉진적 또는 저해적인 영향력	개인적인 특징의 영향력
긍정적 측면	기능적 · 구조적 통합성	활동 참여	촉진요인	적용불가
	생활기능			
부정적 측면	기능장애 (구조장애를 포함)	활동제한 참여제약	저해요인	해당 없음
	장애			

[문헌 7에서]

개인인자는 사회적 · 문화적으로 큰 차이가 있기 때문에 ICF에서는 분류되어 있지 않다.

4 ICF에 의한 작업치료 평가내용

ICF는 제 1분류가 상기 4개의 구성요소의 대항목 분류(장), 제 2분류는 중분류(절)와 그 설명, 제 3분류를 상세분류라 부르고 소항목과 그 설명으로 성립되어 있다. 이 권의 권말에 제 2분류를 〔자료〕로써 게재하였다(☞297쪽).

작업치료에서 이 분류를 어떻게 체계화하여 사용하는가는 앞으로의 과제이다. 평가로부터 볼 수 있는 대상자의 마이너스 측면(문제점)과 플러스 측면(생활기능면)을 서로 연관시켜, 눈에 보이는 형태로 표현하여야 한다. 하나의 안으로서 일본작업치료사협회(편) 『작업치료 가이드라인』(2002)을 예로서 도시한다[8] **(그림 7)**.

그러나, 이미 회복기 재활병동이나 노인보건시설 등에서 재활지도료를 청구하는 경우에는 대상자와 가족에 대해서 ICF에 따라서 "재활 실시계획서"를 작성하여 설명한 다음, 동의를 구하는 것이 의무화되어 있다.

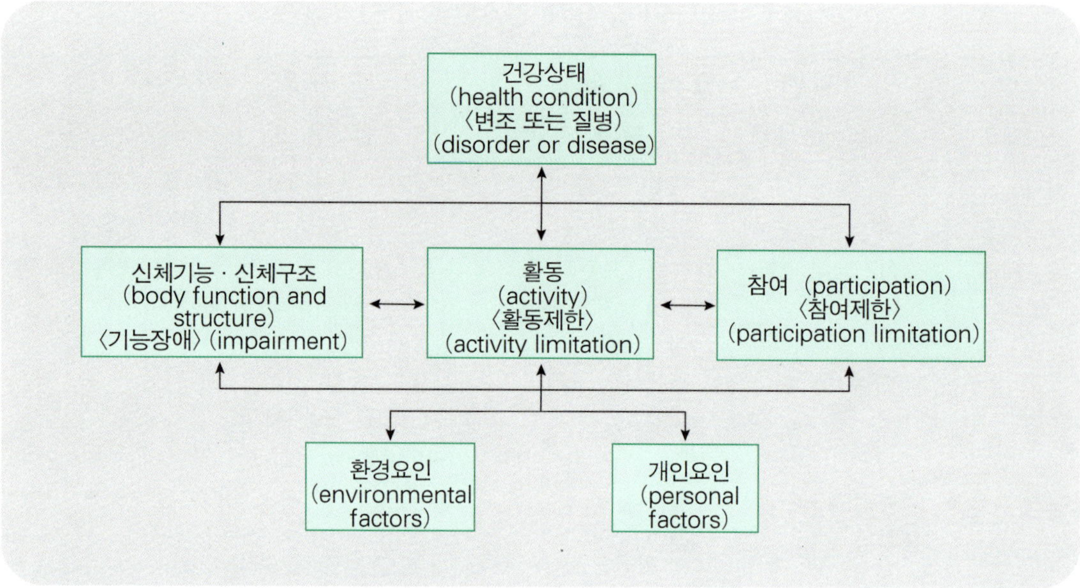

그림 6 **ICF의 개념** 〔문헌 7에서 일부변경〕

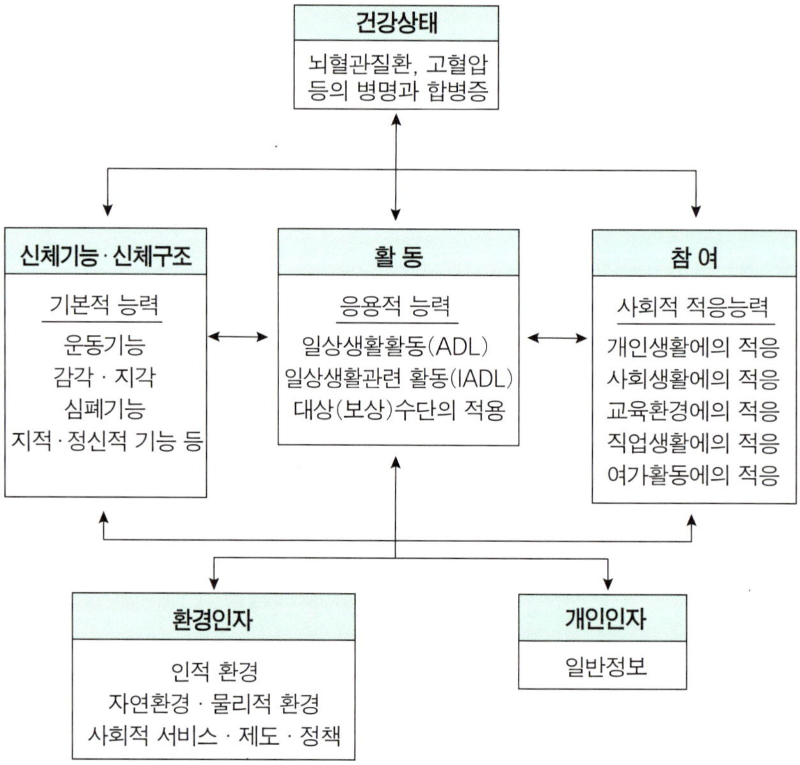

그림 7 **ICF와 작업치료 평가항목** 〔문헌 8에서 일부변경〕

인용문헌

1) Crepeau EB, et al: Occupational Therapy Practice Today. In: Crepeau EB, et al (eds): Willard & Spackman's Occupational Therapy, 10th ed, pp28-30, Lippincott, Williams & Wilkins, Maryland, 2003
2) Clark FA, 宮前珠子(対談)：作業的存在としての人間を研究する作業科学. OT ジャーナル 34:1157-1163, 2000
3) カナダ作業療法士協会(著), 吉川ひろみ(監訳)：作業療法の視点—作業ができるということ. 大学教育出版, 2000
4) The American Occupational Therapy Association：Occupational Therapy Practice Framework; Domain and Process. *Am J Occup Ther* 56:607-639, 2002
5) Reilly M: Defining a cobweb. In: Reilly M (ed): Play as exploratory learning, pp57-116, CA, Sage Publications, 1974
6) 日本作業療法士協会(編)：作業療法ガイドライン(1996 年度版). 日本作業療法士協会, 1996
7) 障害者福祉研究会(編)：ICF 国際生活機能分類—国際障害分類改定版. 中央法規出版, 2002
8) 日本作業療法士協会(編)：作業療法ガイドライン(2002 年度版), 日本作業療法士協会, 2002

참고문헌

9) Miller BRJ, et al (著), 岩﨑テル子(監訳)：作業療法実践のための 6 つの理論—理論の形成と発展. 協同医書出版社, 1995

III 작업치료의 역사

A. 작업치료의 탄생과 전개

"사람은 흥미가 있거나 의미가 있다고 생각하는 작업을 자기가 할 수 있는 범위에서 시행함으로써, 지금보다 더 건강하게 될 수 있다"고 인식하는 것은 사람들의 생활 속에서 생겨난 지혜이다. 아무것도 하지 않으면 마음도 몸도 멈춰버리고, 무엇이든 지나치면 상태(condition)가 흐트러져 버린다. 이러한 자명한 상식을 효율적으로 실천하기 위해 작업치료학이 체계화되고 교육을 받은 작업치료 전문직인 작업치료사가 탄생하였다. 이 단원에서는 작업과 건강과의 연관성을 어떻게 이야기되어 왔는가를 그 역사를 추적해본다(**표1**).

1 작업이 가지는 치료적 가치에 대한 인식

사람이 건강하다는 것은 정신과 신체가 모두 좋은 상태라는 인식은 고대부터 있었다. 히포크라테스(그리스)는 환자에게 치료법으로서 작업을 권유하였고 그 사람이 회복하는 이유를 자연의 치유력이라 파악하여 정신과 신체의 상호관계를 중요시하였다[1]. 갈레노스(그리스)의 "일을 한다는 것은 자연의 가장 훌륭한 의사이며, 그것은 인간의 행복에 대해서 반드시 필요한 것"이라는 주장은 작업치료의 기원을 보여주는 말로서 알려져 있다[1),2)]. 갈레노스는 건강의 유지에 유용한 작업으로써, 무용, 승마, 수영, 줄다리기, 사냥 등의 스포츠나 농작업을 열거하였다. 또한, 정신의 병에는 약품 이외에 레크리에이션과 작업을 처방하였다[3].

치료의학 중에서 작업이 치료수단으로써 주목을 받게 된 것은 18세기 후반부터이다. 도덕요법 을 시작한 프랑스의 정신과의사 피넬(Pinel)은 1801년에 "어린이들에게는 천성의 악덕인 게으름이나 무정함은 그들이 놀고 있을 때에는 소실되고, 그 놀이 속에서 어린이들은 발랄하

표 1 작업치료 관련 연대표

세계의 상황		일본의 상황		주요 사건
BC4세기~3세기 (그리스)	히포크라테스가 환자의 회복을 위해 작업을 시행시키고, 정신과 신체의 상호관계를 중요시하였다.			
AD1세기 (그리스)	갈레노스가 "일은 천연의 의사이다"라고 언급했다.			
18세기 후반 (프랑스)	피넬이 도덕요법의 일환으로서, 정신병 치료를 위해, 작업을 사용했다.			
18세기 후반 (미국)	랏슈가 작업치료를 미국에 소개했다.			
19세기 초 (영국)	튜크(Tuke)가 정신과에서 작업치료(work therapy)와 도덕요법을 강조했다.			
19세기 초~ (독일)	라일(Reil)이 정신병 치료를 위해 일, 연극, 수공예 등을 이용했다. 독일에서는 Arberts-therapie, Beschaftigungstherapie로서 작업치료가 보급되었다.			세계보건기구(WHO)에 의한 국제질병분류(1900)
		1916	쿠레 히데미쓰(吳秀三)가 일본에 독일의 작업치료를 소개했다.	제1차 세계대전(1914~1918)
1917 (미국)	바아톤이 작업치료(occupational therapy)라 명명하고, 작업치료를 위한 조직이 설립되었다.	1924	다카키 켄지(高木憲次)가 신체장애인에 대한 작업치료를 소개하고, 지체부자유아에 게 수공예연습을 처방하였다.	
		1937	아라이 히데오(新井英夫)가 폐결핵 환자의 작업치료에 대해서 기재하였다.	제2차 세계대전(1941~1945)
1952 (세계)	미국, 영국, 캐나다 등 10개국이 가맹한 세계작업치료사연맹(WFOT)이 설립되었다.	1946	미즈노 쇼타로(水野祥太郎)가 신체장애인 공공직업보도소 에서 작업을 사용하여 평가 및 지도를 하였다.	8.15 광복(1945) 대한민국 정부수립(1948) 일본 신체장애인복지법(1949), 정신위생(1950) 6. 25 한국전쟁(1950)
1954 (세계)	WFOT 제1회 대회가 에딘버러에서 개최되었다.			한국 상이군인정양원을 국립재활원으로 개명(1951) 일본이 WHO에 가맹(1951) 6. 25 한국전쟁 휴전(1953)

(다음 계속)

표 1 작업치료관련 연대표(계속)

세계의 상황		일본의 상황		주요 사건
1958 (세계)	WFOT가 작업치료사 교육 최저 기준을 설정하였다.			일본 정신박약자 복지법(1960)
		1963	최초의 작업치료사 양성학교가 설립되었다	일본 노인복지법(1963) 도쿄올림픽(1964)
		1965	"물리치료사 및 작업치료사법"이 제정되었다	
		1966	제1회 국가시험이 시행되었다. 일본작업치료사협회(JAOT)가 설립되었다.	
		1967	잡지「물리치료와 작업치료」 창간	
		1967	제1회 일본작업치료학회가 개최되었다.	
		1972	일본이 WFO에 가맹하였다.	
		1974	신체장애 작업치료와 정신장애 작업치료에 진료수가 점수가 설정되었다.	한국 작업치료사 양성교육 시작(1972)
		1979	가나자와대학에서 의료기술단기대학(부)에서의 작업치료사 양성과정이 시작되었다.	유엔총회 "장애인의 권리선언" 채택(1975)
		1981	JAOT가 사단법인 인가를 받았다.	일본인의 평균수명 세계 제일(1977)
		1982	JAOT의 기관지「작업치료」 창간	일본 양호학교 의무제(1979)
		1988	「물리치료사와 작업치료사」 폐간, 「작업치료 저널」 창간	WHO에 의한 국제장애분류(1980) 국제장애인의 해(1981)
		1989	정부개발지원에 의한 청년 해외협력대원으로서 작업치료사의 참여가 시작되었다.	일본 노인보건법(1982) 유엔 장애인의 10년(1983~1992)
		1992	히로시마대학 의학부 보건학과에서 4년제 대학에서의 작업치료사 양성과정이 시작되었다.	일본 의지장구사, 간병복지사, 임상공학기사 제도화(1987) 서울올림픽(1988) 일본 고령자 보건복지 추진 10개년 전략(gold plan)(1989)
1995 (아시아)	제1회 아시아 · 태평양 작업 치료학회가 쿠알라룸프르에서 개최되었다.	1996	대학원에 작업치료학을 위한 석사과정이 설치되었다.	일본 장애인 기본법(1993)
		1998	대학원에 작업치료학을 위한 박사과정이 설치되었다.	한국의 작업치료 석사, 박사 과정 설치(1998)
		1999	JAOT가 신인 작업치료의 연수를 의무화 하였다.	한국이 세계작업치료연맹에 가맹(1998)
		2000	WFOT 제24회 대표자회의가 삿뽀로에서 개최되었다.	일본 개호보험제도(2000) WHO에 의한 생활기능분류(2001) 건강일본 21(2001)

고, 열중하며, 꼼꼼하고, 규칙이나 조화를 소중히 여긴다고 "라·브류에르"는 이야기하고 있다. (중략) 기분전환이 되는 운동이나 힘이 많이 드는 작업이 정신병자의 어리석은 허튼 소리를 중단시키고, 두부(머리)에의 울혈을 방지하여 보다 균일한 순환을 가져와, 평화로운 수면을 마련해 준다"라고 기술하였고, 작업이 어린이나 정신병자에게 좋은 상태를 가져온다는 견해를 제시하였다[2]. 독일의 정신과의사 라일(Reil)은 1803년에 발표한 논문에서 "모든 정신병원에서 환자는 입원하면 당장이라도 용이하게 수행할 수 있는 일을 시켜야 한다. 이리하여 신체적 건강은 유지되고 규율과 질서가 기분 좋게 달성된다. 일 그 자체가 정신장애를 극복하는 우수한 수단이기 때문이다"라고 언급하여, 작업의 치료가치를 인정하고 있다[4]. 아일랜드의 정신과의사 할라란(Hallaran)은 1810년의 논문에서 정신병으로 입원중인 환자에 대해서 "그들은 응분의 일에 종사하고 있는 동안에는 반드시 현실상 또는 공상상의 비애로부터 해방된 상태를 즐길 수 있다. (중략) 시기적절한 자극만 있다면 잠재능력이 고무되는 것 같은 환자의 경우에는 더 한층 효과적이다. 이 목적을 항상 유의해 두고, 개개의 환자의 능력에는 처음부터 주의를 기울여, 회복되었을 때는 정신능력이 어느 정도인지를 무언가의 신체적인 일을 시켜서 확인한다"[4]는 것과 작업치료를 치료로써 사용하기 위해서는 대상자의 확인과 능력의 평가가 필요하다는 것이나, 지도기술이 필요하다는 것을 시사하고 있다. 미국의 정신과의사 랏슈는 1812년의 논문에서 "건축, 상업, 공공사업, 유언집행, 농경이 자주 마음의 병을 치유시킨다. 특히 농경은 희망, 불안, 즐거움의 감정을 번갈아 자극하고, 신체운동, 즉 노동을 필요로 하고 있으므로 큰 효과가 발생한다고 생각된다. 그 반면에, 단순히 농경을 할 수 있다는 것만으로 다른 사람과의 교제도 할 수 없는 것 같은 벽지에 틀어박히지 않도록 충분히 주의해야 한다"[4]는 것과 작업의 효용 뿐만 아니라 폐해의 가능성도 지적하고 있다.

이리하여, 작업을 치료에 사용한다는 발상이 보급되었고 정신병환자의 치료로써 뿐만 아니라, 결핵의 요양으로써 신체장애인, 심신장애아의 기능훈련이나 능력개발로써 작업치료가 이루어지게 되었다.

2 일본에서의 작업 치료적 이용

일본에서는 구미보다 늦기를 약 1세기, 유럽유학에서 돌아온 쿠레(呉秀三)가 1916년에 정신적 고뇌로부터의 해방을 유도하는 방법으로써 "이도요법"(Ablenkungstherapie)을 소개하였고, 그 한 예로써 작업치료(Beschaftigungstherapie)를 채택하였다[4]. 쿠레(呉)에게 사사한 정신과의사 가토 후사지로(加藤普佐次郎)는 1925년에 일본의 정신병원에서의 작업치료와 개방치료의 방법을 기술하여, 그 효과와 의미를 보고하였다[4]. 가토는 작업치료와 입원생활을 보통의 사회생활에 접근시키는 것을 의도한 개방치료를 병행하여 논함과 동시에, 작업치료부문을 독립시켜서 전속의 직원을 배치해야 한다고 제안하고 있다.

지체부자유아라는 말을 만들어낸 정형외과의사인 다카키 켄지(高木憲次)는 1924년에 독일의 신체장애인에 대한 작업치료를 소개하고[4], 1953년에는 지체부자유아의 요육의 단계를 의료, 교육과 생활지도, 재활지도(훈련·지도), 직능지도(훗날의 작업치료에 가깝다), 직업지도라 생각하였다[4]. 다카키는 직업 그 자체를 지도하는 직업지도와도 개개의 기능만을 훈련하는 재활지도와도 구별할 수 있는 일이나 작업을 하기 위한 능력을 지도하는 "직능지도"라는 관점을 명확히 하였다.

1937년에 아라이 히데오(新井英夫)는 폐결핵환자의 작업치료에 대해서 기재하였다[4]. 안정을 주로 하는 단조로운 요양생활이 정신적 위기를 초래하지만, 작업을 시행함으로써, 요양 중의 생활에 내용을 주는 것이 된다고 하여 작업치료의 의미를 설명하였다. 1946년에는 미즈노 쇼타로(水野祥太郎)가 신체장애인 공공직업보도소에서 작업을 사용한 평가나 지도를 하였다[1], [5]. 이리하여 일본에서도 정신과에서 시작되어 기타의 심신에 질병이나 장애를 가진 사람들의 치료, 요양, 평가, 훈련에 작업치료가 이용되었다.

3 건강의 개념과 작업

세계보건기구(World Health Organization; WHO)는 1946년에 "건강이란 신체적 · 정신적 및 사회적으로 완전히 양호한 상태이지, 단순히 질병이나 허약하지 않은 것만은 아니다"라고 정의를 내렸다. 이 건강의 정의는 다양한 보건의료 종사자의 정신적 지주로 되었으나, 특히 "의사에 의해서 동기가 부여된 작업을 스스로의 신체를 사용해서 시행하는 것이 자신의 건강에 공헌한다"는 작업치료의 신념은 이 건강의 정의와 잘 호응하였다. 이어서 WHO는 1980년에 "건강증진(health promotion)에서의 오타와헌장"을 제창하였다[6]. "Health promotion이란 사람들이 스스로 건강을 조절하고, 개선될 수 있도록 하는 프로세스이다"라고 정의되었으므로, 더 한층 작업치료와의 공통성이 명확해졌다.

개인 개인이 고립하여 작업을 시행할 뿐만 아니라, 사람들이 생활하는 지역사회를 위해서 활동을 하는 경우도 있다. 마르크스(Marx)는 "역사는 사람이 스스로의 목적을 달성하기 위해서 한 활동 이외의 아무것도 아니다"라고 언급하였고, 노동(labor)은 인간의 자기창조 구조라고 지적하였다[7]. 즉 작업치료의 관점에서 보면 생활은 작업의 집합이고 인생은 작업의 축적이며, 인류의 역사는 사람들이 시행한 작업의 기록이라고 파악할 수 있다. 원시시대의 사람들은, 공복이나 위협이라는 불쾌감으로부터 도피하기 위해 사냥이나 농경을 하고 있었다. 이 시대에는 온갖 기관(organ)을 샅샅이 사용하고 있었다고 생각된다[7]. 그리고 인간은 도구를 고안하여, 환경을 조정하고, 기술이나 능력을 발달시켜갔다. 그 결과 여러 가지 욕구는 충족되었지만, 현대사회가 요구하는 작업을 하기 위한 기능은 치우쳐져 있어, 작업의 균형은 무너지기 시작하고 있다. 산업화된 현대사회에서는 기계나 시스템의 설계나 정보처리 등 뇌를 사용하는 인지적 작업만을 시행하게 되어, 원래 인간이 갖고 있는 작업의 욕구(occupational need)가 충족되지 않는다는 것이다. 여기에, 건강과 작업과의 관계를 생각하는 것을 전문으로 하는 작업치료가 요구되는 새로운 영역이 존재한다고 지적되고 있다[8].

"적당하게 작업을 하는 것은 건강을 위해서 좋다"라는 인식은 예부터 있었으나, 18세기가 되어서 작업치료의 치료가치가 정신과영역에서 우선 주목을 받았다. 후에 결핵 등의 요양이나, 신체장애나 지체부자유 등의 기능훈련 또는 사회참여수단으로써 인정을 받게 되어갔다. 그 후 1990년대 이후에는 명백한 질병이나 장애가 없는 사람들의 건강유지 · 증진을 위해 작업이 시작되고 있다. 작업치료의 대상도 가지각색의 장애를 가진 개인으로부터 고령자 서클이나 공동체 등 공통의 작업상의 문제를 안고 있는 집단이나 기관도 포함하게 되었다[9].

B. 전문직 집단으로써의 발전의 역사

1 일본의 경우

1945년에 제2차 세계대전에 패전한 일본은 미국의 지도로 일본국 헌법을 제정하였다. 이 헌법 제25조는 "① 모든 국민은 건강하고 문화적인 최저한도의 생활을 영위할 권리를 갖는다. ② 국가는 모든 생활부문에 대해서 사회복지, 사회보장 및 공중위생의 향상 및 증진에 노력해야 한다"라 기술되어 있어, 사회보장의 이념을 나타내고 있다. 그리고, 신체장애자 복지법(1949년), 정신박약자 복지법(1960) 등의 다양한 법률이 제정되었다. 그리고 1962년, 산업재해, 교통사고, 선천성 장애, 정신장애, 난병을 가진 사람들의 의료, 복지, 교육을 위해 작업치료를 포함하는 재활이 필요하다는 인식하에 구 후생성(현 : 후생노동성)으로부터 구 대장성(현 : 재무성)에 물리치료사와 작업치료사의 양성교육을 위한 예산이 청구되었다[10].

1962년의 예산청구단계에서는 occupational therapy의 번역을 "직능요법"으로 하고 있었으나, 후에 "작업치료"라 부르게 되었다[5),10)]. 1963년에는 일본 최초의 작업치료사 양성학교로써, 국립요양소 도쿄병원부속 재활학원이 설립되었다. 처음에는 구미로부터 교원을 초청하였으나, 미국에서 작업치료 교육을 받은 일본인이 교원으로 추가되어 갔다. 당시의 일본에서는 재활(rehabilitation)이라는 말을 모르는 사람이 많았으나, 일본 의학잡지가 구 후생성의 재활에 관한 보고서를 게재하거나, 구미에서 연수를 받은 의사들이 작업치료사나 물리치료사의 활약을 알게 된 것으로부터, 서서히 재활이라는 말이 정착하였다[5),10)]**(표 2)**. 그러나 일반사람들의 해석은 운이 나빠 질병이나 부상 등의 재해를 당한 사람이 약이나 수술 등으로 완전히 회복되지 않아도 재활이라는 새로운 치료법이 있다라는 정도의 것이었다.

1965년, "물리치료사 및 작업치료사법"이 제정되었고 다음해 제1회 국가시험이 시행되었으며 양성학교 졸업생과 일정 조건을 충족한 사람이 연수를 받고 응시하는 특례제도(1972년까지 실시되었다)의 해당자를 합쳐서 20명이 합격하였고, 미국에서 양성된 2명의 자격이 인정되어 도합 22명의 작업치료사가 탄생하였다. 일본 작업치료사 양성교육 교과과정 작성에서는 세계작업치료사연맹의 기준과목과 미국작업치료사협회의 교육 최저기준을 참고로 하였다[5),10)].

1965년부터 일본에서 탄생한 작업치료사들이 일하기 시작하였으나, 작업치료사의 진료수가는 없었다. 진료수가 점수 청구를 위한 시설기준 승인에 관한 통지가 도, 부, 현지사에 도달된 것은 1974년의 일이었다[10)]. 즉 일본의 작업치료사는 탄생부터 10년 가까이나 작업치료 서비스에 대한 직접적 수가(보수)없이 이른바 근무시설의 선의에 의해서 고용되었던 것이다. 그 후 진료수가 점수는 개정을 거듭하고 있다.

1966년에는 작업치료사와 작업치료사의 활동을 지지하는 단체로써 일본작업치료사협회가 설립되었고, 1981년에는 사단법인으로서 인가되었다[5),11)]. 1967년에 제1회 일본작업치료사협회 학회가 도쿄에서 개최되고, 1981년의 제15회부터는 일본작업치료학회로 개칭하여, 매년 일본 각지에서 차례로 개최되고 있다. 1980~1986년에 모든 도 · 부 · 현별의 작업치료사협회가 탄생되고, 관심이 있는 특정 테마에 초점을 맞춘 연구회도 활동을 시작하였다[12)]. 1982년, 일본작업치료사협회는 일본 최초의 작업치료 독자의 학술잡지로써 「작업치료」를 창간하여 작업치료의 연구논문이나 작업치료사의 활동기록을 게재하고 있다. 일본작업치료사협회는 졸업 후 교육으로써 평생교육강좌를 개최함과 동시에, 평생교육 인정제도를 정비하여, 1999년부터는 졸업 후 3년 이하의 신규(신입) 작업치료사에게는 일정 학점의 연수를 의무화하였다(http://www.jaot.or.jp)[5)].

1963년에 구 후생성 인가에 의한 전문학교에서의 3년간의 교육으로부터 시작된 작업치료사 양성이지만, 1979년에는 구 문부성(현 : 문부과학성) 인가에 의한 의료기술 단기대학에서의 양성이 추가되었다. 전문학교에서의 양성도, 3년제 학교 이외에 4년제의 학교도 탄생하여, 1992년에는 대학 4년간에서의 교육이 시작되었다. 또한, 작업치료학을 전문으로 하는 대학교원이 지도하는 대학원 교육도 시작되어, 1996년에는 대학원 석사과정이 1998년에는 박사과정이 설치되었다[5)].

작업치료사 양성학교는 서서히 증가하여[5)], 2002년에는 작업치료사 수는 2만명에 육박하게 되었다(2004년 5월 1일 현재: 양성학교 152, 작업치료사 유자격자 수 26,069명)(**그림 1**). 작업치료사가 일하는 시설도 병원 등의 의료영역이 중심이었으나 복지, 보건, 교육의 영역으로 확산되고 있다. 일본청년 해외 협력대 원으로서 파견된 작업치료사는 1975년의 말레이시아에서 시작하여 2000년까지에 25개국 87명에 이르고 있다[5)].

일본의 작업치료사의 역사는 대략 40년이 된다. 작업치료사 수는 최근 수년 비약적으로 증가하여 활약의 장을 넓혀가고 있다. 또한, 작업치료사의 질을 확보하기 위한 장치도 서서히 정비되고 있다.

표 2 재활에 관한 1962년 당시의 후생성의 견해

재활대책을 정비함에 있어 가장 기본적인 것은 전문기술자의 확보이다. 의사, 간호사 이외에, 기능치료사(주: 물리치료사를 말함), 직능치료사(주: 작업치료사를 말함), 언어치료사, 심리치료사, 사회사업 담당자 등의 전문기술자를 확보하여, 재활시설에 배치하는 것은 재활시설 운영을 위해 필수조건이다.

그런데도, 우리나라에서는 전문기술자의 수는 현저하게 부족하고, 그 신분도 확립되지 않아, 양성기관도 설치되어 있지 않다. 현재는 이들 기술자의 부족을 커버하기 위해 예컨대, 지체부자유아시설에서는 정형외과 후치료를 전문으로 하는 안마사, 아동지도원, 기타의 직원이 현장훈련을 받고 그 업무를 담당하고 있는 상황이다.

이들 전문기술자의 양성시설로써는 도쿄의 정지요호원에 요육기술자 양성소가 부설되어, 지체부자유아시설에 일하는 기능치료사, 직능치료사의 교육훈련 코스(2개월)를 시작하고 있고, 국립신체장애자 재활상담소에서도 WHO의 컨설턴트를 초청하여, 직능치료사의 강습회를 실시하였다. 이 밖에 결핵요양소, 정신병원 등에서 단기교육훈련계획이 검토되고 있으나, 더 근본적으로 전문기술자의 양성훈련계획을 검토해야 할 단계에 와 있다.〔후생백서, 1962〕

2 여러 외국의 경우

a. 미국의 경우

19세기 초까지는 세계 각국에서 정신과 치료나 결핵요양, 심신장애의 회복지원의 일부로써 대상자가 작업을 하도록 되어있었으나, 그것을 지도하는 전문직을 최초로 탄생시킨 것은 미국이다. 1917년에 건축사이고 결핵환자이기도 하였던 조지 E. 바아톤(George E. Barton), 수공예 강사였던 스잔 C. 존슨(Susan Cox. Johnson), 캐나다 군병원의 직업과의 건축사 토마스 B. 키드너(Thomas B. Kidner), 정신과의사인 윌리암 R. 단톤(William Rush Danton), 존·듀이(John Dewy)의 체험학교의 흐름을 편성하는 학교에서 6주간의 치료적 작업코스(curative occupations)를 수강한 엘레아노아·클라크·슬레이글(Eleanor Clark Slagle)이 작업치료를 위한 조직인 "작업치료협회"(The National Society for the Promotion of Occupational Therapy, 1922년에 American Occupational Therapy Association으로 개칭)를 설립하였다[2),10),13)]. 이 다채로운 구성원의 배경에는 도덕요법, 예술·수공예운동(arts and crafts movement), 과학적인 의학의 발전, 여성전문직의 출현과 사회개혁이라는 영향이 있었

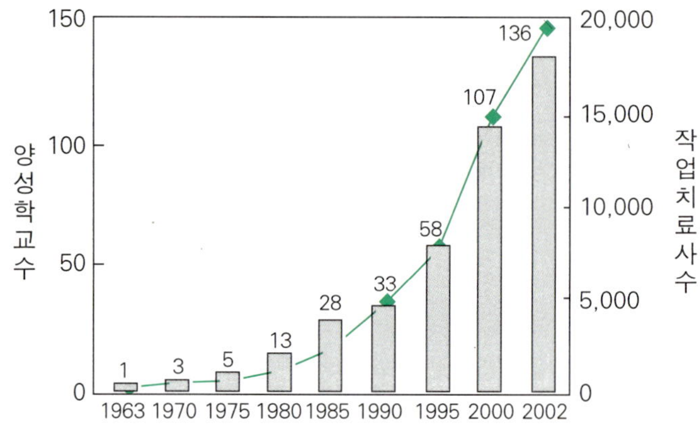

그림 1 **작업치료사 양성학교 수와 작업치료사 수**

다. 즉, 정신과 환자에 대한 과거의 비인도적 대응을 개혁하기 위한 유력한 방법으로써 작업치료가 주목을 받았다는 것, 산업혁명 이후의 기계화로 대량생산의 싼 물건이 시장에 넘쳐흘렀다는 것으로부터, 예술이나 손으로 만드는 것의 가치가 재인식되었다는 것, 의학 역시 연구를 통해서 효과를 증명한다는 과학적 지향이 필요하다는 사고가 탄생하였다는 것, 남성만이 조직의 높은 지위에 앉아 있는 사회에 대해서 여성이 진출하게 되었다는 배경이 있었다[13].

제1차 세계대전에서는 부상당한 병사를 지원하는 재건도우미(reconstruction aide)가 모집되었다[13]. 물리치료 재건 도우미는 체조 마사지를 지도하였다. 작업치료사 양성교육도 시작되어, 1935년에는 작업치료사 양성의 교육기준이 정해졌다. 제2차 세계대전에서는 작업치료사에게 군대 내에서의 지위도 주어지고, 1945년까지에는 작업치료사 양성학교는 21개교가 설립되어, 3,224명의 작업치료사가 탄생하였다. 1922년에는 작업치료의 전문학술지 "Archives of Occupational Therapy"(1925년에 "Occupational Therapy and Rehabilitation"이라 개칭되고, 1947년부터는 "American Journal of Occupational Therapy")가 창간되었다. 1947년에는 작업치료사의 교과서 "Willard & Spackman's Occupational Therapy"가 간행되어, 현재는 10판[13]이 나왔으며, 많은 나라에서 읽히고 있다. 처음에는 바구니 엮기, 직물, 도예의 지도를 하고 있던 작업치료사였으나, 제2차 세계대전을 통해서 신체장애영역에서 일하는 작업치료사가 증가하여, 수공예보다도 구체적인 직업관련 기능을 지도하게 되었다. 군병원에 물리치료 내과와 재활(Physical Medicine and Rehabilitation)과가 창설되고 작업치료사를 포함하는 팀으로 접근을 하게 되었다. 의학계와의 관계도 긴밀하여 1963년에 미국의학회가 정한 작업치료의 정의는 "작업치료는 능동적으로 시행하는 치료적 일을 통한 질병이나 장애의 치료이다. 그것은 의사로부터 의뢰된 것이다"라 하였다. 그러나, 작업치료사는 자율성과 책임을 가진 전문직이 되어야 한다는 기운이 고조되었다[14),15].

미국의 작업치료사 양성교육은 4년제 대학에서 하는 것(학부교육)이 주류를 이루었으나, 1960년대부터는 이미 학부를 졸업하여 학사학위를 취득한 사람이 대학원 석사과정에서 배우는 코스도 추가되어, 2000년대가 되고부터는 학부교육을 폐지하고 대학원에서만 작업치료사를 양성하는 대학도 증가하고 있다. 작업치료학을 학습하는 대학원 박사과정도 충실해져 있어, 연구를 주체로 한 박사학위(research doctor)를 취득하는 코스도 있다. 또한 1989년에는, 작업치료의 기초학문으로써, 새로운 사회과학 "작업과학"(occupational science)이 창설되어, 작업을 치료적으로 사용한다는 임상응용을 의도하든 하지 않든 사람이 작업을 하는 것에 초점을 맞춘 지식의 체계화를 지향하고 있다[16),17)]. 미국의 대학원에서는 세계 각국으로부터 작업치료사가 유학하여 공부를 하고 있다(http://www.aota.org).

b. 영국의 경우

1900년 무렵의 영국에서는 많은 정신병원에서 작업치료가 주된 치료로서 자리매김이 되어있었다[18)]. 1910년에는 결핵의 요양으로서 작업치료가 사용되고 있었다. 작업치료사(occupational therapist)라는 명칭은 미국에서 연수한 의사가 도입하였다. 양성교육을 받은 작업치료사가 최초로 영국에서 일하기 시작한 것은 1925년인데, 양성학교가 개교된 것은 1930년이다. 1932년에 스코틀랜드 작업치료사협회가 설립되었고, 1936년에는 잉글랜드, 웨일즈, 북아일랜드를 포함한 작업치료사협회가 설립되었다. 1954년에는 에딘버러에서 세계작업치료사연맹의 제1회 대회가 개최되었다. 1974년에는 영국작업치료사협회가 설립되었고, 학술지 "British Journal of Occupational Therapy"(1938년 창간된 "Occupational Therapy"에 1950년 창간한 "Scottish Journal of Occupational Therapy"를 통합)를 창간하였다. 영국에서의 작업치료사 양성교육은 전문학교에서 시행되고 있었다. 그러나, 1990년대에 들어와서부터 대학교육으로 이행되고 있다[18)](htp://www.cot.co.uk).

c. 캐나다의 경우

캐나다의 작업치료는 군대의 병원에서 시작되었고 시민병원으로 확산되어 갔다[19)]. 1921년에는 마니토바 작업치료협회와 온타리오 작업치료협회가 설립되었고, 후자가 1926년에 캐나다작업치료협회 설립의 기초가 되었다. 1926년에는 대학에 작업치료사 양성과정도 설치되었다. 1933년에는 학술지 "Canadian Journal of Occupational Therapy"가 창간되었다. 1954년에는 작업치료사 양성교육을 위한 최저기준이 작성되었다. 캐나다작업치료사협회는 1980년부터 작업치료의 질의 보증검토위원회를 거쳐, 작업치료의 진수(essence)를 대상자(client) 중심의 실천에서 추구하여, 가이드라인의 편찬을 추진하였다[9)]. 1997년의 가이드라인은 "작업을 할 수 있다는 것"(Enabling Occupation)이라 제목을 붙여 작업을 할 수 있도록 한다는 작업치

표 3 캐나다 작업수행 측정(COPM)

제 1단계	작업에서의 문제의 발견 "하고 싶은", "할 필요가 있는", "할 것이 기대되고 있는" 작업은 무엇인지를, 대상과 이야기하면서 발견해 간다. 작업의 영역 모두(self care, 생산활동, 레저)를 고려한다.
제 2단계	중요도의 결정 카드를 사용해서 각 작업이 대상자의 생활에서 얼마만큼 중요한지, 수치로 회답을 얻는다.
제 3단계	수행도와 만족도의 측정 작업치료에서 대처하는 작업을 5개 이내로 압축하여, 각 작업에 대해서 "어느 정도 잘 할 수 있다고 생각하는가"(수행도), "어느 정도 만족하고 있는가"(만족도)를 1~10까지의 수치로 회답을 얻는다.
제 4단계	재평가 일정기간, 작업치료를 실시한 후에, 제 3단계에서 열거한 작업에 대해서, 수행도와 만족도를 측정한다.

중요도의 카드

중요도									
1	2	3	4	5	6	7	8	9	10
전혀 중요하지 않다									매우 중요하다

료 독자의 관점을 강조하고 있다[9]. 작업의 정의는 2002년에는 미국작업치료협회의 작업의 정의로서도 채용되었다[9),20]. 또한 작업치료의 성과를 나타낼 수 있는 평가법의 부족을 해결하기 위해 "캐나다 작업수행 측정"(Canadian Occupational Performance Measure; COPM)이라는 평가법을 개발하였다[21]. 캐나다의 가이드라인이나 출판물은 대부분이 영어와 프랑스어에 의해서 저술되어 있는데, COPM은 유럽이나 아시아 각국의 언어로 번역되어 세계중의 작업치료사에게 이용되고 있다(**표 3**).

캐나다에서는 조기부터 환경이나 지역사회에 대한 관심이 높고 1993년에는 지역에서의 고령자를 위한 작업치료 실천을 구체적으로 설명한 건강증진(health promotion)영역의 작업치료의 가이드라인이 출판되어[22], 작업치료사가 사회적 이상을 그려서 일을 하자는 제안도 이루어졌다[23]. 캐나다의 작업치료사 양성교육은 현재 4년제 대학에서 이루어지고 있으나, 미국과 마찬가지로 2008년부터는 대학원에서 시행되는 방침을 보여주고 있다(http://www.caot.ca).

d. 한국의 경우

한국의 재활은 1951년에 상이군인 정양원을 국립재활(rehabilitation)원으로 개명하여, 구미의 협력을 얻어 시작되었다[24]. 1970년대에 들어와서 몇 개의 병원에 작업치료실이 설치되었으나, 작업치료사 전문의 양성과정이 없었기 때문에 외국인의 작업치료사와 한국인의 물리치료사에 의해서 작업치료가 시행되고 있었다. 1972년에 미국의 작업치료사에 의해서 작업치료사 양성교육이 시작되었다. 1979년 연세대학교 보건학과 재활의학기술학전공에서 작업치료학을 가르치는 정규과정이 설립되어 최초의 정규교육이 시작되었다. 그 전, 물리치료 교육과 분리되어 있지 않았다. 그 후, 작업치료 전문교육이 독립하여 이루어지게 되고, 1998년에는 석사, 박사과정이 설치되어 같은 해 세계작업치료연맹에 가입하였다[24].

3 국제적 조직

작업치료사의 국제조직인 세계작업치료사연맹(the World Federation of Occupational Therapies; WFOT)이 창립된 것은 1952년이며 미국, 영국, 캐나다, 오스트레일리아, 덴마크, 스웨덴, 이스라엘, 남아프리카공화국, 뉴질랜드, 인도의 10개국이 가맹하였다[25]. 일본도 1972년에 가맹하였고, 2002년 현재는 57개국이 회원으로 되어 있다. WFOT의 사명은 작업치료의 기술(art)과 과학(science)을 국제적으로 추진하여 가는 것이며, 세계 중의 작업치료의 발전과 이용과 실천을 도와 사회와 어떻게 연관성을 갖고 사회에 대해서 어떠한 공헌을 할 수 있는지를 제시하여 가는 것이다(http://www.wfot.org.au).

WFOT는 4년에 1회, 학회를 개최하고 있다. 1990년의 제10회(멜버른)에서는 작업치료사의 지식과 태도, 활동과 문화 등이 1994년의 제11회(런던)에서는 지역재활(Community Based Rehabilitation : CBR)이 특별강연 연제였다[25]. 1998년의 제12회(몬트리올)의 테마는 "글로벌한 시야를 공유하자"이었고 캐나다, 미국, 오스트레일리아의 작업치료사들이 세계 공통의 작업치료의 관점을 제안했다. 근거에 기초하는 실천(evidence-based practice; EBP)에 관한 보고도 있었다. 2002년의 제13회(스톡홀름)는 "신세기에서의 건강을 위한 액션(action)"이라는 테마였고, 작업치료이론이나 WHO가 2001년에 발표한 국제장애분류의 개정판인 국제생활기능분류(International Classification of Functioning, Disability and Health; ICF)[26]와의 관계 등 개념적 검토가 이루어지는 한편, 작업치료의 결과(outcome) 연구나 질적 연구법을 사용한 발표가 눈에 띄었다. 구체적인 전문지식이나 기술의 향상을 지향하는 내용으로부터 작업치료의 독자성과 과학성의 추구에 초점이 옮겨지고 있음을 알 수 있다. 제14회는 2006년에 시드니에서 개최될 예정이다(http://www.wfot.org/wfot2006).

복수의 나라를 포함하는 지역별 네트워크도 탄생하고 있다. 1986년에는 유럽 여러 나라 작업치료사협회(COTEC, 당초는 Committee of Occupational Therapists for the European Communities의 약자였으나, 2001년부터는 Council of Occupaional Therapists for the European Countries로 개칭)가 설립되었다(http://www.cotec-europe.org)[18].

유럽의 서로 다른 나라의 복수의 대학에서 수강할 수 있는 대학원 석사과정(European Master of Science in Occupational Therapy)도 있다.

1995년에는 아시아 · 태평양작업치료학회(쿠알라룸푸르)가 시작되었고, 1999년에 제 2회(타이페이), 2003년에 제3회(싱가포르)가 개최되었다. 제 4회는 홍콩에서 개최될 예정이다.

C. 주된 작업치료이론과 그 역사적 변천

1 작업치료의 기반이 되는 사고

정신과의사인 아돌프 · 마이어(Adolph Meyer)는 1922년의 "작업치료의 철학"이라는 제목의 논문에서 "적응의 필요성을 위한 가장 효과적인 지원수단으로서의 일(work)의 가치를 최초로 인식한 것이 정신의학 이었다"라고 유럽을 중심으로 이루어져온 실천을 인정하였고, 매사를 만들어내는 기쁨, 손이나 근육을 사용하여 활동하는 것에 대한 참된 기쁨, 그리고 시간을 중요히 여기는 것에 대한 행복이 형식적 · 추상적인 질타 격려, 힘을 내라는 것 같은 무미건조하고 억압적인 규칙의 강요에 대신해서, 환자들을 움직이는 새로운 자극제로서 사용되기 시작하였다"라고 언급하였다[4]. 그리고 "말기의 치매와 같은 심각한 문제를 수반하는 중증의 정신장애에 대해서조차 습관의 붕괴를 상정하게 되어, 시간과 작업의 이용에 대한 흥미와 관심을 계통적으로 환기시켜 가는 것이 긴급한 과제가 되어 있다"라 하여 작업과 시간과의 관계에 주목하고 있다.

더욱이, "사람은 시간을 조직하는 것을 배우고 그리고 사람은 그것을 매사를 시행함으로써 성취한다. 그리고 먹는 것, 마시는 것, 유익한 영양섭취, 결국은 공상이나 야망을 고양하는 틈틈이 시행하는 많은 좋은 세상사의 하나를 우리들은 일과 작업(work and occupation)이라 부르는 것이다.

우리들은 또한 그것을 일련의 기회를 동반한 시간의 섭취, 소화, 적절한 사용이라 부르고 그리고, 그것은 종교적 양심이라 호칭해야 할 것이다"라고 그 후의 작업치료이론의 기반이 되는 사고를 제시하였다.

마이어(Meyer)는 철학자 존 · 듀이(John Dewy)와도 친하였으며, 당시의 작업치료의 이론배경에는 실용주의(pragmatism)♪, 실존주의♪의 사고방법이 영향을 주고 있었다[3]. 그 후도 여크사(Yerxa)[15]나 클라크(Clark)[27]에 의해서 실존주의나 현상학♪의 사고방법이 작업치료의 기반으로 되어있다고 지적되고 있다.

2 작업치료에서의 치료이론의 응용

경험을 하는 것, 자기 자신의 내면과 마주 보는 것, 과정을 중요시하는 실용주의(pragmatism), 실존주의, 현상학이라는 입장을 취하는 작업치료이지만, 의학과의 연결을 강화하는 가운데, 보편적이고 객관적인 지식을 중요시하는 구조주의 의 입장을 취하는 경우가 많아졌다[28].

그리고, 다양한 치료이론을 응용한 작업치료가 제안되었다. 예컨대, 상지의 근력을 강화하기 위해서 사용하는 도구의 무게를 서서히 무겁게 하여간다는 것은 물리학의 원리를 생체에 적용한 생체역학 모델(생체역학적 접근이라고도 한다)이라는 치료이론 중의 근력강화를 위한 점증저항 운동이라는 치료원칙을 작업에 응용한 것이다. 샌딩 보드(sanding board)와 샌딩 블록(sanding block)은 목공작업의 줄질이라는 공정이 갖는 치료적 성질을 증폭하기 위해 고안된 것이다[29]**(그림2)**.

정신분석이론 중의 투영법에서는 작업을 사용하는 것이 적합하였다. 그림 그리기나 지두 화법(finger paint)이나 점토 등의 작업의 작품을 만들게 하여 제작 후에 그 작품에 대한 논평을 구한다. 제작 중의 태도나 제작 후의 논평으로부터 제작자의 정신역동을 해석하여, 치료계획에 유용하도록 하였다[30]. 작업치료의 효과를 설명하기 위해 정신분석이론 이나 발달이론 을 사용한 것이다[31].

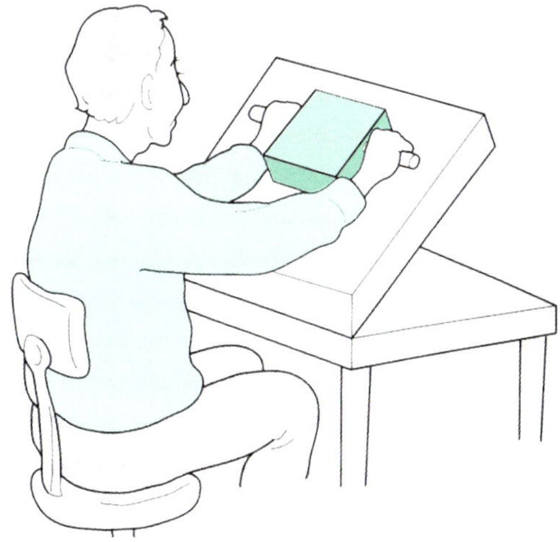

그림 2 샌딩 블록에 의한 샌딩 보드의 줄질

목수의 한 공정인 줄질(sanding)이 가지는 치료적 성질을 골라낸 것.

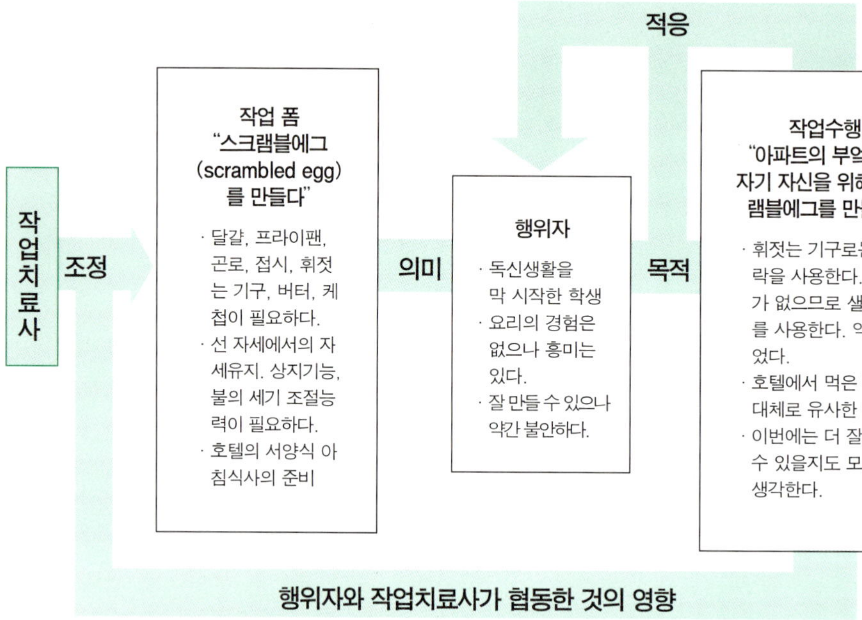

그림 3 넬슨의 치료적 작업의 개념의 틀 짜기 예〔문헌 32에서 일부 변경〕

작업치료사는 대상자의 능력이나 경험에 맞춰서 작업 폼을 조정한다. 행위자는 작업 폼에 독자적인 의미를 찾아낸다. 실제로 작업수행을 하는 것은, 먹기 위해, 요리의 연습을 하기 위해, 등의 목적이 있다. 이 목적이나 실제로 시행하는 것(작업능력)이 적응을 끌어낸다.

넬슨(Nelson)은 치료수단으로써 작업을 이용한다는 것은 어떠한 것인지를 설명하는 이론으로써, 치료적 작업의 개념의 틀을 짤 것을 제안하였다[32),33)]. 작업 폼(form)이란 그 작업을 시행하기 위해서는 어떠한 설비나 도구가 필요한가, 누가 관계하는가, 어느 정도 시간이 걸리는가, 그 작업이 소속되는 문화에서는 어떻게 파악하고 있는가 라는 것이다.

사람은 각 작업 폼에 대해서 각자 독특한 의미를 느낀다. 그리고 실제로 그 작업을 할(작업수행) 때에는 목적이 있다. 사람은 목적의식을 갖는 것에 의해서도 적응을 하고, 실제로 작업수행을 통해서도 적응한다. 이 작업수행의 경험은 대상자(client)와 작업치료사의 협동이라는 것이 되며 그 영향의 결과를 받아 대상자가 시행하려고 하는 작업 폼을 조정하는 것이 작업치료사의 역할이다(**그림 3**).

3 작업의 특성을 설명하는 이론

많은 의학적 치료이론은 신체나 정신의 어떤 국한된 측면에 초점을 맞춘 것이 많았으나, 작업의 특성은 다양한 측면을 갖는다는 것이다. 그래서, 치료원칙을 작업에 응용하려고 하는 한편, 작업의 성질을 포괄적으로 파악하여, 작업을 통해서 평가나 치료를 하여가자는 시도가 이루어지고 있다. 몇 가지의 포괄적 작업분석 의 틀 짜기를 정리하면 **표 4**와 같이 된다[34]. 이와 같이 특정 작업의 온갖 측면을 분석함으로써 작업이 가지는 힘의 가능성을 알 수 있다.

또한, 작업은 활동의 집합이고 보다 작은 집합으로서 파악할 수 있다. "계란 후라이(노른자위가 그대로 있는)를 만들다"라는 활동은 "프라이팬에 기름을 바르다", "계란을 깨다" "불을 조절하다" 등의 보다 작은 활동의 집합이다. "프라이팬에 기름을 바르다"라는 활동은 "프라이팬을 잡는", "불을 붙이는" "기름병을 잡는", "기름을 붓는" 것보다 작은 활동이 되며, "프라이팬을 잡는다"는 활동은 "프라이팬에 손을 뻗다", "프라이팬의 손잡이를 잡다", "프라이팬을 들어올리다" "프라이팬을 곤로까지 운반하다"라는 보다 작은 활동이 된다. 그리고, "계란 프라이를 만들다"라는 활동은 "아침식사를 준비하다"라는 과제의 부분이며, "공부하다" 등의 과제와 아울러서 "독신생활의 학생"이란 역할을 수행하기 위한 부분이기도 하다고 파악할 수도 있다(**그림4**).

이와 같이 작업에는 계층이 있다는 점에서의 얼마간의 합의는 있으나[34)-36)], 작업을 나타내는 말에는 활동, 과제, 행동, 행위, 동작, 일 등이 있고, 엄밀하게 구분해서 사용되지는 않는다. 영어표기에서도 마찬가지로, occupation, activity, task, behavior, action, work의 개념구별은 애매하다[35].

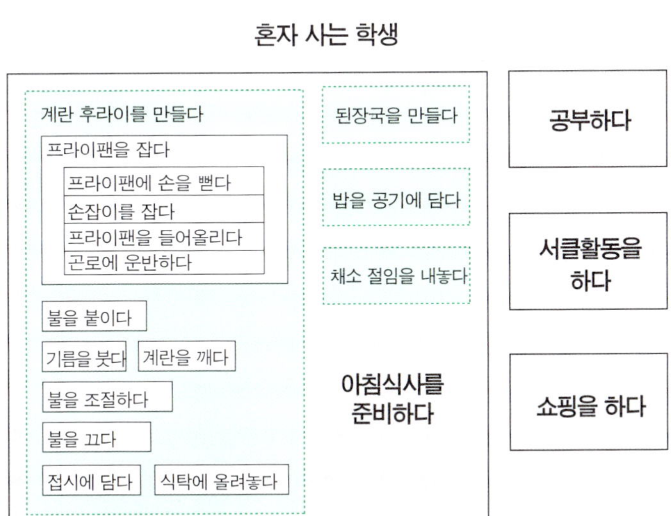

그림 4 작업의 성질

작업 중에 작업이 있다. 작업은 다양한 수준에서 파악할 수 있다.

표 4 포괄적 작업분석 폼

운동	감각 · 지각	인지	심리	대인관계	사회 · 문화
자세	시각	문제해결능력	수동적 동작	인원수	개인적 평가
동작	청각	계획성	•공격적 동작	•소집단	•생활과의 관련
근력	후각	시행착오	•파괴적 동작	•대집단	•상황과의 관련
저항의 방향	미각	논리적 사고력	감정	공동작업	문화적 상징
내구성	고유수용각	창조성	기쁨	2자관계	연령적 역할
관절가동범위	전정각	상상력	구성적	집단관계	성 역할
협응성	촉각	구체적 사고	비구성적	의사소통	계급적 역할
반복	온도각	추상적 사고	독자성	•양	종교적 영향
반복패턴	식별각	집중력	자기표출	•언어적	민족적 영향
반복 수	중량각	주의력	자립성	•비언어적	역사적 영향
리듬	압각	지시에 따르는 능력	의존성	•서면	다른 활동과의 관련
수동적	통각	•서면	성공의 가능성	협력	
능동적	반사	•구두	실패의 위험	경쟁	
공격적	반응	•실연	상징성	타협	
지속적 수축	운동지각	•도해	현실 검토	교섭	
정교한 동작	추시	공정 수	감정 조작	자기주장	
거칠고 큰 동작	공간지각	독해력	충동의 조절	자립	
양측성	그림과 땅의 지각	기술능력	통찰	의존	
편측성	눈과 손의 협응성	회화능력	대상관계	책임감	
좌우의 비교	식별지각	일관성	심적 상태		
단계부여		학습레벨	자기개념		
		목표설정능력	자기통제력		
		상징 이해	타자개념		
		인과관계 이해	작업의 의미		
		초점화			
		다른 의견의 이해			
		현실검토			
		장기기억			
		단기기억			

활동(activity)은 작업(occupation)과 같은 의미로 사용되는 경우도 있으나, 세균의 활동이라든지, 장(intestinum)의 활동이라고도 하여, 심신의 에너지를 기울인다는 이미지가 없다. "목적적 활동"(purposeful activity)은 작업치료 독자의 치료매체로써 흔히 사용되는 말이다. 일본작업치료사협회는 작업치료의 정의 중에서 "작업활동"이라는 말을 사용하고 있다. 말의 의미는

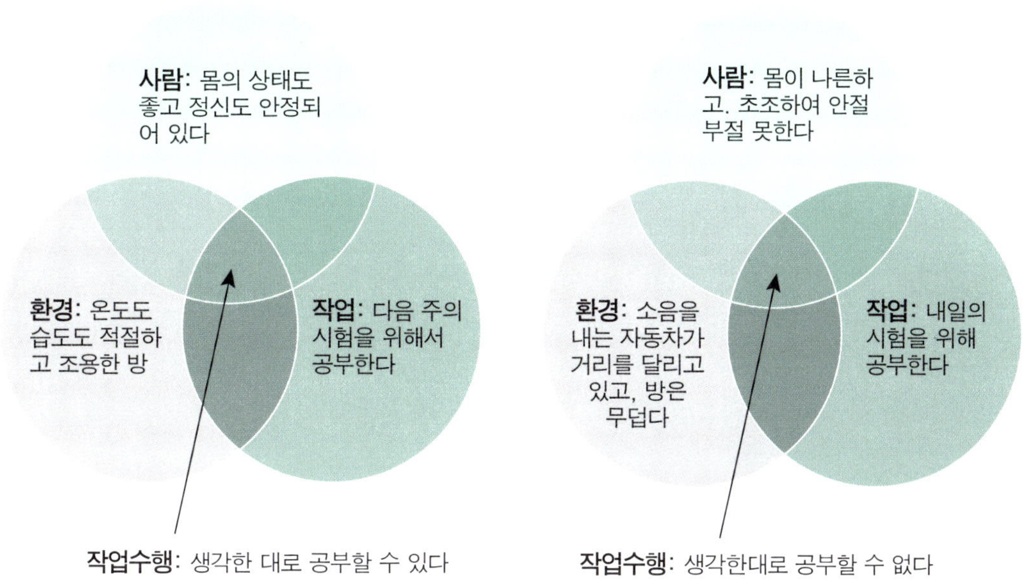

그림 5 **사람-환경-작업모델** 〔문헌 38에서 일부 변경〕

사람, 환경, 작업의 어느 것인가 하나라도 변화하면 작업수행은 변화한다.

문맥에 따라서 다소 변화하며, 작업은 개별적 상황에 입각하여 다양한 양상을 보이는 성질을 갖는다. 상황에 따라서 진짜 의미가 전달되도록 말을 골라갈 필요가 있을 것이다. 다만, 사회 일반에 대해서는 "작업치료에서는 작업을 하다"라는 편이 침투하기 쉬우므로 극력 "작업"이라는 말을 사용하자는 제안도 있다.

4 환경과의 연관성을 강조하는 이론

인간은 환경으로부터 분리된 독립된 존재가 아니라, 항상 사람과 환경은 상호의존하고 있다. 즉, 인간을 완전한 상태로 하여두면 그 사람이 어디서 무엇을 하든 잘 된다고는 할 수 없다. 잘 되지 않는 것은 그 사람이 나빠서가 아니라, 사람은 항상 환경으로부터의 영향을 받고 있다는 것이다. 이러한 사고방법은 인간은 환경에 대해서 열린 존재, 개방시스템(open system) 이라는 견해이며, 이것은 작업행동이론(Reilly, 1967), 『인간작업모델』의 초판(Kielhofner, 1985)에서 명확히 되었다[37)].

WHO가 2001년에 발표한 ICF와 개정 전의 국제장애분류(International Classification of Impairments, Disabilities and Handicaps; ICIDH)와의 큰 차이는 기능이나 장애와 환경과의

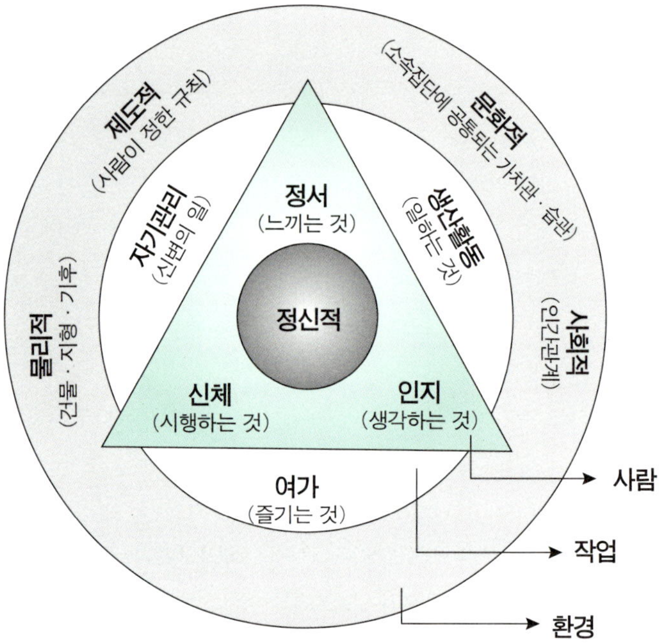

그림 6 **캐나다 작업수행모델** (문헌 9에서 일부 변경)

관계를 부가한 부분에 있다[26]. 즉, 환경은 사람의 건강상태를 크게 좌우하는 요인이라는 것이다. 예컨대, 귀가 들리지 않는 사람이 있어도 그 지역에 사는 모든 사람이 수화로 회화를 할 수 있고, 전화 대신에 팩시밀리를 사용하고 TV에 자막이 나오면 거의 장애가 발생하지 않는다는 것이다. 또한 학교라는 환경에서 아무리 성적이 우수하고 부자유가 없는 생활을 하고 있었다고 해서, 졸업 후의 사회생활에서 문제없이 생활할 수 있는 것은 아니다. 사람이 장애나 부자유스러움에 직면하는지의 여부는 그 사람이 완전한지의 여부보다도 그 환경이 그 사람에게 적합한지의 여부로 결정된다는 것을 알아차리면, 환경과의 상호작용을 중요시하지 않을 수 없다.

WHO의 ICIDH로부터 ICF로의 개정에 대한 움직임은 ICIDH가 발표된 직후인 1980년대부터 시작되었으나, 같은 무렵부터 작업치료의 영역에서도 환경과의 연관성에 초점을 맞춘 이론이 발표되기 시작하였다. 사람과 환경과 작업과의 관계를 단적으로 나타낸 것이 사람-환경-작업모델이며, 이 3자의 관계의 결과로써 작업수행을 파악하고 있다[38](**그림5**).

캐나다 작업수행모델(Canadian Occupational Performance Model; COPM)에서는 사람은 작업을 하는 것을 통해서 환경과 관계하고, 환경으로부터 영향을 받아, 환경에 영향을 준다고 생각하고 있다[9),35)] **(그림 6)**. 앞에서 언급한 『인간 작업모델』은 2002년에 제3판이 발표되었고, 의지, 습관화, 수행기술의 각각과 환경과의 연관성을 설명하고 있다[40)]. 환경으로부터의 자극에 의해서 사람이 어떻게 동기가 부여되고, 무엇이 습관으로써 일상생활에 정착하는가, 구체적인 환경과의 관계방법을 나타내는 수행기술에는 어떠한 형태가 있는지를 생각하는 틀 짜기를 보여주고 있다[40)].

5 대상자(client) 중심의 작업치료 : 대상자와의 협동을 강조하는 이론

캐나다작업치료사협회가 정의하는 대상자(client) 중심의 실천이란, "개인이나 그룹이나 조직이나 행정기관이나 기업 등의 대상자로서 작업을 할 수 있게 되는 것(enabling occupation)을 목적으로 한 협동적 접근이다. 작업치료사는 대상자를 존중하고 대상자의 의사결정에 관여하며, 대상자의 필요(needs)를 충족하기 위해 대상자를 위해 또한 대상자와 함께 주장하고 대상자의 경험과 지식을 인정한다"[9)].

대상자와 작업치료사의 관계는 협동적 파트너쉽(collaborative partnership)으로 표현된다. 상이한 성질을 가지는 두 사람이 힘을 합쳐서 목표를 향해서 대처하여 간다는 것이다. 즉, 대상자는 대상자 자신이 무엇을 좋아하고 무엇을 바라는가에 대해서 가장 많은 정보를 갖고 있다는 의미에서의 전문가(expert)이며, 작업치료사는 작업을 잘 할 수 있도록 궁리를 짠다는 점에서의 전문가이다[9)]. 이와 같이 대상자(client)와 작업치료사와의 관계는 각각의 특성을 살려서 차례로 새로운 전개에 대처해가는 창조적 팀이 된다.

문화인류학자인 마팅리(Mattingly)[41)]는 미국작업치료재단의 조성을 받아 작업치료사가 병원의 작업치료실에서 환자의 무엇을 보고 어떻게 해석하며 어떻게 스스로의 행동을 결정하고 있는가? 즉, 작업치료에서의 임상적 추론(clinical reasoning) 을 연구하였다.

그리고 작업치료에서의 임상적 추론은 의사가 질환의 진단을 위해 사용하거나, 증상이나 징후가 발생하는 이유를 생각하는 것보다도 동기 · 가치관 · 신념이라는 인간의 의미의 세계의 것이었다는 것을 밝혔다. 작업치료사가 임상에서 주목하고 있었던 것은 의료인류학자가 말하는 "병의 체험"(illness experience)이었다는 것이다. 이것은 이론의 응용 이상의 것이며, 현상을 예측한다는 범위에 그치지는 않았다. 즉, 작업치료사는 환자의 약간의 단서를 간파하여, 치료적 개입을 무의식적으로 계속하고 있었던 것이다[41)].

이와 같이 작업치료에서 무엇이 이루어지는가라는 의사결정은 대상자와 작업치료사의 대화에 의해서 이어져간다. 작업치료의 특징이 대화형이라는 것은 다름 아닌 대상자와 작업치료사가 협동하고 있다는 것 바로 그것이다.

6 작업치료의 흐름을 설명하는 이론

1990년대 후반에 작업치료의 흐름을 설명하는 이론으로써 작업수행 과정 모델(occupational performance process model; OPPM)[9),39),42)]이나, 작업치료 개입과정 모델(occupational therapy intervention process model; OTIPM)[43)]이 제창되었다. OPPM에서는 작업치료 실시 순서를 7단계(① 작업수행의 문제의 발견, ② 이론 선택, ③ 요소기능과 환경의 명확화, ④ 이점과 자원의 명확화, ⑤ 지향하는 성과의 결정과 행동계획, ⑥ 실시, ⑦ 재평가)로 설명하고 있다. 상세한 평가 전에 이론 선택의 단계를 넣고 있다는 점과 작업수행의 문제의 원인 뿐만 아니라 문제해결에 공헌하는 이점과 자원을 명확히 하는 단계를 명기하고 있다는 점이 특징적이다[42)]. OTIPM은 참된 하향적 접근(top down approach)으로써 소개되어 있다[43)].

① 대상자 중심의 수행문맥을 만들고, ② 수행상의 장점과 문제를 명확히 하며, ③ 수행분석을 하여, 할 수 있는 또는 할 수 없는 행위를 알았다면, ④ 해석과 분석을 하여, ⑤ 회복이나 대상(compensation)의 어느 쪽인가의 이론을 선택하든지, 양방 선택을 한다. 그리고 ⑥ 치료적 작업이나 적응적 작업을 사용해서 개입을 실시하고, ⑦ 재평가한다. 의학적 진단에 기초한 작업치료 평가에서는 정상범위에서 일탈하여 있다고 생각되는 기능을 평가하는 것으로부터 시작되지만, OTIPM에서는 대상자의 생활에 관계가 없는 작업에 대해서는 조사하는 일도 없고 개입하는 일도 없다는 점이 특징이다**(그림7)**.

작업수행 과정 모델	작업치료 개입 과정 모델
(캐나다작업치료사협회, 1997)	(Fisher, 1998)
•작업의 문제의 발견	•수행문맥 확립
•이론의 선택	•작업상의 장점과 문제의 명확화
•요소기능과 환경의 평가	•수행분석
•이점과 자원의 명확화	•해석 · 원인의 명확화
•성과결정과 행동계획	•모델 선택
•계획실시	· 회복모델
•재평가	· 대상(보상)모델
	•재평가
※과정 전체를 통해서 대상자와 함께 대처한다.	※과정 전체를 통해서 치료적 신뢰관계를 계속 확립한다.

그림 7 **최근의 작업치료의 흐름을 나타내는 모델의 개요**〔문헌 9, 43에서〕

작업치료의 영역	작업치료의 과정
※분야 ADL, IADL, 교육, 일, 놀이, 레저, 사회참여 ※수행기능(skill) 운동기능, 프로세스기능, 의사소통과 교류 기능 ※수행패턴 습관, 일과, 역할 ※상황 문화적, 물리적, 사회적, 개인적, 정신적, 시간적, 의사(유사)적 ※활동의 요소 · 사용물품과 그 성질, 공간, 순서와 타이밍 · 필요로 하는 행동 · 행위, 필요로 하는 신체기능 · 신체구조 ※대상자의 요소 심신기능, 신체구조	※평가 · 작업경력, 일상생활패턴, 흥미 등 작업 프로필의 이해 · 관찰에 의한 작업수행의 분석 ※개입 · 대상자와 함께, 이론이나 근거를 기초로 지향하는 성과의 결정과 개입 계획 · 개입의 실시와 경과관찰 · 개입의 음미 ※성과 지향하는 성과에의 도달정도의 평가

그림 8 **미국작업치료협회의 작업치료 실천의 틀 짜기의 개요** 〔문헌 20에서〕

이전의 작업치료 평가에서는 취미나 흥미는 부가적으로 비공식적으로 평가하고 있었으나, OPPM이나 OTIPM에서는 대상자의 생활사나 실제로 생활하는 환경에서의 작업에 대해서, 때로는 COPM 등의 공식적인 평가법을 사용하여 평가하는 부분부터 시작한다. 따라서, 작업치료의 시작부터 대상자와의 협동이 이루어진다. 또한, 대상자가 무엇을 할 수 있었고 무엇을 할 수 없었는지를 관찰 평가하는 경우에도 운동과 프로세스 기능평가(Assessment of Motor and Process Skills; AMPS)를 사용하면 대상자가 친숙해진 과제를 대상자가 선택하여 수행하는 모양을 관찰하게 된다. 이것은 종전의 전문직이 결정한 평가를 대상자에 대해서 실시하는 경우와 달리, 대상자의 참여가 촉진된다. OPPM도 OTIPM도 작업치료의 프로세스 전체를 통해서 일관하여 대상자의 참여나 선택을 중요시한다.

미국작업치료협회는 작업치료 전반의 틀 짜기(framework)를 보여주는 통일용어 제3판(Uniform Terminology, third edition)을 2002년에 개정하여, "작업치료 실천의 틀 짜기 — 영역과 과정"(Occupational Therapy Pracdice Framework: Domain and Process)로 하였다〔**그림 8**, 이 단원 Ⅱ의 **그림 1** "작업치료의 영역(Domain of Occupational Therapy)" (☞87쪽) 참

조]. 즉, 작업치료에는 문제의식을 갖고 관여하는 영역에 대해서 독특한 인식이 있으며, 어느 영역에 관여한다고 해도 공통적으로 시행되는 코스 및 프로세스가 있다는 것이다. 그 작업치료의 프로세스의 특징은 대상자 중심이고 항상 변화가 일어날 수 있는 것으로 상호작용적인 성질을 갖는다. 작업치료가 시행되는 상황을 중요시하고, 대상자에는 개인 뿐만 아니라 집단이나 조직이나 지역도 포함된다 라고 설명되고 있다[20].

D. 작업치료의 동향

1 새로운 학문으로써의 작업과학의 탄생

작업치료는 작업을 치료에 응용하는 분야이지만 응용하기 전의 작업에 대해서 너무나도 정보가 부족한 것이 아닌가라는 인식이 생겼다. 심리학이 행동에 사회학이 사회조직에 문화인류학이 문화에 초점을 맞추는 것처럼 작업과학에서는 작업에 초점을 맞춘다[16, 17, 44].

1988년에 남 캘리포니아대학에 작업과학(Occupational Science)을 학습하는 박사과정이 탄생하였다[16]. 남 캘리포니아대학은 라일리(Reilly) 등의 "작업행동이론", 에어즈(Ayres)의 "감각통합이론", 킬호프너(Kielhofner)의 "인간작업모델"을 탄생시킨 곳이다. 사람을 작업적 존재로써 파악하여 연구하는 새로운 학문영역의 필요성에 대해서 찬동하는 세계 각지의 작업치료사는 유학하여 작업치료학을 배우거나 연수회를 기획하거나 작업치료 교육 안에 작업과학을 채용하기 시작하였다. 학술잡지 "Journal of Occupational Science"(창간 시 Journal of Occupational Science: Australia에서부터 개명)는 남 오스트레일리아대학에서부터 1993년에 간행되었다. 현재, 각국의 대학에서 작업과학을 학습할 수 있다. 1995년에, 남 캘리포니아대학의 클라크(Clark)교수와 젬케(Zemke)교수를 초빙하여, 일본작업치료사협회의 전국 연수회가 개최되었고 그 후도 매년 작업과학 세미나가 이루어지고 있다.

1987년, 일본에서도 작업치료학의 구조를 생각하는 가운데에서 작업을 치료적으로 응용하는 전단계의 지식 · 기술을 학습하는 영역으로써, 기초작업학이 자리매김 되었다[45]. 따라서, 1980년대에는 세계 각국의 작업치료사는 작업으로 관심을 돌리기 시작하였다 할 수 있다[46]. 작업에 대한 관심이 높아진 것은 작업치료사에 여성이 많다는 사실이나 가사라는 연구테마의 공통성으로부터 페미니즘 연구와의 접점이 만들어졌거나 작업의 의미를 탐구하기 위해서는 질적 연구가 적합하다는 것으로부터 문화인류학이나 사회학과의 접점도 만들어졌다. 모든 사람의 건강을 위해 작업이 수행하는 역할을 재인식하게 되었다[8]. 사람이 작업을 시행하는 것은 사회참여와도 깊은 연관성이 있다는 것으로부터 모든 사람들이 자기에게 의미가 있는 작업을 통해서 건강을 얻을 수 있는 사회야말로 공평하다는 사고가 탄생하여[23], 작업적 공정 (occupational justice)이라 불리게 되었다. 이것은 공중위생이나 정치와도 결부되는 발상이며 작업치료의 대상자(client)란 신체 또는 정신에 장애를 가진 사람 뿐만 아니라, 장애를 갖지 않은 난민이나 빈곤자나 고령자 등도 대상이 될 수 있다는 것을 분명히 하였다. 고령자에 대한 예방적 작업치료의 성과는 보고가 되어있으며[47),48)], 누구나가 살기 쉬운 지역 만들기를 위해 일을 하는 작업치료사도 증가하고 있다.

작업과학은 작업치료라는 응용과학의 기초학문으로써 탄생하였으나 연구가 진행됨에 따라 작업치료와 작업과학과의 결부는 매우 강하다는 것을 알게 되었다. 작업과학에 의해서 작업에 관련된 폭 넓은 지식이 모여 작업치료는 거듭 풍요롭게 되어갈 가능성이 있다. 또한, 작업과학은 작업치료만을 위한 학문이 아니라 다른 영역에 대해서도 사람의 아무렇지도 않은 일상의 작업에 가치가 있다는 것을 인식시킬 수 있다.

2 이제부터의 작업치료의 방향성

원시시대, 인간의 작업은 산다는 것과 깊이 결부되어 있고, 환경에 적응하여 살아 나가기 위한 여러 가지 기능을 발달시켜 왔다. 그 후, 학문적인 뒷받침이 없는 채로 시간은 경과하였고, 작업이 가지는 치료적 가치에 주목하는 의학자가 등장하였다. 작업치료라 이름 붙여진 작업을 사용한 치료법은 의료의 각 영역에서 주목을 받았다. 작업치료를 전문으로 시행하는 작업치료사라는 전문직도 탄생하였고 기술적 발전을 이룩하였다. 그 후, 작업치료의 목적은 무엇인가, 보다 좋은 작업치료를 위해서는 무엇을 학습할 필요가 있는가, 어떠한 작업으로도 치료가 되는 것이 아니라면 작업치료가 주목하는 작업에는 어떠한 성질이 있는가, 작업치료의 성과는 무엇인가라는 질문에 답하기 위한 대처가 시작되어 최근 수년에 활성화되고 있다. 작업치료의 철학은 실존주의나 구조주의 등의 철학과의 연관성으로 이야기를 하게 되어 작업의 성질에 정면에서 대처하는 작업과학이라는 새로운 학문영역도 탄생하였다.

충분히 세련된 방법으로 이루어진 연구에 의해서 제시된 근거(evidence)를 임상적으로 응용하려고 하는 근거 중심 작업치료[(evidence-based occupational therapy; EBOT, 작업치료에 한정하지 않고 말하는 경우는 근거 중심 실행(evidence-based practice; EBP)]가 장려되고 있다.

WFOT의 작업치료교육의 최저기준은 2002년에 대폭 개정되어 국제수준의 지식을 유지하면서 지역 특유의 문제에 유연하게 대응할 수 있도록 배려되어 있다[49]. 작업치료교육을 수료한다는 것은 지역의 건강 문제에 대응할 수 있음과 동시에 ① 사람과 작업과 환경의 관련성 및 작업과 건강과의 관련성, ② 치료적 인간관계 및 전문직으로서의 인간관계, ③ 작업치료의 프로세스, ④ 작업치료 전문직으로서의 추론(reasoning)과 행동, ⑤ 작업치료가 시행되는 환경이라는 다섯 가지 점에 대해서 지식·기술·태도를 배워서 터득한다. 즉 세계중의 작업치료사는 사람과 작업과 환경과의 관련성이나 작업과 건강과의 관계를 잘 이해하고 있고 대상자나 다직종과의 인간관계를 잘 유지할 수 있으며, 순서적으로 원활하게 작업치료를 실천할 수 있고 작업치료사로서 생각하고 행동하여 작업치료가 시행되는 환경을 조정할 수 있어야 한다는 것이다.

작업치료는 실천의 과학이다. 이해하는 것만으로도 기술이 우수한 것만으로도 불충분하다. 누가 어디서 무엇을 하는지를 적절히 이해하고, 필요한 기술을 사용해서 작업을 보다 잘 할 수 있도록 대상자나 작업이나 환경에 작용을 가한다. 세계 중의 작업치료사가 다양한 지역에서 대상자의 각각의 개성에 맞춰서 일을 하고 있다. 작업치료사는 예나 지금이나 여러 가지 장소에서 여러 가지 다른 일을 하고 있는 것처럼 보이지만, 대상자에게 의미가 있는 작업을 할 수 있도록 하기 위한 일을 하고 있다는 점에서 공통되고 있다.

●인용문헌

1) 日本作業療法士協会(編)：作業—その治療的応用. 改訂第 2 版, pp3–27, 協同医書出版社, 2003
2) 鎌倉矩子：作業療法の世界—作業療法を知りたい・考えたい人のために. pp36–70, 三輪書店, 2001
3) Wilcock A: Occupation for Health. Volume 1: A Journey from Self Health to Prescription, pp53–97, British Association and College of Occupational Therapists, London, 2001
4) 秋元波留夫, 冨岡詔子：新作業療法の源流, pp33–53, pp171–227, 三輪書店, 1991
5) 日本作業療法士協会：作業療法白書 2000—21 世紀への序章. 作業療法 20(特別 2 号):1–14, 71–76, 2000
6) WHO: Ottawa Charter for Health Promotion. WHO Regional Office for Europe, Copenhagen, 1986. 島内憲夫(訳)：21 世紀の健康戦略ヘルスプロモーション—WHO：オタワ憲章. 垣内出版, 1990
7) Wilcock A: A theory of the human need for occupation. *Journal of Occupational Science: Australia* 1:17–24, 1993
8) Wilcock A: An Occupational Perspective of Health. SLACK, Thorofare, 1998
9) Canadian Association of Occupational Therapists: Enabling Occupation: A Perspective of Occupational Therapy, CAOT ACE, 1997. 吉川ひろみ(監訳)：作業療法の視点—作業ができるということ. pp175–205, 大学教育出版, 2000
10) 鈴木明子：日本における作業療法教育. pp3–88, 北海道大学図書刊行会, 1986
11) 日本作業療法士協会：日本作業療法士協会 20 周年記念誌. 1986
12) 日本作業療法士協会学術部：作業療法研究グループ案内. 作業療法 21:169–177, 2002
13) Schwartz KB: The history of occupational therapy. In: Crepeau EB, et al: Willard & Spackman's Occupational Therapy, 10th eds, Lippincott, 2003
14) Reilly M: Occupational therapy can be one of the great idea of 20th century medicine. *Am J Occup Ther* 16: 1–9, 1962. 山田　孝(訳)：作業療法は 20 世紀医療の偉大な観念の一つになり得る. 作業行動研究 3:53–67, 1996
15) Yerxa E: Authentic Occupational Therapy. *Am J Occup Ther* 21(1):1–9, 1967. 吉川ひろみ(抄訳)：OT ジャーナル 37:71–74, 2003
16) Clark FA, 宮前珠子(対談)：作業的存在としての人間を研究する作業科学. OT ジャーナル 34:1157–1163, 2000
17) Clark FA, Parham D, Carlson ME, et al: Occupational Science: Academic innovation in the service of occupational therapy's future. *Am J Occup Ther* 45:300–310, 1991
18) Wilcock A: Occupation for Health. Volume 2; A Journey from Prescription to Self Health. British Association and College of Occupational Therapists, London, 2002
19) Robinson IM: Muriel Driver Memorial Lecture 1981: The mist of time, Muriel Driver Memorial Lecture Anthology. CAOT Publications ACE, Ottawa, 2001
20) The American Occupational Therapy Association: Occupational therapy practice framework: Domain and process. *Am J Occup Ther* 56:609–639, 2002
21) Law M, et al: Canadian Occupational Performance Measure. CAOT Publications ACE, 1998. 吉川ひろみ, 上村智子(訳)：COPM カナダ作業遂行測定. 第 3 版, 大学教育出版, 2001

22) Letts L, Fraser B, Finlayson M, et al: For the Health of It: Occupational Therapy within a Health Promotion Framework. CAOT Publications ACE, 1993

23) Townsend E: Occupational therapy's social vision. *Can J Occup Ther* 60(4):174–184, 1993. 吉川ひろみ(抄訳)：OT ジャーナル 37:239–242, 2003

24) ペスコ・メアリ・スン：韓国のリハビリテーション医学の発展と 21 世紀の日本リハビリテーション医学との交流をはかって. 作業療法 19:259–262, 2000

25) 佐藤　剛：今, 世界の作業療法は. 作業療法 17(6):426–431, 1998

26) WHO: International Classification of Functioning, Disability and Health, 2001. 障害者福祉研究会(編)：ICF 国際生活機能分類—国際障害分類改定版. 中央法規出版, 2002

27) Clark F: Occupation embedded in a real life: Interweaving occupational science and occupational therapy. *Am J Occup Ther* 47:1067–1077, 1993

28) Hooper B, Wood W: Pragmatism and structuralism in occupational therapy; The long conversation. *Am J Occup Ther* 56:40–50, 2002

29) Pedretti LW, Wade IE (著), 増田聖子, 山口　昇(訳)：治療様式. Pedretti LW(著), 宮前珠子, 他(監訳)：身体障害の作業療法, 改訂第 4 版, pp325–352, 協同医書出版社, 1999

30) Ludwig FM (著), 篠田峯子(訳)：ゲイル・フィドラー. In: Miller BRJ, et al(著), 岩﨑テル子(監訳)：作業療法実践のための 6 つの理論—理論の形成と発展, pp21–46, 協同医書出版社, 1995 (Six Perspectives on Theory for the Practice of Occupational Therapy, Aspen, 1988)

31) Sieg KW (著), 岩﨑テル子(訳)：理論分析. In: Miller BRJ, et al(著), 岩﨑テル子(監訳)：作業療法実践のための 6 つの理論—理論の形成と発展, pp227–264, 協同医書出版社, 1995 (Six Perspectives on Theory for the Practice of Occupational Therapy, Aspen, 1988)

32) Nelson D: Therapeutic occupation; A definition. *Am J Occup Ther* 50:775–782, 1996

33) 吉川ひろみ, 長谷川恵美：治療的作業の概念枠組み—作業フォームと作業遂行. OT ジャーナル 34:23–25, 2000

34) 吉川ひろみ：作業分析の文献的考察. 作業分析学研究 6:28–38, 1996

35) The Commission on Practice Position Paper: Occupation. *Am J Occup Ther* 49:1015–1018, 1995

36) Trombly CA: Occupation. In: Trombly CA, Radomski MV: Occupational Therapy for Physical Dysfunction, 5th ed, pp255–281, Lippincott Williams & Wilkins, Philadelphia, 2002

37) Miller BRJ (著), 山田　孝(訳)：ギャーリー・キールホフナー. In: Miller BRJ, et al(著), 岩﨑テル子(監訳)：作業療法実践のための 6 つの理論—理論の形成と発展, pp187–226, 協同医書出版社, 1995 (Six Perspectives on Theory for the Practice of Occupational Therapy, Aspen, 1988)

38) Law M, Cooper B, Strong S, et al: The Person-Environment-Occupation Model; A transacive approach to occupational performance. *Can J Occup Ther* 63:9–23, 1996

39) 上村智子：カナダ作業遂行モデル(COPM)—作業遂行プロセスモデルを用いた実践. 作業療法 21:522–527, 2002

40) Kielhofner G: The Model of Human Occupation. 3rd ed, Lippincott Williams & Wilkins, Baltimore, 2002

41) Mattingly C: What is clinical reasoning? *Am J Occup Ther* 45:979–986, 1991

42) 原田千佳子, 他：作業遂行プロセスモデルを利用した事例報告. 作業療法 20:590–598, 2001

43) Fisher AG: Uniting practice and theory in an occupational framework. *Am J Occup Ther* 52:509–521, 1998

44) Zemke R, Clark F (著), 佐藤　剛(監訳)：作業科学—作業的存在としての人間の研究. 三輪書店, 1999 (Occupational Science: The Evolving Discipline, FA Davis, 1996)

45) 作業療法学検討委員会：作業療法学の構造について(答申). 作業療法 6:173–180, 1987

46) 吉川ひろみ：作業療法学の構造と基礎作業学. OT ジャーナル 31:791–794, 1997

47) Clark F, Azen SP, Zemke R, et al: Occupational therapy for independent-living older adults. *J Am Med Assoc* 278(16):1321–1326, 1997. 加藤貴行(訳)：自立して生活する高齢者への作業療法. *JAMA* 日本版(1998 年 6 月号), 74–81, 1998

48) 齋藤さわ子：南カリフォルニア大学による The Well Elderly Study(健康高齢者研究). OT ジャーナル 37:842–845, 2003

49) World Federation of Occupational Therapists: The Revised Minimum Standards for the Education of Occupational Therapists, 2002

이 단원의 키워드

- **개방 시스템 : (open system)** 인간을 환경과의 교류를 통해서 발전해가는 개방 시스템(조직체)으로서 간주하고, 환경으로부터의 입력은 시스템(인간) 속에서 의지 · 습관화 · 수행이라는 3개의 서브시스템으로 적절히 처리되어, 정보와 행위라는 형태에 의한 출력으로 조직화된다고 한다. 이 시스템과 환경과의 교류가 인간작업이다(킬호프너 & 바아크, 1980).
- **캐나다 작업수행측정 : (COPM)** 작업수행에 대한 대상자(client) 자신의 인식을 경시적으로 조자하는 개별적 척도이며, 작업치료의 성과측정의 수단이다. 캐나다 보건성과 캐나다작업치료사협회에 의한 "작업치료 실천의 질의 보증 가이드라인 위원회"의 활동으로부터 탄생하고, 1991년에 초판이 발행되었다. 이론모델은 "캐나다 작업수행모델"이다.
- **기능(function) :** 의학에서는 신체의 기관이나 기타 부분의 특정의 작용이나 생리학적 성질을 가리킨다. 한편, 작업치료에서는 보통으로 하는 방법으로 활동을 하기 위한 기능(skill)이나, 특별한 역할이나 상황 하에서 필요로 하는 과제를 적절하게 시행하기 위한 기능(skill)을 가리킨다.
- **업무독점 :** 법령으로 정해진 업무를 시행하기 위한 자격(국가자격)을 가진 사람만이 시행할 수 있는 업무를 말한다. 의사, 간호사, 보건사, 조산부 등이 이에 해당된다. 기술적으로 위험을 수반하는 직종은 업무독점이 많다.
- **임상의 추론 : (clinical reasoning)** 특이한 개인으로써의 대상자에게 특유한 문제점을 이해하고, 대상자 중심의 작업치료를 실천하기 위한 치료사의 사고와 인지, 의사결정과정을 말한다. 이론적 추론에 대한 말이다.
- **현상학 :** 헤겔과 훗살로 시작되는 20세기 철학 · 미학의 주류이다. 훗살은 일체의 선입관을 배제하고, 의식에 직접 명확하게 나타나는 현상을 직감하여 그 본질을 기술한다. 외계에 있는 것을 예단을 갖고 보지 않고, 그 후에 남는 순수의식을 분석하여 기술하였다.
- **재활시설 :** 내부장애자용, 장애인, 중증 심신장애인용이 있고, 대상자를 시설에 입소시켜서 생활지도, 사회적응훈련, 직능훈련이나, 경우에 따라서는 신체기능훈련 등이 시행된다.
- **구조주의 :** 대상의 구조를 밝히려는 연구방법이다. 각 요소간의 기능적 연관성을 밝히는 언어학에 발단하여, 사회·문화현상의 의미나 질서도 같은 분석방법으로 시행하려고 하는 학문적 입장의 총칭.

(다음 계속)

이 단원의 키워드(계속)

●**작업적 공정 : (occupational justice)** 모든 사람이 자기에게 의미 있는 작업을 통해서 건강을 얻을 수 있는 사회야 말로 공평한 사회라는 이념이다. 사회적 · 정치적 활동과도 결부되는 확산을 갖는다.

●**작업치료 개입 과정 모델 : (OTIPM)** 작업치료과정을 설명하는 이론의 하나이며, 상위하달식(top down) 방식을 채용한다(Fisher, 1998). 대상자의 생활에 관계되지 않는 작업수행에 대해서는 평가도 개입도 없다.

●**작업치료 실천의 틀 짜기 :** 작업치료 전문직의 수비범위를 내외에 보여주는 역할을 갖고, 종전의 작업치료 통일용어를 크게 개정하였다. 작업치료가 관계되는 영역(분야 · 수행기능(skill) · 수행패턴 · 상황 · 활동의 요소 · 대상자의 요소)과 프로세스(평가 · 개입 · 성과)에 대해서 설명하고 있다(미국작업치료협회, 2002).

●**사회복지 :** 개인 · 가정 · 지역에서 발생하는 생활상의 곤란과 장애를 사회적 책임에서 해결, 또는 완화하는 것을 목표로 하는 활동의 총칭이다. 금전적 · 물질적 지급이나 서비스 제공만이 아니라, 서비스 개발, 전문직이나 자원봉사자 육성 등의 복지시스템을 포함한다.

●**실존주의 :** 실존철학이라고도 일컫는다. 종전의 철학이 주관과 객관의 어느 쪽을 본원적으로 하는지를 근본적 문제로 한 것을 부정하고, 주관주의 즉, 주·객 통일체로써의 개인적 존재(실존)를 중요시한 20세기 철학이다. 실존은 "불안"이며, 불안은 고독 · 의지할 것이 없음· 덧없음을 체험시켜, 불안이 외계와의 교섭을 통해서 자기의 가능성을 실현시켜 간다고 설명하고 있다. 키에르케고르, 니체, 하이데카, 까뮤, 사르트르 등이 있다.

●**인권사상 :** 모든 인간이 인간답게 살기 위한 권리와 자유를 옹호하는 사상이다. 국가권력의 간섭이나 제한으로부터의 자유(법 아래에서의 평등, 생명·신체의 자유, 소유권, 사상·신조의 자유 등), 사회권적 인권(사회보장, 교육권, 노동권 등), 연대의 권리(국제연대에 의해서 달성되어야 할 발전의 권리, 평화공존권, 건전한 환경을 추구할 권리)로 확산되어 왔다.

●**생활기능 :** ICF에서 정의된 functioning이다. 심신기능 · 구조, 활동, 참여의 모두를 포함하는 포괄용어. 장애(disability)에 대한 개념이다. ICF는 "생활기능"과 "장애"의 두 가지 용어를 갖고 건강영역과 건강관련영역을 기술한다. 건강상태(질병, 변조, 상해 등)는 국제질병분류(ICD-10)에서 분류되어 있다.

●**정신분석이론 :** S. 프로이드가 창시한 심층심리학 · 역동적 심리학의 이론이다. 사람의 행동을 규정하는 주된 요인은 무의식속에 억압되어 있는 콤플렉스라 하고, 무의식의 세계를 해명하기 위해 자유연상법, 꿈의 분석을 중요시하였다. 영유아기의 체험이 성적 발달에 미치는 영향에 주목하고, 각 분야에 다양한 영향을 미쳤다.

(다음 계속)

이 단원의 키워드(계속)

●**전인간적 복권 :** 의료 · 교육 · 직업 · 복지를 총합하여, 그 사람이 가지는 문제의 다양성에 대처함으로써, 인간으로서의 권리의 획득을 보장할 수 있다는 재활의 이념이다. 재활(rehabilitation)의 대명사이다.

●**WHO :** (World Health Organization, 세계보건기구) 국제연합의 한 기관이며, 세계보건헌장(1948년 4월 7일 발효)에 의해서 설립되었다. 모든 사람이 가능한 한 최고의 건강수준에 도달하는 것을 목적으로, 전염병이나 풍토병의 박멸, 국제보건에 관한 조약 제정, 권고, 연구, 식품이나 약품의 국제기준도 만들고 있다.

●**적응, 조절 :** (adaptation, adjustment) 환경에 대해서 적합적인 행동이나 태도를 취하고, 환경과의 사이에 조화적인 관계를 만들어 내는 것. 사회적 적응이라는 경우는 집단 · 사회시스템 · 인간관계 등의 사회환경이나 문화에 익숙해지고, 작용하고, 변혁할 수 있는 것을 가리킨다.

●**도덕요법 :** 프랑스 혁명때 프랑스의 의사 피넬, 영국의 튜크를 대표로 하는 인도주의적 치료법이다. 피넬은 손발을 사슬로 묶여있던 정신병자를 사슬로부터 해방시켜, "악령에 홀린 사람"이라는 미신을 물리치고 손작업과 오락을 주었으며, 튜크는 가정적 분위기 안에서 접촉하여, 함께 치료의 가능성을 실증하였다.

●**일본청년해외협력대 :** (Japan Overseas Corporation Volunteers; JOCV) 국제협력사업단(JICA)의 한 사업이다. 파견직종 7부문 중, 작업치료사는 보건위생부문에 소속된다. 1975년, 말레이시아에의 파견을 단초로 하여, 아시아 · 중남미지역을 중심으로 활동을 한다. 발달장애의 작업치료를 주로 하고 직업훈련적 역할까지 "무엇이든 처리할 수 있는" 활력(vitality)이 필요하다. 매년 모집이 있다.

●**발달이론 :** 인간 성장의 각 단계에는 특징적인 발달의 범주가 있다는 설이다. 작업치료의 발달이론에 영향이 컸던 것은 프로이드(정신 역동적 발달), 하비가스트(발달과제), 에릭슨(심리사회적 발달) 등이다.

●**100년 전쟁 :** (1339~1453) 중세 말기에 일어난 프랑스와 영국에 의한 전쟁이다. 프랑스의 왕위 계승과 모직물의 중심지 프랑드르지방의 귀속을 둘러싸고 다퉜으나, 잔 · 다르크의 활약에 의해서 프랑스가 승리하여, 중앙집권제로 이행하였다.

●**실용주의(pragmatism) :** 사상(phenomenon)에 입각하여 구체적으로 생각하는 입장을 말한다. 관념의 의미와 진리는 행동에 옮긴 결과의 유효성으로 명백해 진다고 한다. 듀이를 대표로 하는 미국의 실용주의.

●**환경(context) :** 본래적 의미는 문장 안에서의 문장과 문장과의 이어짐 상태를 가리키지만, 비유적으로 "문화라는 문맥, 정치적 문맥" 등으로 표현되며, 문화나 정치의 배경이나 상태를 가리킨다. 국가나 지역 고유의 문화나 정치에 대한 이해를 촉구하는 경우에 사용된다.

(다음 계속)

이 단원의 키워드(계속)

- **포괄적 작업분석 :** 작업분석은 작업에 관련된 작품 · 도구 · 재료가 신체나 정신에 주는 영향을 분석하는 것이지만, 목적이나 대상에 맞춘 분석을 하는 것(한정적 분석)에 반해서, 포괄적 작업분석은 그 작업 전체의 특성을 파악하기 위해 시행한다.
- **소아마비 : (poliomyelitis)** 폴리오바이러스에 의한 경구감염증이다. 혈액 중에 방출 후, 중추신경계에 침입하여, 척수전각세포의 병변을 일으켜, 평생 잔존하는 운동마비를 일으킨다. 중증형은 급성회백수염, 급성척수전각염, 척수성소아마비가 된다. 유아기의 백신접종으로 선진국에서는 최근 수년에 수렴되고 있다.
- **명칭독점 :** 법령으로 정해진 자격이지만, 업무독점이 아닌 것을 말한다. 시험 합격자에게 주어지는 "공적 칭호자격"이며, 지식 · 기술수준의 공적 평가의 의미가 강하다. 따라서, 자격이 없는 사람이 칭호를 사용해서 그 업무를 할 수는 없지만, 유사행위는 할 수 있다. 물리치료사, 작업치료사, 언어청각사, 사회복지사, 간병복지사 등이 이에 해당된다.
- **목적적 활동 : (purposeful activity)** 목적을 갖고 계획된 활동을 하는 의미이다. 목적적 활동은 작업치료의 핵심이며, 이에 종사하는 것은 내적 감각 · 운동 · 인지 및 심리적 프로세스의 발달과 통합을 촉진한다(게일 · 피들러, 1982).
- **이론(theory) :** 개개의 지식이나 인식을 통일적으로 설명할 수 있는 보편성을 가진 체계적 지식을 말한다. "이론이란 관련되는 법칙의 하나의 세트이며, 각 법칙은 2개 이상의 개념을 상호관계나 인과관계에 의해서 결부시킨 것이다" (Duldt BW, Giffin K: Theoretical perspectives for nursing. p47, Addison-Wesley, Boston, 1985).

제 3 장

작업치료의 과정

GIO 일반교육목표	SBO 행동목표
1 작업치료 실천과정을 이해한다.	1) 작업치료 실천과정을 언급할 수 있다. 2) 작업치료 평가의 목적과 방법에 대해서 설명할 수 있다. 3) 정보수집단계의 면접 · 관찰의 중요성과 얻어지는 정보에 대해서 설명할 수 있다. 4) 작업치료 평가결과로부터 추출되는 대응과제(문제점)와 이점에 대해서 설명할 수 있다. 5) 장기목표와 단기목표를 설명하고, 그 관계성에 대해서 언급할 수 있다. 6) 작업치료 수단과 그 결정에 대해서, 자기 의견을 언급할 수 있다. 7) 재평가와 효과판정에 대해서, 자기 의견을 언급할 수 있다.
2 질병의 진행상태에 따른 작업치료를 이해한다.	1) 급성기, 회복기, 유지기의 작업치료와 그 차이에 대해서 설명할 수 있다
3 실시장소에 따른 작업치료를 이해한다.	1) 병원, 시설, 지역에서의 작업치료와 그 차이에 대해서 설명할 수 있다.
4 삶의 주기에 따른 작업치료를 이해한다.	1) 삶의 주기에 따른 작업치료에 관해서, 생각을 언급할 수 있다.
5 장애수용의 단계에 따른 작업치료를 이해한다.	1) 장애수용의 5가지 현상을 열거하여 설명할 수 있다. 2) 장애수용의 5가지 현상에서의 작업치료 대응에 대해서, 자기 생각을 언급할 수 있다.

습득 체크리스트

- ☐ ① 작업치료 실천과정에 대해서 설명할 수 있었다.

- ☐ ② 작업치료 평가의 목적에 대해서 설명할 수 있었다.
- ☐ ③ 작업치료 평가의 방법에 대해서 설명할 수 있었다.

- ☐ ④ 정보수집단계의 면접 · 관찰의 중요성에 대해서 설명할 수 있었다.
- ☐ ⑤ 정보수집단계의 면접 · 관찰로부터 얻어진 정보에 대해서 설명할 수 있었다.

- ☐ ⑥ 초기 평가에 대해서 설명할 수 있었다.
- ☐ ⑦ 작업치료 평가결과로부터 추출되는 문제점과 이점에 대해서 설명할 수 있었다.

- ☐ ⑧ 장기목표와 단기목표를 설명하고 그 관계성에 대해서 설명할 수 있었다.
- ☐ ⑨ 처음 치료·지도·지원의 기간에 대해서 설명할 수 있었다.

- ☐ ⑩ 작업치료수단과 그 결정에 대해서 설명할 수 있었다.

- ☐ ⑪ 재평가에 대해서 설명할 수 있었다.
- ☐ ⑫ 재평가와 효과판정에 대해서 설명할 수 있었다.
- ☐ ⑬ 재평가 이후의 기간에 대해서 설명할 수 있었다.

- ☐ ① 장기목표와 단기목표의 설정과 그 관계에 대해서, 자기 생각을 언급할 수 있었다.
- ☐ ② 작업치료 내용, 수단에 대해서, 자기 생각을 언급할 수 있었다.
- ☐ ③ 재평가의 중요성에 대해서, 효과판정과 연관시켜서 설명할 수 있었다.
- ☐ ④ 급성기부터 유지기까지의 작업치료의 흐름을 설명할 수 있었다.

- ☐ ① 병원의 작업치료 내용을 설명할 수 있었다.
- ☐ ② 시설의 작업치료 내용을 설명할 수 있었다.
- ☐ ③ 지역의 작업치료 내용을 설명할 수 있었다.
- ☐ ④ 가정지원 작업치료 내용을 설명할 수 있었다.
- ☐ ⑤ 가정지원 작업치료 내용과 중요성에 대해서, 자기 생각을 언급할 수 있었다.

- ☐ ① 인간의 삶의 주기란 무엇인지를 설명할 수 있었다.
- ☐ ② 에릭슨의 삶주기설에 대해서 설명할 수 있었다.
- ☐ ③ 삶의 주기의 작업치료의 개요를 설명할 수 있었다.

- ☐ ① 장애수용의 5가지 현상에 대해서 이해하고, 자기 생각을 언급할 수 있었다.
- ☐ ② 장애수용의 각 현상에서의 작업치료 대응의 개요를 설명할 수 있었다.

I 작업치료의 과정

작업치료는 작업을 수단으로 하여 고객의 욕구(needs)에 적용하여 그 효과를 나타내어 가는 치료법의 하나이다. 작업 활동의 선택이나 활용방법은 작업치료사에게 위임되어 있다.

작업치료 과정은 대상자의 질병의 진행상태나 장소가 변화해가는 경시적 과정에서 각각의 단계에서 시행되는 실천과정을 생각할 수 있다.

A. 작업치료 과정의 4단계

작업치료 과정은 아래에 보여주는 4단계가 있다.

제 1단계 : 입원에서 재활전문병원으로 전환할 때까지의 급성기 재활

제 2단계 : 전문병원에서의 회복기 재활

제 3단계 : 시설 등에서의 유지기 재활

제 4단계 : 가정복귀 후의 유지기 재활

작업치료의 대상자 모두가 반드시 이 단계를 밟는 것은 아니며, 작업치료사가 소속되는 직장에 따라 제 2단계부터 시작되거나, 제 4단계부터 시행되거나 한다. 각 단계에서의 작업치료에서 중요한 것은 작업치료사는 대상자가 어떤 회복단계 있는가를 파악하여 대상자와 가족이 기능회복을 고집하지 않고 대상자가 생활자립을 맞이하도록 유도하면서 작업치료를 진행시켜 가는 것이다. 어떠한 단계에 있어도 기능회복을 체념한다는 것이 아니라, 매일의 생활에서 자주적으로 시행하는 여러 활동이 자기 기능을 어떻게 잘 살려 기능회복을 촉진시키는지를 이해하여, 실감케 하는 것이 중요하다. 일상생활의 여러 활동을 효율적으로 시행하고 습관화 해가는 것이 자립으로 연결된다. 이것은 작업치료가 "응용동작의 획득"에 관점을 두고 있기 때문이다.

B. 작업치료 실천과정이란

아래에 작업치료 실천과정을 설명한다. 사람의 생활은 아래의 과정을 거쳐 목적을 달성하고, 그 다음의 단계를 추구해 간다고 생각된다.

① 생활하고 있는 사람이 필요에 직면하여 무언가 행동을 일으킨다.

② 여간해서 잘 되지 않아 이 방법 저 방법 골똘히 생각하면서 궁리를 한다.

③ 이 방법 저 방법의 사고와 궁리를 반복함으로써 어떻게든 목적은 달성된다.

④ 목적이 달성되면 그 이상의 무언가를 추구하여 행동을 하고 싶어진다.

이 과정을 **그림1**에 나타냈다. 이것이 작업치료의 "자기실현, 자기방식의 자기자립"이라는 목적에 이르는 경과이다. 이 경과 중에서 이루어지는 행동 그 자체가 작업 활동으로 되어있다.

모방하거나 창조하거나 하는 하루하루 속에서의 살기 위한 작업활동의 경험이 일상생활에 반영되어 인생에 활용되고 있다. 그것은 남이 주어서 달성되는 것이 아니고 스스로가 추구함으로써 달성하여 달성하는 기쁨을 실감할 수 있는 것이다.

작업치료의 기본적 사고방법은 여기에 있다고 생각된다. 이 사고방법은 중국의 속담에 멋지게 표현되어 있다(**그림2**).

작업치료의 과정은 이러한 목적달성을 향한 흐름을 받아들여 자기실현의 결과가 현재화 되어 갈 수 있도록 이루어지고 있다. 그 과정을 **그림3**에 보여준다.

아래에 **그림3**에 나타낸 "Ⅰ. 정보수집단계"부터 "Ⅳ. 사후관리(follow up)기간"에의 과정을 따라가면서 개략을 설명한다.

1 정보수집단계

작업치료의 대상자가 의사로부터 작업치료의 처방을 받거나 또는 작업치료사에게 상담하러 방분한 경우, 최초에 하는 일은 대상자나 그 가족과 대화하면서 면접을 하고 작업치료를 하는 경우에 필요하다고 생각되는 정보를 수집하고 면접 시의 대상자나 가족의 상황을 관찰하여, 대상자나 가족이 문제시하고 있는 점을 찾아낸다. 병원이나 시설에 따라서는 대상자가 작업치료사를 방문하기 이전에, 의사가 진찰할 때나, 상담기관이나 시설 등에서 얻은 정보를 개인자료로써 제공해주는 경우가 있다. 사전에 자료나 정보를 얻고 있는 경우에는 대상자나 가족에게 필요 이상의 부담을 주지 않고, 면접할 때에 작업치료를 하기 위해 필요한 정보를 효율적으로 얻을 수 있다. 면접에서의 정보수집이나 관찰은 무엇 때문에 하는가 라는 점을 대상자와 가족에게 설명한 다음에 필요한 정보를 얻어야 하기 때문에, 작업치료의 설명은 대상자 개인에게 적합하다고 생각되는 내용으로 설명해야 한다. 대상자나 가족의 주된 호소에 대해서 작업치료

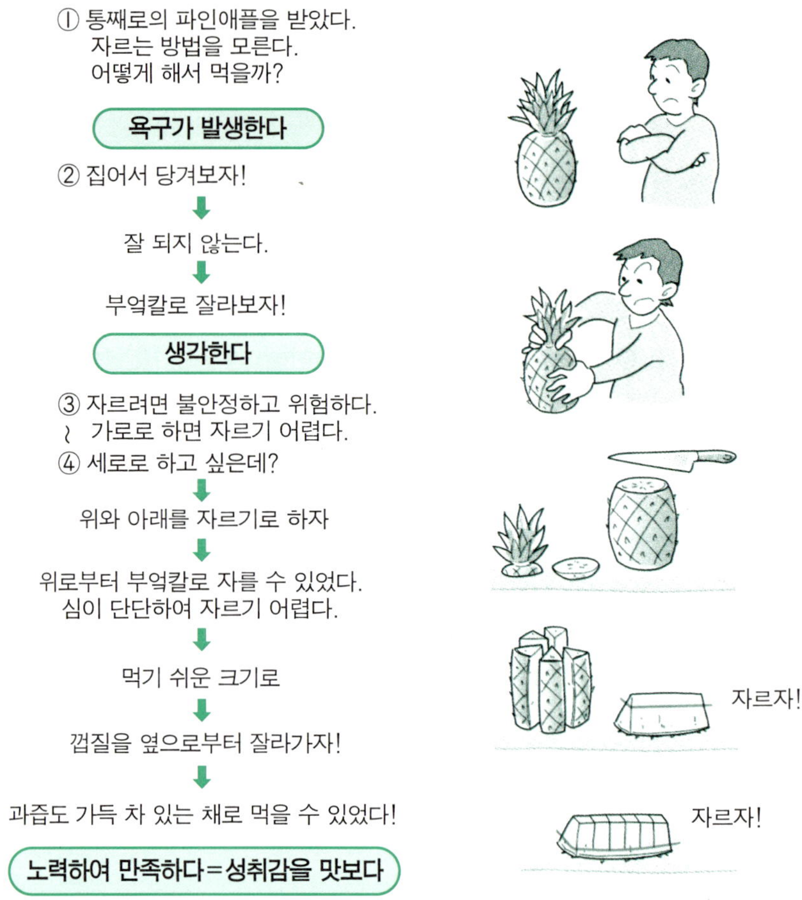

그림 1 생각하여 작업을 시행해 가는 과정

프로그램을 계획 및 입안하고 효과를 나타내어 가기 위해 기능회복 및 유지 또는 자립가능하다고 생각되는 주된 호소를 청취하는 것은 매우 중요한 일이다.

작업치료과정에서의 이 단계의 면접은 대상자나 가족과의 신뢰관계를 얻을 수 있는지 없는지의 갈림길이다. 작업치료사는 대상자와 진지하게 마주 대할 수 있는 대인교류의 방법을 학습하여 작업치료의 전문가로서의 의식을 얻고 있을 필요가 있다.

관찰이란, 관찰자의 시각이나 청각 등을 사용하여, 대상자의 자세나 행동을 있는 그대로 파악하는 방법이다. 관찰은 부분적 면에서 전체적 면으로 전체상으로 관찰을 넓혀가는 하위상달식(bottom up)형식과 전체상으로부터 국소상으로 관찰을 좁혀가는 상위하달식(top down)형식의 관찰방법이 있다. 내면적 관찰과 외면적 관찰의 양 측면에서 시행할 필요가 있다.

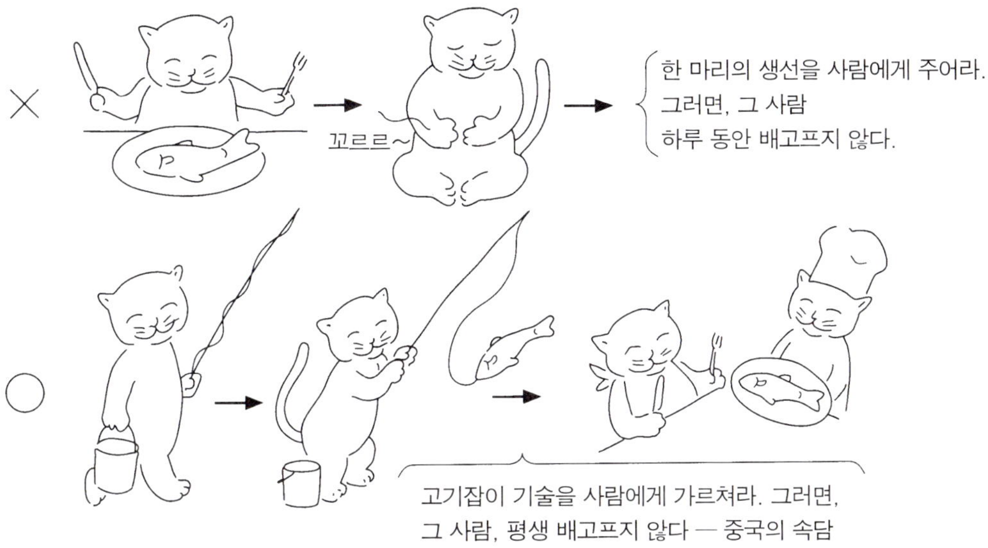

그림 2 **작업치료의 목적을 중국의 속담을 인용하여 표현**(문헌 1에서)

2 초기 평가, 초기치료 · 지도, 지원기간

이 기간은 정보수집단계에서 얻어진 정보를 기초로, 대상자의 상태를 파악하는 단계이다. 대상자의 신체적 상황, 정신적 상황, 일상생활에서의 자립상황, 사회환경의 적응상황 등을 평가하는 작업을 시행한다. 이를 위해서는 대상자에게 필요로 하는 평가계획을 세워 검사 · 측정항목을 선택한 다음에 실시하는 것이 요구된다. 평가, 검사나 측정항목의 선택에 있어, 각 항목이 의미하고 있는 내용을 이해하지 않고서는 적절한 선택이 될 수 없다. 그리고, 선택된 항목을 실시하고 얻어진 임상증상의 결과에 대해서 데이터의 의미를 해석하여, 대상자에게 필요한 작업치료의 대응과제를 선택하고 그 대응방법을 검토한다. 이 때에 대상자의 문제점에만 관점을 두는 것이 아니라, 이점에도 관심을 두어 이점을 활용하면서 문제점을 개선하여 가는 것도 염두에 두고 대처법을 명확히 한다(**그림3**의 "확인 2"를 참조). 평가내용에 관해서는 **그림3**을 참조하기 바란다.

다음으로, 각 전문분야의 평가결과를 가지고 모여 재활 팀 구성원에 의한 회의를 한다. 구성원은 각 기관에 따라 다른 것이 현 상황이지만 이 회의에서 대상자의 장기 및 단기 재활 도달목표를 설정한다. 이 목표에 기초하여 각 전문부문은 각각의 역할을 명확히 한다. 작업치료부문은 재활 도달목표와 작업치료 장기 · 단기목표와의 정합성을 도모하여 작업치료 프로그램을 입안하고, 대상자와 그 가족에게 설명하여 상호 납득한 다음에 작업치료를 시작한다. 작업치료의 대응방법은 **그림3**을 참조하기 바란다. 평가결과로부터 입안된 프로그램에 기초하여 대응방법이 적절한지 아닌지를 고려하여 실천한다.

이들의 평가결과나 실천과정은 기록으로서 남기고 초기 평가 이후의 변화의 기초가 되는 데이터로서 중요한 역할을 수행한다. 초기 평가의 기록이 작업치료 적용효과의 유무에 대한 근거(evidence)의 전제가 된다.

여기서 사용되고 있는 평가, 검사, 측정이라는 말의 정의를 설명한다. "평가"란 누가 시행하더라도 동일한 결과가 얻어지는 것 같은 방법이며, 신뢰성, 타당성, 확실성이 있는 표준화된 것이어야 할 것이 요구된다. 의사가 시행하는 진단법과는 달리, 대상자의 상황을 폭넓게 파악함으로써 회복의 방책을 찾아내는 것을 목적으로 하고 있다.

평가방법에는 대상자의 정보수집, 면접, 관찰, 검사 · 측정이 포함되며, 이들을 정리하여 대상자의 평가결과로서 정리한다. "검사"란 일정한 조건을 정하여 그것에 기초하여 판정하는 방법이다. 판정기준은 "할 수 있다 · 할 수 없다", "양성 · 음성", "동작능력을 수량화하는"것 등이 있다. 구체적 예로서는 근력검사, 운동발달검사 등을 들 수 있다. "측정"이란, 대상자의 형태적 변화를 수량화하여 평가하는 방법이다. 대표적인 것으로써 신체 계측, 관절가동범위 측정이 있다.

3 재평가 이후의 기간

어떤 기간 작업치료를 실시한 후에 그 효과를 측정하기 위해 재평가를 실시한다. 또한, 재활프로그램의 재검토를 하여 그 자료로써 재평가를 실시한다. 초기 평가를 기초로 하여 전회에 실시한 평가결과와 비교함으로써 변화(치료 효과)를 확인하고 그것을 기록에 남겨 목표의 변경이나 프로그램을 변경하기 위한 자료로 한다. 재평가까지의 기간에서는 시종 관찰을 수반하며 그 정보나 평가는 매우 중요한 역할을 수행한다.

재평가 후, 대상자의 작업치료를 속행할 것인지, 프로그램을 변경할 것인지, 종료시킬 것인지 등을 결정한다. 작업치료가 종료로 된 경우에는 다음으로 결정된 사후관리(follow up)로 옮겨간다.

4 사후관리(follow-up) 기간

대상자의 재활목표와 작업치료목표에 기초하여 계획된다. 사후관리 기간은 **그림3**을 참조하기 바란다. 지역의 사회자원♪이나 행정기관의 활동을 파악하여 체계적인 연계를 만들어 강화해가는 것이 중요하다.

Ⅰ. 정보수집단계

❶ 자료·정보수집

❷ 면접

❸ 관찰

Ⅱ. 처음 평가, 초기치료

❹ 작업치료의 평가실시 계획입안
(1) 검사항목의 선택
(2) 검사실시 (①을 받아실시한다)
(3) 검사결과의 해석과 검토
(4) 평가결과로부터의 대응과제 (문제점)

❺ 회의(conference)에 의한 재활목표의 설정 (장기·단기목표)

---

❶
차트, 팀 구성원, 대상자 본인, 가족으로부터의 정보를 얻는다.

❷
정기적 또는 필요에 따라 이루어진다.

❸
일련의 흐름 속에서 대상자 이해와 건설적 대응을 위해 언제나 시행되는 것

확인 1

대상자에 있어서의 "작업치료의 필요성과 그 내용"을 확인한다.

❹-(1)
대상자에게 필요한 테스트항목을 선택한다.

❹-(3)
테스트결과의 임상증상에 대한 데이터의 의미를 해석하고, 대상자로서 필요한 작업치료의 대응과제를 선출한다. 또한, 그 대응방법을 검토한다.

❹-(4)
치료, 지도, 지원 등의 대상을 검토하여 (3)을 정리하고 동시에 치료, 지도, 지원의 대상이 되는 문제 대처법을 명확히 한다.

확인 2 **기능·능력의 확인**

a. 남겨진 능력에 대응한다.
b. 묻혀있어 끌어낼 수 있는 능력에의 대응
c. 상실되어 대상(보상)되는 능력에의 대응

확인 3 **검사결과의 해석과 검토**

검사결과에 나타난 데이터는 무엇을 의미하고 그것은 어떻게 대응해야 하는지를 생각한다.

❹
보통, 평가는 테스트·관찰 및 면접 등을 통해서 이루어진다. 이 때, 다른 부문 또는 본인·가족으로부터의 정보는 충분히 고려된다. 동시에 각 전문직에 의한 평가가 이루어지고 있다.

● 일본작업치료사협회 가이드라인에 의한 평가

Ⅰ 기본능력	Ⅱ 응용적 능력
운동	기거·이동
감각·지각	상지동작면
인지·심리	신변처리
	시적 정신년
	대상(보상)적 수단의 적용

Ⅲ 사회적 적응능력	Ⅳ 환경자원 활용
개인생활 적응	여가 활용면
사회생활 적응	인적 환경
직업적 적응물	물리적 환경

● 구체적 사례의 몇 가지 예:
생육력, 교육력, 직업력, 기왕력, 현 병력, 가족상황, 거주환경, 대인상황 등

【작업치료에서 시행하는 평가 및 관찰의 종별의 사례】
증상·징후 (TPR, B/P·피로·종창), 의지·보장구·자조장구, 가정상황·주택평가, 가사동작, ROM검사, 근력검사, 기능(상지 기타), 반사, 협동, 지각운동, 실행, 실인, 의사소통 평가(구어·문어), 직업전, 심리사회, 사회적응, 기타

확인 4 **대응과제의 선출**

Ⅰ-❶❷❸ 등, 작업치료사가 시행한 여러 검사·평가의 결과로부터 작업치료의 대상이 되는 과제항목을 선출하고 있는가.

❺
재활 팀 구성원에 의한 회의(conference)에서 대상자 개인의 재활 도달목표를 설정한다. 그 경우, 장기·단기로 설정된다. 이에 기초하여 각 부문은 그 역할을 명확히 한다.

확인 5

재활목표, 작업치료 장기·단기목표의 정합성의 확인, 대상자에 대한 설명, 납득을 확인한다.

❺ (목표설정의 요소)

【이동수단】
독립보행 보행기 이동 지팡이 보행
마루 위 이동 휠체어 이동
(침대 위 생활자)

【독립 및 간병상황】
독립
보조장구 부착 독립
구두지시에 의한 독립
부분보조
사람에 의한 보조
자조장구, 기기, 용구의 이용
완전보조

【복귀상황】
가정복귀
직업복귀
복직 (어른) 복학 (학생)
시설 입소
전직

【서비스 이용상황】
보건관련 시설
복지관련 시설
가정방문서비스

그림 3 작업치료 실천의 구조 (문헌 1에서 변경)

· 지도, 지원기간

❻ 작업치료실시계획입안
(1) 작업치료목표의 설정
(2) 작업치료(치료 · 지도 · 지원) 실시의 순서
(3) 작업치료실시의 대응법과 수단의 선택
(4) 작업치료의 실시

Ⅲ. 재평가 이후의 기간

❼ (1) 작업치료재평가
(2) 재평가결과에 따른 재활목표의 속행/변경
(3) 작업치료실시의 속행/변경
작업치료종료

Ⅳ. 사후관리 기간

❽ 사후관리(follow up)의 실시계획입안
(1) 회의(conference)에 의한 사후관리의 설정
(2) 작업치료서비스의 설정
(3) 다른전문서비스와의 연계
(4) 본인 · 가족과의 연계
(5) 직무영역해당시설 기관과의 연계

❻
사후관리(follow-up)의 실시계획 입안을 포함하여 시행된다.

❻-(1)
❺의 장기 또는 단기목표를 받아 작업치료 목표를 설정한다. 이 경우, 장기 · 단기목표로써 설정된다. 또한, 대상자의 1) 받는 서비스의 종류 · 대응법, 2) 상태의 시기, 3)서비스를 받는 장소 등에 따라서 계획된다.

❻-(3)
❻-(2)를 받아서 각각의 대응사항을 구체적으로 어떠한 방법, 수단으로 적용해가는 지를 선택 · 결정하는 것(❻의 (2)를 참조)

작업치료의 대응법
1. 기능의 활용
   1) 감각통합기능
   2) 운동기능
   3) 심리기능
   4) 사회기능
   5) 인지기능
2. 작업 · 활동의 활용
3. 일상생활활동의 활용
   1) 신변처리동작 (ADL)
   2) 생활관련 활동 (APDL)
   3) 생활관리활동
4. 대상(보상)능력의 활용
   1) 잔존능력
   2) 사람에 의한 간병 · 보조
   3) 복지용구 (로봇 포함)
   4) 동물에 의한 간병 · 보조
5. 주거 · 환경관련 활용
6. 사회자원 활용
   1) 관련 조직단체
   2)인쇄물, 인터넷
   3) 상담, 지도
7. 대인관계 활용
   1) 자기내재
   2) 대인관계
8. 취미 · 여가활동의 활용
9. 취업 · 역할에의 준비훈련의 활용
10. 가족사회의 연계활용
11. 기타

확인 6

평가결과로부터의 대응과제에 대응하는 순서, 수단의 적용성의 확인이 필요하다

❼-(1)
어떤 기간 후에 치료효과의 판정을 시행하여, 재활프로그램의 재검토 자료로 한다. 이 때, 초기에 세워진 재활목표의 속행 또는 변경을 결정한다. 이 평가, 치료의 과정에는 시종 관찰이 수반되고, 그 정보, 평가는 매우 중요한 역할을 수행한다. 각 전문직원에서도 마찬가지이다.

확인 7

재평가나 경과기록을 할 때에 있어서의 평가결과는 반드시 앞에서 한 평가결과와 비교하여, 그 변화를 기록에 남긴다. 이 기록은 작업치료 적용효과의 유무에 대한 근거(evidence)가 된다.

❼-(2)
작업치료사는 ❼-(1)을 받아서 초기 평가 때의 ❻-(1) (2) (3)과 마찬가지의 과정을 거쳐 작업치료를 실시한다.
(작업치료의 실시 · 속행/변경)의 결정

❼-(3)
회의(conference)에서 대상자에 대한 대응이 종료되었다는 시점에서 작업치료를 종료하고, 동시에 결정된 사후관리로 이행한다.

❻-(2)
❹-(4)를 받아 대상자의 기능회복 기전을 고려하여, 치료 · 지도 · 지원사항의 순위(동시진행도 포함)를 결정한다. 이것은 작업치료를 시행하는 의료 · 복지 · 보건기관 또는 가정에서도 마찬가지이다.

❻-(4)
치료계획에 기초하여 치료 · 지도 · 지원을 하고, 대상자의 변화 또는 재평가까지의 기간 속행한다.

❽-(1) (2)
각각의 대상자의 ❻에 기초하여 계획된다.
예 :
· 방문을 받는다.
· 외래에 다닌다.
· 의료기관에 의한 방문을 받는다.
· 보건소, 센터의 서비스를 받는다.
· 복지기관의 서비스를 받는다.
· 시 · 도 · 군 · 읍 · 면의 서비스를 받는다.

❽-(3)
각자
1) 대상자의 목표를 따라서 하는 서비스에 대한 확인
2) 서비스의 중복에 관한 체크 및 확인
3) 정보교환의 확인

❽-(4)
본인도 가족도 받는 서비스에 대해서 설명을 받고, 상호간의 납득을 거쳐 상호간의 협력에 대한 확인이 필요하다. 본인과 가족에게도 각각의 역할에 대해서 알리고, 지도를 받는 것이 중요하다.

❽-(5)
의료기관으로부터 각 대상자가 귀속되는 기관이나 가정의 직원, 가족과의 정보나 서비스의 내용에 대해서 필요한 연계가 시스템화 되어있는 것이 중요하다.

그림 3 **작업치료 실천의 구조**(문헌 1에서 변경)

● 인용문헌

1) 矢谷令子, 福田恵美子(編)：作業療法実践の仕組み. p8, pp12-13, 協同医書出版社, 2001

II 평가의 이점 및 문제점의 추출

평가에는 초기 평가, 재평가(정기적으로 시행된다), 종료평가, 사후(follow-up) 평가를 생각할 수 있다. 작업치료 평가는 정보수집, 면접, 관찰을 시행할 때부터 시작된다. 다른 부문으로부터의 정보를 수집하고 있을 때, 대상자가 작업치료를 요구해 온 내용을 파악하는 것을 생각하면서, 필요한 정보를 선택한다. 이 시점에서 평가는 시작되고 있다.

평가의 목적은 문제점의 명확화, 이점의 명확화, 대응과제의 추출, 건강한 사람과의 비교, 장애의 판정, 조기발견, 치료기록, 다른 부문에의 정보제공, 효과판정 등을 위해 시행된다.

평가의 방법은 정보수집, 면접, 관찰, 검사 · 측정이 있으며, 아래와 같은 평가를 몇 가지로 구분 사용하여 시행한다.

① 표준화된 평가 ↔ 표준화되어 있지 않은 평가

② 항목선택평가 ↔ 기술식 평가

③ 검사 · 측정으로부터 얻어진 평가 ↔ 관찰평가

대상자를 파악하기 위한 수단으로써의 평가는 그것을 시행하는 과정이 있고, 처음으로 대상자와 접촉하는 장소나 장면이 달라도 그 과정은 대략 일정한 경과를 거쳐 시행된다〔이 단원 Ⅰ의 **그림3** "작업치료 실천의 구조"(☞140쪽) 참조〕. 그러나, 모든 경과를 거쳐서 가는 것이 아니라 도중에 필요 없는 과정이나 조건에 따라 시행할 수 없는 과정도 있으므로 필요에 따라 구분해서 사용한다.

자식이 적고 고령시대인 현재는 지역활동이 중요시되며 작업치료과정에 대해서도 공동체(community)에서 생활하고 있는 인간을 사회에서의 적응행동을 중심으로 생각하는 사회모델로 생각해야 한다고 판단되지만, 작업치료의 주체성을 고려하여 여기서는 굳이 질병으로부터 장애로 남은 증상을 중심으로 생각한 장애모델과 사회모델의 중간적 발상으로 작업치료과정에 대해서 기술한다.

A. 정보수집

수집해야 할 정보는 대상자의 전체상황을 이해하고 주된 호소로 되어있는 문제점을 파악하기 위한 필요정보나 관련정보이다. 정확한 정보를 얻기 위해서는 대상자의 질환의 특징이나, 질환으로부터 발생할 것이라고 생각되는 문제가 되는 징후에 대해서 숙지하고 있어야 한다. 그리고, 주된 호소로부터 생각할 수 있는 관련 질환이나 관련 증상도 숙지하고 있어야 한다. 이러한 것들을 습득함으로써 면접이나 관찰을 할 때, 평가의 관점을 틀리지 않고 시행할 수 있다. 더욱이, 이들을 습득함으로써 대상자나 가족과의 신뢰관계도 구축하기 쉬워지고, 면접 · 관찰평가 이후의 검사 · 측정이나 작업치료 실천에서 원활한 작업치료 실천과정을 실행해 가는 것이 가능해진다.

정보 수집은 작업치료를 시작함에 있어 대상자는 어떠한 주된 호소를 안고 작업치료를 요구하고 있는지를 최초로 파악하는 일이다. 주된 호소의 개선에 의해서 작업치료의 효과 판정도 가능해지기 때문이다. 막연한 효과가 아니라, 대상자도 그 가족도 이해할 수 있는 구체적인 내용의 효과를 보여주는 것이 필요하다. 주된 호소가 현실과 괴리되어 있는 일도 있으므로 대상자와 면접을 할 때에 대상자를 중심에 놓고 가정환경을 고려한 현실 검토를 하여 주된 호소를 확인할 필요가 있다. 주된 호소를 그대로 받아들이면 재활할 수 없는 경우도 발생하므로 주의가 필요하다.

정보수집에 있어 주의해야 할 일은 아래의 두 가지 점이며, 그것을 설명하고 시행하는 것이 중요하다.

① 수집하는 정보는 대상자를 둘러싼 환경을 포함하여 대상자 본인을 이해하기 위한 것일 것.

② 보다 건설적인 작업치료에 의한 지원을 위한 것일 것.

또한, 불안하거나 초조한 기분 그대로 작업치료사 앞에 와있는 대상자나 가족이라는 것을 인식하여 면접을 할 필요가 있다. 전문직으로서의 냉정한 말투나 대응이 정확한 정보수집으로 연결되어 간다.

1 자료 · 정보수집

대상자가 어떠한 배경(background)을 갖고 있는가, 의사의 차트, 팀 구성원의 기록, 대상자 자신, 가족으로부터 정보를 얻어야 한다.

또한, 대상자에 무언가의 문제점이 발생하고 있는 원인을 찾아 작업치료계획 입안, 실천에 반영시키기 위해 자료 · 정보를 수집한다.

시설이나 지역에서 일하는 작업치료사는 의학적 정보를 얻을 수 없는 경우도 있다고 생각되지만, 가족을 통해서 현상파악을 하면서 의료기관과 연계를 취하여 정보 수집을 할 것을 권장한다.

가족으로부터 수집한 정보만으로는 정확한 판단을 할 수 없는 경우도 발생하기 때문이다.

일반적으로 필요한 정보를 아래에 보여준다.

① 성명, 성별, 연령(생년월일)

② 진단명, 장애내용 : 질환의 이해, 의학적 치료내용, 예후, 예측 의 이해를 위하여

③ 과거병력 · 합병증 : 위험관리, 질환으로부터의 예후, 예측을 위하여

④ 가족구성 : 대상자의 앞으로의 관리(care)나 자립에 영향을 미친다고 생각되는 환경요인 파악을 위하여

⑤ 직업 : 이제부터 취업해야 할 경우에는 특히 중요하다.

2 면접

대상자를 포함한 가족에게 작업치료의 목적을 설명하고 동의를 얻은 다음에 시행하는 것이 중요하다.

이제까지의 경과, 주된 호소, 대상자의 생활상황, 질환에 관한 가족의 문제의식, 가정환경, 대상자를 둘러싼 환경의 문제점 등을 청취하여 기록한다.

면접을 할 경우에는 다른 부문으로부터의 정보를 파악한 다음에 시행함으로써, 대상자나 가족에게 부담을 주지 않고 면접을 할 수 있다.

첫 대면에서 필요한 정보를 많이 얻을 수 있다면 좋지만, 대상자나 가족에 따라서는 경계심이 작용하는 경우도 있어 필요한 정보를 얻을 수 없는 경우도 있다. 이러한 경우에는 1회의 면접으로 얻으려 하지 말고 신뢰관계를 쌓아가면서 정보 수집을 해야 한다.

정확한 정보를 얻기 위해서는 대상자나 가족이 어떠한 태도로 접촉을 하여오든 공감하여 경청(☞18쪽)하는 것은 좋지만 동정을 하는 것은 감정적 처리로 치닫기 쉬워지므로 피하는 편이 좋다. 그리고 작업치료사는 진지한 태도로 임하는 것이 중요하다.

3 관찰

면접을 하면서 자유로운 환경을 설정하여, 대상자의 심신의 자연스런 활동을 관찰한다.

관찰의 관점을 아래에 나타냈다.

① 감각 –운동, 지각 , 인지 기능의 관점 : 앉은 자세 유지능력이나 이동능력 등의 기본적 동작능력, 자세조절능력〔바로잡기(정위, righting)나 평형기능, 대칭성 등〕, 운동마비의 상태, 주의집중의 정도, 이해력 · 판단력의 정도.

② 심리적, 사회성의 관점 : 몸 단정히 하기, 표정, 의사소통능력, 가족과의 신뢰관계나 의존관

계는 어떠한 장면에서 볼 수 있는가? 주위의 어른이나 어린이와 관계를 가지려고 하는가? 주위에 대한 반응은 어떠한 장면에서 어떻게 일어나는가? 안절부절 못할 때의 반응은 어떠한 행동이 되는가? 어려움을 겪을 때의 대응은 어떻게 해결하여 가는가?

작업치료사의 관찰의 관점에서 발생되는 가족에 대한 질문사항은 의학적, 심리적, 사회적, 문화적 지식을 배경에 내포하고 있기 때문에 이들 지식은 매우 필요하다. 그리고 그 시점에서의 문제점의 분석능력이 요구된다. 작업치료사는 관찰을 하면서 관찰의 관점을 기초로 심신기능, 환경요인을 고려한 분석을 하고 있다.

대상자의 장애가 중증이거나 결정된 검사를 시행할 수 있는 연령에 도달하여 있지 않는 등 검사를 시행할 수 없는 상태에 있는 경우가 있다. 그 경우에는 정보수집의 관찰항목은 표준화되어 있지 않음에도 불구하고, 매우 중요한 평가가 되는 경우가 많으므로 단순한 관찰이라 할지라도 경솔하게 하지 말아야 한다.

B. 초기 평가

1 검사·측정항목의 선택

작업치료사가 시행하는 평가에는 심신이 적절하게 기능을 하기 위한 기본적인 요소 즉, 운동기능, 감각-지각기능, 인지기능, 정서기능, 심리적 기능, 사회적응기능의 평가 등이 있다.

계통적인 것으로 받아들여지고 있는 검사에는 도수근력 측정검사, 관절가동범위 측정검사, 손의 기능검사, 협응성 기능검사, 편마비의 운동기능검사, 감각기능검사, 지각기능검사, 인지기능검사, 반사검사, 지구력검사, 발달기능검사, QOL검사 등이 있다. 이들의 검사는 검사 매뉴얼에 따라서 시행하여야 한다.

이들의 검사결과는 작업치료 치료계획을 입안하기 위해 또한 재평가 때의 효과판정이나 치료계획 변경 등에 필요하다.

초기 평가는 대상자와 신뢰관계가 확립되어 있지 않을 때에 시행하면 대상자에게 긴장감이 생겨 잘못된 평가결과를 가져오는 경우가 있으므로 주의가 필요하다. 발달과정에 있는 어린이들이나 치매의 대상자, 신경증을 가진 대상자, 실어증이 있는 대상자, 많은 병원이나 시설을 전전해온 대상자 등의 경우에는 특히 주의가 필요하다. 정보수집의 단계에서 확실히 수집되어 있는 것이 작업치료과정을 원활하게 진행시킬 수 있는 열쇠가 된다.

그리고, 관찰사항과 대조하여 생각할 수 있는 검사 · 측정항목의 선택이 요망된다. 대상자의 주된 호소, 정보수집단계에서 얻은 정보를 기초로 작업치료사가 검사항목의 선택을 한다.

검사 · 측정항목의 선택에 있어 고려해야 할 것은 주된 호소로 되어있는 것에 대한 원인을 질병구조나 환경요인 등으로부터 판단해야 한다는 것이다.

질환명, 합병증, 과거병력(anamnestic)을 습득함으로써 대상자의 회복의 한계나 치료시의 주의사항을 이해할 수 있고, 대상자의 앞으로의 방향성을 생각하는 자료가 되며 조기에 사회복귀를 촉진하는 것이 가능해진다. 또한, 쓸데없는 노력이나 분수에 넘치는 소원을 강요하지 않아도 된다. 반대로 회복기에 있음에도 불구하고, 체념하여 실망하는 일에 대해서도 예방할 수 있다.

적절한 검사 · 측정이나 평가항목의 선택은 작업치료과정에서의 효과판정의 자료로도 되므로 대상자의 예후 예측을 고려한 선택이 요구된다.

2 검사·측정의 실시

검사 · 측정 실시의 순서는 대상자에게 부담이 되지 않는 검사 · 측정부터 시작하고 부담이 되는 것 같은 검사 · 측정은 대상자의 몸의 상태가 양호할 때에 시행하면 좋다.

또한, 실시할 때에 대상자의 동선(moving line)이 최소한이 되도록 하는 배려도 필요하다. 이를 위해서는 검사 · 측정실의 정비, 검사 · 측정도구나 검사 · 측정용지의 준비를 게을리 하지 말아야 한다. 더욱이, 위험성이 없도록 하는 배려도 필요하다.

시행해 주었으면 하는 동작의 설명이나 방법은 간단명료하게 순서를 쫓아서 해야 한다. 또한, 대상자의 능력을 판단하여 설명할 필요가 있다.

검사 · 측정을 할 때는 대상자의 행동으로부터 눈을 떼지 않고 일거일동을 관찰하여 평가의 관점에 더해가고 위험이 없도록 시행하는 것이 중요하다. 급성기의 대상자인 경우에는, 기분이 나빠지거나, 혈압이 갑자기 내려가거나, 의자에 앉아 있어도 넘어지거나 할 우려가 있으므로 눈을 떼지 말아야 한다. 또한, 대상자가 지루하지 않도록 하며 검사 · 측정에 임할 수 있도록 하는 배려도 필요하다.

각성수준♪이 낮을 때의 검사 · 측정은 신뢰성이 결여되므로 주의한다. 대상자의 원래의 능력을 끌어낼 수 있는 검사 · 측정의 실시이기를 바란다. 이를 위해서는 대상자의 심신상태 파악, 검사 · 측정 장소의 고려, 검사 · 측정시간의 고려 등이 중요한 관점이 된다.

3 검사·측정결과의 해석과 검토

각종 검사 · 측정을 시행하면 단일의 검사 · 측정결과만의 판단이 아니라 몇 가지의 검사 · 측정결과를 복합한 해석이 요구된다. 아래에 한 예를 든다.

① 주된 호소 : 「바지의 뒤를 허리까지 올릴 수 없다」라는 경우

② 실시한 검사 · 측정 : ADL검사, 관절가동범위 측정, 근력검사, 감각검사

③ 해석

- 질환으로부터의 통증 : 견관절주위염 때문에 통증에 의한 제한이 초래되어 있는가?
- 관절가동범위 : 견관절 내회전 제한인가, 신전 제한인가, 주관절(elbow) 굴곡 제한인가? 손가락관절 굴곡 제한인가?
- 근력 : 상지의 근력에 문제가 있는가?
- 감각 : 고유감각이 감소되어 있기 때문에 보이지 않는 장소이므로 시각에 의존할 수 없어 불가능해져 있는가? 표재감각이 감소되어 있으므로 갖고 있는 감각을 얻을 수 없어 불가능해져 있는가?

상기와 같이 생각할 수 있는 요소가 많이 발생한다. 어느 것이 원인이 되어 동작을 불가능하게 하고 있고, 어느 요소가 불가능 요인에 관련되어 있는지를 판단하는 확정적인 근거가 되는 것이 평가의 통합적 해석이다. 질환의 특징이나 장애특성을 충분히 파악하지 않으면 해석으로는 결부되지 않는다.

작업치료사가 대상으로 하는 급성기 질환의 대부분은 대상자의 심신요인이 활동성 문제에 결부되어 있는 경우가 많으며, 대상자를 둘러싼 환경요인의 폐해는 이차적인 경우가 많다. 회복기나 유지기의 경우에는 환경요인이 일차적인 경우도 있으나, 그 경우에는 임상심리분야나 의료사회사업가(medical social worker; MSW)와 함께 대응해가는 것이 중요하다.

인간과 대응하는 작업치료사에게는 생물체로써 자연과학적인 관점으로 인간행동 · 행위를 관찰하는 해석이 중요하다. 고령사회인 현재는 다른 관련 직종과 내용적으로 서로 중복되는 부분이 많지만, 생활하고 있는 대상자가 사회적응을 할 수 있는 방향에서 파악하고, 전문성을 살리기 위해서는 작업치료의 주체성을 자연과학적인 관점에 두는 것도 중요하다[1].

C. 문제점, 이점의 추출

평가결과로부터 문제가 되는 요소가 명확해진다. 문제점을 감각-운동, 지각, 인지기능과 같은 기본능력, 일상생활 이동, 상지동작, 신변처리, 정신면 등의 응용적 능력, 사회적 적응능력, 환경자원 등으로 분류하고, 어떤 능력에 지장이 있는지를 찾아간다. 대상자는 생활 활동이 불가능해지거나 부자유스러워지거나 하여 사회적 부적응상태가 발생하고 주된 호소로써 문제점을 의식한다. 그러나 작업치료사는 평가결과로부터 문제가 되는 점은 물론, 대상자의 잠재능력이나 잔존능력 도 평가하여 이점으로써 활용할 수 있도록 고려해야 한다.

● 인용문헌

1) 塚本芳久 : 運動の生物学. 第 2 版, 協同医書出版社, 2003

III 치료 · 지도 · 지원계획의 입안

대상자에 관계하는 팀 구성원은 각각의 평가결과를 제각기 가지고 모여 이야기를 나누고 단기 및 장기 재활목표를 결정한다. 단기목표의 내용에 따라 중심적으로 관여해 가야하는 직종이 결정되므로, 각 시기 · 각 직종에는 임기응변의 태도가 요구된다.

재활회의의 결과에 입각하여 단기와 장기 작업목표를 설정한다. 몇 가지 단기목표의 달성이 장기목표의 하나로 연결되어 간다. 그러므로, 단기목표는 보다 구체적 내용이 아니면, 그 달성은 표면화되지 않는다.

A. 장기목표란?

장기 목표는 단순히 시간한도를 가리키는 것이 아니라, 대상자가 최종적으로 추구하는 목표이고 현실적으로 가능한 내용이 된다. 일반적으로는 복학, 가정복귀, 직업복귀와 같은 사회적 복귀상황을 가리키며 대상(보상)능력인 보건 · 복지서비스의 이용 등을 포함한 사회복귀상태도 포함시킨다. 단기목표의 몇 가지가 중복되어 달성되는 내용이 장기목표의 내용으로 연결된다.

진행성 질환에서는 사회복귀라기보다도 현상유지를 하는 것이나, 진행상황 내에서 어떻게 장애를 받아들여 삶의 질(quality of life; QOL)을 높여갈 수 있는지가 장기목표가 되는 경우도 있다. 또한, 사회적 입원이나 입소를 어쩔 수 없이 하게 되는 경우에는 가정복귀 등은 생각할 수 없고 시설 안이 생활의 장이라는 것을 고려한 장기목표의 설정이 필요하다.

B. 단기목표란?

평가결과의 해석과 검토를 받아 목표설정이 이루어진다. 대상자의 상태, 대상자가 받는 서비스의 종류나 대응방법, 서비스를 받는 장소 등에 따라 목표는 바뀐다. 평가결과로부터 얻어진 문제점과 이점으로부터 판단하여, 단기간에 해결할 수 있는 내용을 단기목표로 한다. 목표는 어디까지나 대상자가 추구하고 있는 내용이 된다.

문제가 되는 내용이 선택된 후, 주된 호소로 되어있는 문제해결에 접근하기 위해서는 어떠한 대응이 좋은지를 판단하여 대응과제의 단계부여를 한다. 대응해야 할 내용은 단일개체로 구성된다기보다는 서로 연동하여 있는 경우가 많이 있다. 확실하게 대응항목의 단계를 쫓음으로써, 작업치료 단기목표가 되고 빠른 시기의 문제해결로 연결되며 작업치료 효과를 촉진할 수 있다.

C. 치료내용 · 방법 · 수단의 결정

작업치료내용은 대상자가 생활하고 있는 환경에서 부자유스러운 행위의 경감이나 개선을 촉진할 수 있는 것을 선택한다. 그 행위를 직접수단으로서 활용하는 경우도 있고 별개의 행위를 응용하는 경우도 있다. 작업치료수단은 도수적 개입, 방법론적 개입, 감각-지각적 개입, 지각-인지적 개입, ADL · 탁상동작적 개입, 교육적 개입, 사회적 개입 등 어떠한 방법으로도 활용 가능하다. 목적을 간결하고 요령있게 해석하여 개입하여야 한다.

작업치료의 실시에 있어서는 대상자의 페이스(pace)로 시작하여 서서히 작업치료사가 의도하는 페이스로 시행하고, 마지막에는 대상자가 능동적으로 생각하여 대처할 수 있는 상황으로 유도하는 것이 요구된다. 이를 위해서는 작업치료사는, 대상자가 서투른 동작이나 행동부터 대응하여가는 것이 아니라, 자신 있는 동작이나 행동부터 시작하여 서투른 것으로 도전해갈 수 있는 장면설정, 말 걸기, 지켜보기를 게을리하지 말아야 한다. 실패한 동작이나 행동은 어째서 실패하였는가, 다음에는 어떻게 해야 성공하는가, 대상자가 생각할 수 있는 말 걸기나 지원이 중요하다.

가정이나 기타의 환경에서 작업치료에서 실시한 내용이 응용되어 가는 것이 바람직하다. 실시내용은 제 4장 "작업치료의 실제" (☞165쪽)를 숙독하기 바란다.

곁에 따르는 가족에게 지도하는 경우에는 작업치료에서 실천한 것을 그대로 모방시키는 것이 아니라 작업치료가 목적으로 하고 있는 내용을 설명하여 가정에서 응용할 수 있을 것 같은 장면을 상정하여, 가족과 서로 이야기를 나눈 후에 작업 활동을 결정하면 좋다. 가정에서 응용할 수 있는 장면이란 하루의 생활의 흐름 속에서 무리를 하지 않아도 대상자와 관계할 수 있는 시간에 하는 것, 가족과 즐겁게 관계할 수 있고, 대상자가 존재감을 얻을 수 있는 내용으로 하는 것, 그 내용이 생활 속에서 사는 보람이 되고 자립에 결부되는 것 등을 고려한 장면이다. 목적을 설명하면 가족이 많은 발상을 생각해주는 경우가 있다.

실시내용은 고통스러운 것은 오래 지속되지 않기 때문에 즐길 수 있는 내용으로 구성하는 것이 작업치료사의 기술이고 발상이다. 그리고, 즐거운 것만으로는 변조를 주기 어려운 경우도 있어 때로는 결과가 쾌적하게 되는 것 같은 스트레스를 주는 내용의 실시도 고려해 두면 좋다.

작업치료의 실천에 있어서는 대응수단의 선택이 중요하다. 작업 활동이 대상자의 욕구나 흥미와 일치하고 있지 않으면 대상자는 치료 · 지도 · 지원에 호응해주지 않아 효과가 발휘되지 않게 된다.

어린이나 고령자의 경우에는 놀이나 여가활동이 중심이 되는 경우가 많은데 그 놀이나 여가활동을 어떻게 활용해 갈 수 있는지가 작업치료사의 역할이다. 대상자의 내적 동기부여를 끌어내기 위해 놀이나 여가활동의 힘을 빌리고 대상자가 지도 · 훈련에 대처할 수 있도록 작업치료사는 놀이나 여가활동을 대상자에 맞춰서 선택해야 한다. 놀이나 여가활동은 경험이 풍부한 작업치료사라면 어느 것이든 자유자재로 활용할 수 있는 것인지는 모르지만, 일반적으로는 대상자에게 적절한 것의 선택이 요구되고 어느 것이든 좋은 것은 아니다. 작업치료사는 놀이나 여가활동에 이용당하는 것이 아니라 놀이나 여가활동을 활용할 수 있어야 한다. 대상자에게는 놀이나 여가활동을 이용함으로써 물건과의 관계를 배우는 중요한 계기가 되거나 사고하여 물건을 조작하거나 사람을 개입시킨 물건과의 관계를 학습함으로써 대인관계를 넓히는 계기가 된다.

대상자로서 일상생활의 여러 동작의 획득은 매우 중요하며, 사람 앞에서도 부끄럽지 않은 상태로 시행할 수 있는 것 같은 방법을 습득해 나가야 한다. 단순히 할 수 있으면 좋다는 것은 아니다. 사회인으로서의 도덕윤리를 갖춘 습득을 명심하고 사회의 일원으로서 참여하는 것 같은 유도도 필요하다.

작업치료 실시장소는 대상자에게 바람직한 장소에서 할 수 있으면 좋다. 때로는 야외 등 대상자가 선택하는 장소는 무언가의 의미를 갖는 경우가 있다.

작업치료의 수단으로써는 지금 해야 할 것을 우선적으로 선택하여 지도해야 한다. 때로는 시기적으로 습득해야 하는 것을 의도적으로 인식시켜 스스로의 힘으로 도전해 가는 자세를 양성할 수 있는 내용의 선택도 중요하다.

D. 재평가에 의한 효과판정과 목표의 재검토

치료 · 지도는 대상자의 문제점을 경감하기 위해 시행하고 있으므로 개선하고 있는 것을 다시 평가할 필요가 발생한다. 재평가에 의해서 다시 작업치료계획이 다듬어져 간다. 재평가로 무언가 변화가 없는 경우에 아래의 두 점을 생각할 수 있다.

① 대상자의 회복상태가 최대(plateau)에 도달하여 있는 것을 뒷받침하고 있는가.

② 작업치료 실천과정에서 대상자를 정확하게 파악하고 있지 않은 사항이 있는가.

②의 경우에는 작업치료사의 치료사로서의 자질이 추궁된다.

재평가결과에 따라 이제까지 검토된 목표의 재검토가 이루어지고 재활목표의 지속이나 변경이 재검토된다.

주된 호소가 되는 문제점이 모두 해결되어, 대상자가 사회생활을 하는 데에 폐해가 없어지고, 본인이나 가족의 불안 또는 지원이 경감되어야, 비로소 작업치료가 종료된다. 작업치료가 종료된다는 것은 목표로 한 내용이 달성된 것이 되고, 효과판정과 결부된다. 대상자도 가족도 자립함으로써 종료가 되는 경우가 많다. 작업치료 종료는 평가를 실시하여 작업치료의 장기목표를 설정하는 시점에서 예측적으로 결정된다. 유지기의 고령자나 어린이의 경우에는 작업치료 종료의 시간을 파악할 수 없다고 하는 경우가 있다. 유지기의 고령자의 경우에는 대상자의 활동성과 관계되는 일이 종종 있으므로 활동성이 낮아지는 시기를 파악한 사후검사(follow-up)를 향해서 종료시켜가는 것이 바람직하다. 어린이의 경우는 유치원 입원이나 취학, 졸업 등 어린이 생활의 변환시기가 있으므로, 그 시기까지에 획득해 두어야 하는 활동이나 행위에는 무엇이 있는가를 판단하여 작업치료에 임하면 저절로 종료 후의 정기적인 사후검사를 고려하여 종료되어가는 것으로 생각된다. 사후검사(follow-up)의 목표설정이 종료의 열쇠가 되며 근거에 기초한 대응이 되기 위해 효과판정도 명확해진다.

IV 작업치료의 실시

A. 급성기, 회복기로부터 유지기로-질병의 진행상태에 상응하는 작업치료의 실시

자식 수가 적고 고령사회로 돌입한 일본의 보험제도는 적자를 안고 있어 보험제도의 재검토에 직면하여 개호(간병)보험이 도입되었다.

의료보험제도 안에서 이루어지는 급성기의 작업치료는 단기간 내에 달성되는 목표를 명확히 한 대응에 직면하고 있다. 의학모델에 의해서 심신기능의 회복을 촉진하는 방법에 의해서 단기간의 결과를 보여 주어야 할 임무가 있다.

1 급성기

3차 의료기관인 병원의 입원기간은 급성기에서 채 3주일이 못되게 단축되어 있다. 급성기에 실천되는 작업치료에서는 아래에 열거한 것이 시행된다.

① 생명유지나 각성수준을 고려한 대응

② 실천내용은 도수적 방법이 주로 차지하고 기본적 ADL의 부분습득

③ 양호한 자세유지에 의한 변형구축 예방을 고려하는 것이 급성기 이후의 작업치료를 실천하기 쉽게 하고 있다.

④ 지역에 돌아가서 생활하게 되는 대상자를 생각하여 장기적 전망에 선 목표설정도 가미하여 급성기의 목표를 달성해 가야 한다.

⑤ 급성기 의료기관에서의 예후예측에 기초한 대상자와 가족에게 장애를 알리는 것은 중요하며, 대상자가 회복기나 유지기에 어떻게 작업치료에 관계하여 갈 수 있는지의 열쇠를 쥐고 있다.

2 회복기

2차 의료기관에 인계된 대상자에게는 회복기의 치료가 이루어지게 된다. 급성기가 지나 몸의 상태도 회복되고 자기의 장애와 대치할 수 있게 된다. 이 시기의 작업치료는 급성기에서 부분 습득한 일상생활활동(동작) (activities of daily living; ADL)의 완전습득에 목표를 두고 시행한다. 보조도구의 활용을 포함한 대응도 검토되는 시기이기도 하다.

① 심신의 회복에 관점을 두면서 생활 활동의 자립을 우선해서 시행한다.
② 평가결과로부터 알 수 있는 문제점을 해결하기 위해 대상자의 이점을 활용한 대응도 요구된다.
③ 생활의 자립도를 높이기 위해 신체에 부담이 가지 않는 신체활동방법의 실천
④ 신체활동이 지속될 수 있도록 반복적 방법의 고려
⑤ 생활 내에서의 응용방법의 지도
⑥ 정신적 부담이 적어지는 대인관계 방법의 지도와 실천

그러나, 신체적으로는 회복되어 가고는 있지만 건강할 때와 같지는 않고 장애로서 받아들이지 않으면 안되어, 정신적으로 벽에 부딪치는 시기이기도 하다. 대상자는 생각대로 되지 않는 자기의 신체나 정신과 마주치게 되어 불안해지고, 생각하며, 고민하는 스트레스반응을 일으킨다. 대상자가 스트레서(스트레스를 느끼는 원인이 되는 자극)를 어디에 두느냐에 따라서, 간병인, 가족, 작업치료사 등에 영향을 미치게 된다. 단순히 장애수용을 할 수 없다고 판단하는 것이 아니라 장애수용의 과정을 생각한 대응이 필요하다.

회복기는 질환에 따라 회복기간이 다르기 때문에 질환의 특징을 고려한 대응이 필요하다.

3 유지기

회복기의 목표가 달성되어 사회자원을 활용하면서도 가정생활 또는 시설생활이 가능해지면 유지기의 대응이 된다. 심신기능을 유지해 간다는 것은 대상자 뿐만 아니라 가족이나 주위의 협력 없이는 이룰 수 없다. 유지기에는 어떻게 생활활동을 습관화하여 갈 수 있는지가 열쇠가 된다. 마음에 걸리는 증상이 발생하였을 때의 방법과 대응, 정기적인 건강진단 등이 대상자의 불안을 경감시키고 스스로의 힘으로 건강관리를 할 수 있게 되어 일상생활을 안심하고 지낼 수 있게 된다. 자주적으로 건강관리를 할 수 있게 되면, 활동범위가 확대되고 친구관계도 넓어지며 심신 모두 보다 건강한 생활을 유지할 수 있게 된다.

유지기의 작업치료는 아래에 열거한 것을 시행한다.

① 생활활동 습관화의 촉진을 위해 생활방법을 대상자 및 가족, 시설직원과 함께 생각한다.
② 마음에 걸리는 증상에 대한 정확한 판단과 지도

③ 정기적인 심신기능의 체크
④ 복지용구나 사회자원과 그 장소의 제공과 실천
⑤ 가족이나 시설직원으로부터의 상담의 대응

급성기, 회복기, 유지기의 흐름에 있어서는 대상자에 관한 정보의 제공이 중요하다. 대상자나 가족, 시설직원이 혼란스러워지지 않기 위해서도 대상자나 대상자를 둘러싼 환경에 관한 정보를 공유하고 공통개념으로 일을 진행시켜야 한다. 각각의 시기에 따라 중심이 되는 직종은 바뀌며, 작업치료사도 그 임무에 관여하게 되기 때문에 지도자로서의 자질이나 통솔력을 배양해 두기 바란다.

B. 병원에서 가정으로-실시장소에 상응하는 작업치료의 실시

1 병원의 작업치료

발병하여 얼마 되지 않은 급성기나 회복기의 작업치료는 병원에서 이루어진다. 고령사회인 현재, 의료보험 적자대책의 하나로써 급성기 병원의 입원기간이 2주일 전후로 단축되어 재활기간도 한정된 기간 내에 실천되고 다음 단계인 회복기 병원에 맡겨져 있는 상황에 있다. 그 반면에, 급성기의 재활의 중요성에 대해서도 문제시되고 있다. 병원의 작업치료는 급성기나 회복기에 신체적, 정신적인 증상의 경감을 촉진시킬 수 있는 요소에 대해서, 평가결과로부터 판단하고 예후 예측을 생각하여, 적절한 치료방법을 활용하여 회복시켜가야 한다. 이러한 병원에서의 급성기나 회복기의 작업치료 결과가 가정에서의 자립생활을 좌우하는 경향이 있다.

2 가정의 작업치료

「병에 걸려도 죽을 때는 자기 집 잠자리에서 죽고 싶다」는 환자가 많은 것은 흔히 일컬어지고 있는 일이다. 일반인의 조사에서도 일본인에서 60%, 미국인에서 70%정도라 한다.

작업치료의 대상자에서도 입원기간의 단축에 따라서, 「빨리 집에 돌아가고 싶다」, 「아무것도 할 수 없어도 집에 있고 싶다」, 「기어 다녀도 자기 일을 하겠으니 집에 보내 주었으면 한다」라는 말을 듣는다. 장애를 가진 대상자를 떠맡는 가족으로써는 간병부담이 눈에 보이기 때문에 중증이면 중증일수록 또한 잔소리가 심한 대상자라면 대상자일수록 시설에 맡기고 싶어 하는 것은 부정할 수 없는 현실이다.

그러나, 국가의 시책에 따라 가정간병의 환경이 극진해진 현재, 대상자를 어떻게 쾌적하게 지낼 수 있게 할 수 있는지, 또한 가족으로서도 부담의 경감이 될 수 있는지를 생각할 시기이다. 바야흐로 사회복지 모델을 충분히 활용한 대응을 사용할 수 있는 시기가 되어 있다. 어쩔 수 없이 사회적 입소를 하게 된 대상자로서도 현재는 시설이 가정적 분위기가 고려되어 있어, 병원이라는 치료현장의 환경이 아니라, 생활의 장으로서의 환경설정은 여기저기서 진행되고 있다.

작업치료사는 작업치료기술을 충분하게 활용할 수 있는 상황에 있다. 가정 작업치료는 ① 주거의 고안, 개조 ② 복지용구의 제공과 실천 ③ 일상생활활동의 고안과 습관화 ④ 가족지원방법의 지도와 실천 ⑤ 사회자원의 활용에 의한 가족부담 경감의 고안 등을 생각할 수 있다.

가정의 작업치료에서는 대상자만의 대응이 아니라 대상자를 둘러싼 가족이나 근린의 인재를 활용하면 대상자의 생활이 활성화된다. 또한, 이것으로부터 생활하고 있는 대상자의 상태를 정확하게 판단하기 쉬워진다. 생활자립을 생각할 때 가정 생활상황을 관찰 평가해야 한다. 작업치료는 대상자의 생활자립을 지향하고 있기 때문에 생활현장에서의 실천이 효과를 나타낸다고 생각한다.

	1	2	3	4	5	6	7	8
VIII MATURITY								EGO INTEGRITY VS. DESPAIR
VII ADULTHOOD							GENERA-TIVITY VS. STAGNATION	
VI YOUNG ADULTHOOD						INTIMACY VS. ISOLATION		
V PUBERTY AND ADOLESCENCE					IDENTITY VS. ROLE CONFUSION			
IV LATENCY				INDUSTRY VS. INFERIORITY				
III LOCOMOTOR-GENITAL			INITIATIVE VS. GUILT					
II MUSCULAR-ANAL		AUTONOMY VS. SHAME DOUBT						
I ORAL SENSORY	BASIC TRUST VS. MISTRUST							

그림 1 에릭슨의 삶의 주기와 점진적 발달도식(문헌 2에서)

C. 영아기부터 고령자까지 - 삶의 주기에 상응하는 작업치료의 실시

1 삶의 주기(life cycle)란?

인간은 매년 한살 씩 나이를 거듭하여 인생을 다한다. 평균수명이 80세를 넘은 현재, 긴 인생을 어떻게 건강하게 지내는가에 관심이 집중되게 되었다.

에릭슨(Erikson EH)이나 피아제(Piaget J)는 종합적인 단계구분으로써 "발달단계이론"을 제창하여 해명하고 있다. 발달이론에 대해서는 행동능력 출현의 순서성, 언어, 인지능력, 대인관계의 형성 등 대다수의 개체에서 일정한 순서로 출현하고 있어, 이 순서성은 생물적 발달관으로부터 생각하면 필연적인 것이다. 특정 기능의 발달에 순서성이 있다는 것은 발달은 성숙의 요인에 강하게 규정된 것이라 생각된다. 발달의 순서성에 대해서는 단일의 기능에 대해서 언급하고 있는 것이 태반이며, 복수의 기능에 대해서 언급되어 있는 것은 적다. 복수의 기능간의 연관패턴의 특징에 주목하여 종합적인 구분을 한 것이 "발달단계이론"이다. 순서성이 있는 단계구분 자체를 이론 속에 짜 넣은 것을 발달심리학에서는 "발달의 단계이론"이라 말하고 있다. 일생의 발달단계에 착안하여 인간이 평생을 통해서 변화하여가는 존재로써 삶의 주기설(Life cycle theory)을 제창한 것은 에릭슨이다[1]. 여기서는 에릭슨의 발달단계이론에 대해서 그 개략을 언급한다.

에릭슨의 심리사회적 발달단계에 대해서 **그림 1**에 나타냈다. 개략하면, 인간은 평생을 통해서 변화하여 가는 것이지만 인생에는 비교적 안정된 시기와 변동하는 시기가 있다고 한다. 에릭슨은 인간의 일생의 발달을 "Ⅰ. 영아기"(Oral sensory), "Ⅱ. 유아기 전기"(Muscular-anal), "Ⅲ. 유아기 후기"(Locomotor-genital), "Ⅳ. 학동기"(Latency), "Ⅴ. 청년기"(Puberty and adolescence), "Ⅵ. 성인 전기"(Young adulthood), "Ⅶ. 성인기"(Adulthood), "Ⅷ. 성숙기"(Maturity)의 8단계로 구분하여, 각각의 각 단계의 시기에 위기가 존재한다고 생각하고 있다. 발달단계에는 특유의 과제가 있으며, 그것을 잘 해결하여 다음의 단계로 나아간다. 그러나 잘 대처할 수 없을 때에 나중까지 문제를 남기게 된다. 몇 명인가의 사람은 대처할 수 없다는 일이 발생하고, 그러한 의미에서 이 위기는 친화적 또는 동조적(syntonic)과 위화적 또는 실조적(dystonic)의 두 쌍의 과제의 역동적(dynamic)인 균형관계로부터 발생한다고 한다. 이 두 쌍의 대립하는 과제를 대각선상에 놓고 각각의 발달단계의 위기로써 나타내고 있다. 예컨대, 영아기에서는 "기본적 신뢰"와 "기본적 불신"의 과제가 대립하고 있어, 신뢰가 불신을 약간 상회하고 있을 때 희망이 생긴다고 한다. 이 삶의 주기설의 좋은 점은 일생 발달 전체를 망라하고 있다는 것, 개인의 문화나 역사적 시대의 중요성을 강조하고 있다는 것, 대각선에 놓인 과제의 부분만이 단계모양으로 놓여있는 것이 아니라, 여러 가지의 과제가 무늬 없이 짜인 것 같은 도식으로 되어 있다는 점에 있다고 일컬어지고 있다. 따라서, "기본적 신뢰"의 문제도 영아만이 아니라 평생에 걸친 문제로써, 격자모양의 네모난 무늬의 공백을 메우면서 간파하는 것이 필요하다.

간파방법에 대해서는 학동기의 발달과제는 근면한 감각의 획득이며 읽는, 쓰는, 계산하는 기초를 습득하는 것이 기대되지만, 이들의 기능(skill)면에서 다른 어린이를 따라갈 수 없는 어린이는 열등감을 느끼게 되고, 반면에 상당히 발달하여 있는 어린이는 유능하다는 느낌을 경험한다.

에릭슨은 특히, 자아 동일성의 확립은 청년기를 이해하기 위한 초석으로 되어있다고 한다. 이 청년기는 "자기가 없다", "진짜 자기를 모른다"라는 자아 동일성이라는 문제에 직면하면서, "나는 누구이고, 어떤 사람인가"라는 의문에 자문자답하면서, 진짜 자기를 모색하여 발견해 가는 과정이며, 이 때문에 사회가 준 유예기간(모라토리엄)이라고 일컬어 지고 있다. 청년은 이상이라고 생각하는 인물에 동일화하여 보거나, 여러 가지 사상에 대해서 언급하거나, 활동에 치닫거나 하여, 자기에게 딱 맞는 사는 방법을 모색하고 있다. 수동적으로 살아 온 자기, 이제부터 살아가고 싶은 자기, 다른 사람이나 사회로부터 기대되는 자기를 하나로 통합하는 시기라 할 수 있다.

성인 전기의 발달과제는 친밀과 연대감각의 획득이다. 청년기에 동일성의 감각을 획득한 개인은 서서히 양친으로부터 독립하여, 자기의 사는 방법과 연관시켜 다른 사람의 존재에도 관심을 갖고, 교류를 심화시키게 된다. 그리고, 다른 사람과의 관계에서도 책임을 다 할 수 있게 된다. 성인기의 발달과제는 세대성의 감각을 획득하는 것이라 한다. 자기 자신에게 책임을 가지는 것만이 아니라, 사회와 역사와의 관계 속에서 차세대에 대해서도 자기의 에너지를 확대하게 된다. 기대되기 때문에 책임은 무거워지고 스스로도 성숙할 수 있는 시기가 된다.

노년기는 사람과 사람과의 활기찬 관계의 중요성을 강조하는 시기이다. 관계한다는 것은 번거로운 일에도 휘말린다는 것이기도 하며, 자기 안에 다른 사람을 받아들이는 일이기도 하다. 이 시기는 인생철학을 갖는다는 것을 의미하고 있어 자주 개인의 인생문제를 넘어서 확산되어 가는 경우가 있다.

에릭슨은 이와 같이, 일생에서의 발달단계 이론으로 삶의 주기설을 제창하고 인생의 과제와 위기에 대해서 언급하고 있다.

2 삶의 주기에 따른 작업치료

에릭슨은 심리사회적 측면에서 삶의 주기를 파악하고 있으나, 작업치료사는 이 측면만이 아니라 신체적 측면을 가미한 인간을 파악하고 있어야 한다.

삶의 주기 안에서 작업치료가 관여해 가기 위해서 아래의 두 시기를 파악하여 실천하고 있다.

① 안정되어 있는 시기를 소중히 하고 그 시기를 스스로의 힘으로 능동적으로 관여해 가는 힘을 계속할 수 있도록 지원하고 있다.

② 변동하는 시기에서는 발생하여 있는 문제행동 · 행위에 대해서 심신 양면에서 분석하여 대응과제를 입안하여 실천하고 있다.

②의 시기는 농후하게 관여하고, ①의 시기는 사후관리 기간으로써 관계하고 있다고 할 수 있다.

삶의 주기 속에서의 개체의 발달의 순서성은 개인이 지금 어디까지 발달하여 있는지를 알 수 있기 때문에 작업치료의 중요한 기준이 된다. 작업치료분야에서는 발달의 순서성이나 삶의 주기에서의 인생의 변동이 큰 이행기에 초점을 맞춰서 검토하면, 대상자로서 무리가 없는 지원이 이루어지기 쉽다고 생각한다. 초점이 맞춰진 현상을 정적인 것으로 생각하는 것이 아니라, 차츰 변용하고 있는 과정으로써 시간의 축 안에서 파악하려고 하는 자세가 중요하다. 또한 이행기는 발달해가는 과제가 전면적으로 나타나기 때문에 큰 질적 변화가 일어남과 동시에 문제행동도 일어나기 쉽다. 그러므로, 대응방책이나 지원방법을 검토할 때에는 전문분야를 보다 잘 살려 대상자의 행동·행위의 효과적인 변용을 촉진시킬 수 있도록 명심하기 바란다.

작업치료의 대상은 NICU(neonatal intensive care unit; 신생아 중환자실)로부터 호스피스 케어(종말기 완화 케어), 고령자까지 확대되고 있다. 작업치료는 생활하고 있는 인간이 그 생활의 장에서 쾌적하게 적응해갈 수 있는지에 관점이 있으며, 해결방법을 고려한 대응을 시행하기 위해 모든 삶의 주기에 적응할 수 있다.

아래에 그 개요를 보여주지만 대상자의 장애상태에 따라 구체적 내용의 상세는 결정된다.

또한, 후천성 질환에 대해서는 하기하는 각 기에 질병이나 사고 등으로 장애가 남게 된다. 따라서, 아래에 언급한 작업치료에 국한되지 않고 각 기에서의 신체면의 작업치료도 필요하다.

① 영아기
- 대상아의 심신기능의 촉진과 개선
- 2차적 변형이나 구축의 예방을 위한 양호한 자세의 고안과 실천
- 섭식동작의 실천지도
- 친자관계의 실천지도
- 육아방법의 실천지도

② 유아기
- 대상아의 심신기능의 촉진과 개선
- 놀이 환경의 고안과 설정
- 취학 전의 ADL, 탁상동작의 습득과 자기통제 능력의 촉진
- 가족지도

③ 학동기
- 집단생활 적응의 고안과 실천

- ADL의 완전자립
- 유능한 느낌을 경험하는 학습기회의 제공

④ 청년기
- 자기표현, 자기실현의 대응방법의 실천지도
- 사회생활 기능(skill)의 실천지도

⑤ 성인기
- 직업인, 사회인으로서의 입장을 유지해 가기 위한 심신기능의 촉진

⑥ 성숙기
- 생활인으로서, 존재감 유지를 위한 활동고안

어린 시기는 주위의 개입에 의해서 키워지고 서서히 개입이 감소하며 고령이 됨에 따라 개입이 증가하여 가지만 고령기의 개입은 개인의 자기주장이 분명한 경향에 있으므로, 유아기처럼 되지는 않는다. 이상과 같은 개념 하에 작업치료가 이루어져 간다.

D. 장애수용단계에 따른 작업치료의 실시

1 장애수용과정이란

어떠한 질병이나 장애이건 그것이 그 사람의 생활이나 인생에 영향을 미칠 가능성이 있으면, 불안이 쌓여 고민할 것이다. 질병이나 장애가 일종의 스트레스라면 대상자는 그것을 극복하기 위한 대처행동(coping)을 일으키지만, 그것에는 개인차가 있어, 일괄적으로 해결책을 찾을 수 없다.

가지각색의 장애에 의해서 대상자의 마음은 바로 대응할 수 없고, 여러 가지 부적응반응을 나타낸다. 이 부적응반응의 대부분은 이해 가능한 심인반응이지만, 시간적 경과를 쫓아감에 따라 변화한다. 이 변화를 장애수용과정이라 하고, 크류거(Krueger)[3]는 ① 심리적 충격현상, ② 장애 부인현상, ③ 우울반응현상, ④ 자립에의 저항현상, ⑤ 심리적 적응(장애수용)현상의 5가지 현상(phase)으로 분류하고 있다. 이들의 경계는 애매하고 재활기간 중에 완결되는 것은 아니다. 작업치료 대응의 시기에 어느 현상에 있는지도 대상자의 상태에 따라 다르다. 이들의 현상(phase)은 그 길이나 경계는 애매하지만 그 순서는 바뀌지 않는다고 한다. 대상자가 이 5가지 현상 모두를 반드시 통과하는 것은 아니며 대상자에 따라서는 어떤 현상으로부터 좀처럼 빠져나갈 수 없는 상태이거나 어떤 현상을 경험하지 않고 통과해 버리는 현상도 발생하고 있다.

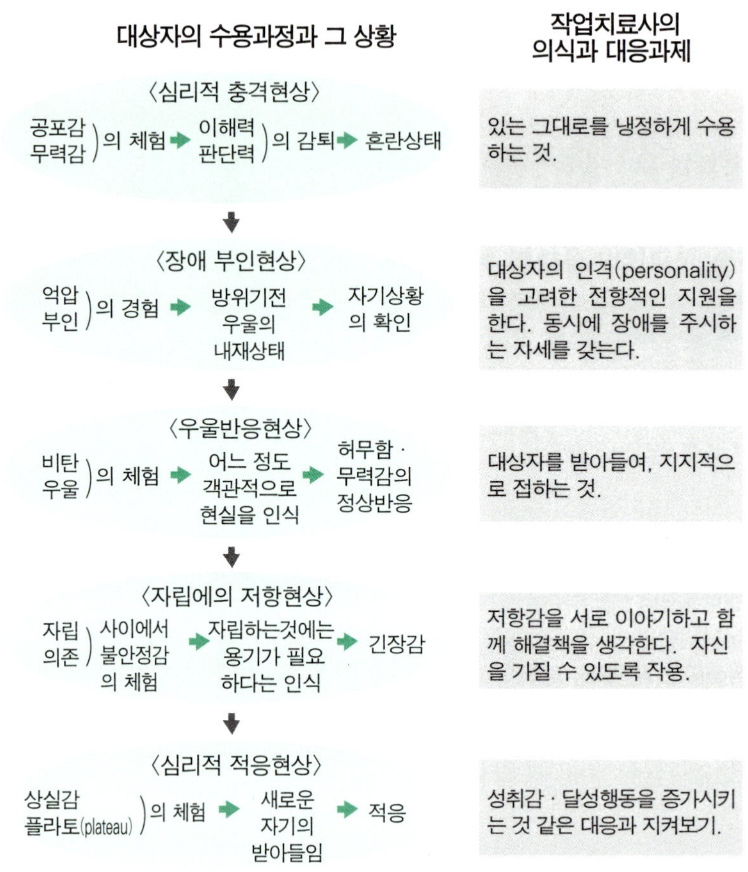

그림 2 **크류거에 의한 장애수용과정과 이에 대응하는 작업치료사의 의식 · 대응과제**

2 장애수용과정의 5가지 현상

아래에 5가지 현상(phase)에서의 작업치료에 대해서 생각해 본다**(그림2)**.

a. 심리적 충격(shock)현상

이 시기는 발병 후 얼마 안되어 일어나고 공포감과 무력감 안에서 체험된다. 의식이 있으면 공포감과 무력감에 위협을 받아 자기는 죽는 것이 아닌가라고 불안이 쌓여 과도한 흥분과 불안 속에서 이해력도 판단력도 이상해져 때로는 정지하고 혼란상태를 나타낸다.

이러한 시기의 작업치료의 대응은 대상자 및 가족을 포함하여 있는 그대로를 냉정한 태도로 수용하는 것에 있다.

b. 장애 부인현상

이 시기는 의식이 회복되어 현실을 감지하기 때문에 대상자는 불안을 억제하도록 하여 자기를 지키려고 하는 무의식적 행동을 나타낸다(억압). 즉, 방어기전 이 작용하는 것이다. 그 표출로써 장애를 인정하지 않거나 큰일은 아니라는 행동을 취하게 된다(부인). 대상자로서 갑작스런 신체적 변화나 정신적 변화는 받아들이기 어려우며 그것이 영속적이라고 느꼈을 때에는 더욱 더 그렇다.

이 시기는 물리치료사나 작업치료사에 의해서 대상자에게 일어난 변화나 장애가 제거되는 것은 아닌가라고 믿고 관계 스태프에게 확인하는 일이 많다. 이러할 때 작업치료사의 대응으로써 엄격한 태도는 금물이다. 왜냐하면 심리적으로 불안정기에 있는 대상자를 더 한층 불안정하게 만들어 버리기 때문이다. 반대로 안이하게 일시적으로 안심시키는 격려도 금물이다. 현실 검토가 이루어지지 않은 상태에서 격려하여도 생각대로 회복이 되지 않는 현실을 느꼈을 때, 그것은 저해인자가 될 수 있기 때문이다.

작업치료사는 대상자의 현실적인 희망이 부인(denial)으로부터 분화되어 올 수 있도록 대상자의 인격(personality)을 고려한 전향적인 지원을 해야 한다. 함께 장애를 주시하고 함께 생각해 가는 자세를 보여주는 대응이 요구된다.

c. 우울반응현상

어느 정도 객관적으로 현실을 인식할 수 있게 되면 비탄이나 우울이 대상자의 감정을 지배하게 된다. 부인하고 있는 시기는 우울상태가 내재하고 있는 상태에 있다고 일컬어지고 있다. 상실된 것이 이미 두 번 다시 돌이킬 수 없는 공허함이나 무력감에 기인하는 정상반응이라고도 일컬어지고 있다. 우울반응은 신체장애의 중증정도에 있는 것이 아니라, 신체장애에 대한 자기평가에 의존하고 있다.

이 시기의 대응은 대상자를 받아들여 지원적으로 접촉할 것이 요망된다. 억지로 시키려고 하는 것이나 격려는 금물이다.

d. 자립에의 저항현상

기능회복이 플라토(plateau; 회복이 일정한 한계에 도달하여, 향상되지 않게 되는 것)에 도달하여 새로운 자기관을 형성하여 갈 무렵, 새로운 환경에 대해서 자립과 의존 사이에서 대상자의 마음은 흔들리고 자기 자신의 힘으로 무엇이든 해보려는 기분과 무언가 도와줬으면 하는 기분이 뒤섞여 엉클어진다. 자립하고 싶다고 바라던 것이 상당히 용기가 필요하다는 것도 알아차리게 된다. 자립에 대한 저항은 뛰어오르기 전의 일종의 긴장감일지도 모른다.

이러한 시기의 대응은 자립해가기 위한 사전경험인 외박의 횟수를 많이 하여, 환경의 변화에 대한 심신의 준비와 적응을 촉구해가야 한다. 저항에 대한 내용에 관해서 서로 이야기를 빈번하게 나누고 해결책을 함께 생각하면서 대상자와 마찬가지 사례나 성공사례를 소개하여, 자신을 가질 수 있는 작용도 필요하다. 충분한 대화 아래 새로운 환경으로 보내지 않으면 가족이나 주위에 적대감이나 공격의 화살을 돌리는 일이 자주 일어나므로 주의해서 대응해가야 한다.

e. 심리적 적응(장애수용)현상

장애에 의한 상실감은 장래에 대한 희망도 상실시키는 결과를 초래한다. 기능회복이 서서히 일어나 플라토(plateau)에 도달하는 과정에서 새로운 자기를 받아들여 자기의 가능성을 발견해가려면 시간이 걸린다. 단순히 시간이 해결해 주는 것이 아니라, 여러 가지 스트레스에 어떻게 대처하여 가는가, 대상자 나름대로의 생각이 요구되며 그것을 극복한 사람이 사회에 적응해가는 해결책을 찾아내고 있다.

장애수용은 대상자의 가치관의 재검토, 인생관의 수정 없이는 이루어지지 않고, 그 길은 멀다.

이 시기는 현실을 주시하고 실제로 필요한 생활행동을 실천하여 달성되는 행동이 증가하여감으로써, 새로운 자기발견에 자신을 가질 수 있게 되는 것이라 생각된다.

●인용문헌

1) エリクソン EH, 他(著), 村瀬孝雄, 近藤邦夫(訳) : ライフサイクル, その完結. 増補版, みすず書房, 2001
2) Erikson EH: Childhood and Society. p273, Norton, 1951
3) 中村隆一(編) : 入門リハビリテーション概論. 第 2 版増補, pp55–68, 医歯薬出版, 1997

이 단원의 키워드

●개입(intervention) : 대상자에게 무언가의 영향을 미치거나, 병적 과정을 바꾸는 것을 의도하는 행동이나 지원을 말한다. 작업치료에서는 그 전체과정(치료 · 지도 · 지원)을 포괄적으로 언급할 때에 사용하는 경우와, 치료 · 지도 · 지원의 개개의 행위를 가리킬 때 사용되는 경우가 있다.

●각성수준 : 의식장애의 정도를 말한다. 정도가 가벼운 순으로부터, ① 경면(somnolence)(자극으로 눈을 뜨고, 답하거나 행동할 수 있다). ② 혼미(자극에 반사적으로 반응할 수 있고, 간단한 질문이나 지시에 따를 수 있다), ③ 혼수(자발운동이 전혀 없고, 자극에도 반응하지 않는다)로 나뉜다. 의식장애의 분류척도로써 Japan Coma Scale(JCS)과 Glasgow Coma Scale(GCS)이 흔히 사용된다.

●감각과 지각 : 이 두 가지 말의 구분사용에 대해서는 아직 통일된 견해는 없으나, 재활영역에서 이해되고 있는 것은 이론적으로는 감각(sensation), 지각(perception), 인지(cognition)라는 계층구조이다. 물건에 닿는 등의 요소적 자극을 감수하여(감각), 만져서 아픈지 아프지 않은지, 물건이 부드러운지, 딱딱한지, 큰지 작은지 등을 식별하고(지각), 그것을 과거의 기억과 대조한 결과, 예컨대 "라이터"라고 인식(인지)하는 과정을 거친다. 외계로부터의 자극을 감지하여 중추에 전달하는 신경기구(수용기 · 신경 · 대뇌피질)를 생리학 등에서 전적으로 사용되는 "감각기능"이라 하고, 그것이 무언가를 판단하여 적절한 운동 · 동작을 일으키는 작용(기능)을 "지각"이라 부른다고 하면, 작업치료의 대상은 "지각"이 중심적 역할을 수행하게 된다. 그러나, 진 · 에어즈(Jean Ayres)에 의해서 이론화되어 발전하여 온 "감각통합요법"(Sensor Integration)과 같이, 요소적 감각(촉각 · 통각 · 고유수용각 등)처럼 자극으로부터 들어오는 치료법도 있으므로, 감각검사 · 감각기능, 지각검사 · 지각기능이라는 용어도 동시에 사용된다.

●구축 · 변형 : 구축(contracture)이란, 관절을 에워싼 연부조직(피부 · 건 · 근육 · 인대)의 변화가 원인으로, 관절가동범위(관절이 움직이는 범위)가 감소한 상태를 말한다. 변형은 구축이나 골의 파괴 · 이상, 근력의 불균형 등으로 일어난 몸의 형태이상을 가리킨다.

●잔존능력 : 치료효과를 그 이상은 바랄 수 없고 장애가 고정되었을 때, 활용 가능한 남겨진 심신기능으로 생활할 수 있는 능력을 가리킨다. 그 남겨진 능력을 활용하여 생활을 재구축하는 방법을 대상적(compensatory) 접근(구미에서는 rehabilitation approach)이라 부른다. 오른손에 마비가 있는 사람은 왼손으로 식사를 할 수 있고, 손을 사용할 수 없는 사람은 발로 문자나 그림을 그릴 수 있다.

●자기통제(self-control) : 일반적으로는 "자기제어"라 한다. 자기 신념이나 목표, 주위의 기대에 따라가면서 자기행동을 자기 규제하는 것, 또는, 문제가 일어났을 때에 능동적으로 적절한 해결방법을 선택하여 대처할 수 있는 것을 가리킨다.

(다음 계속)

이 단원의 키워드(계속)

- **사회자원 :** 건강이나 생활을 유지하기 위해 이용 가능한 공적 · 사적인 사회적 서비스를 가리킨다. 법률이나 제도 · 정책, 시설이나 인적 · 물적 서비스, 근린의 협력이나 자원봉사자 등이 이에 해당된다.

- **사회적 입원 · 입소 :** 병상이 안정되어 자택복귀가 가능해져도, 집에서 돌보는 사람이 없어 입원을 계속하지 않을 수 없는 상태를 "사회적 입원"이라 하고, 이 해소를 지향하여 r 가정간호(care)를 중요시하는 개호(간병)보험법이 만들어졌다. 그리고 가정간호가 중요시되어도, 케어체제가 정비되지 않고 가정간병이 곤란한 가정이 많아, 가정생활이 가능해져도 시설에 계속 입소하지 않을 수 없는 상태를 "사회적 입소"라 한다.

- **내적 동기부여 :** (motivation) 사람이나 동물의 행동은 무언가의 원인에 의해서 일어난다. 이 행동을 촉발하고(동인이라 불리는 내적 과정), 지향성(목표 또는 유인이라 불린다)을 주는 역동적(dynamic) 과정을 "동기부여"라 부른다.

- **인지(cognition) :** 사람이나 동물이 외계에 작용하여 대상이나 세계를 아는 것(지적 활동), 또는 그 과정을 말한다. 마음의 활동을 종합적으로 탐구하는 분야에 "인지과학"이 있으며, 거기에 포함되는 내용에는 지각 · 의식 · 기억 · 사고 · 감정 · 학습 · 언어 · 수행 등이 있다. 하나의 정보처리과정으로써 연구되어 있다.

- **배경(background) :** 대상자의 생활과 문화적 배경을 가리킨다. 보다 적절한 치료 · 지도 : 지원을 하기 위해 필요한 정보이며, ICF로 말하면 "환경인자"와 "개인인자"가 이에 해당한다.

- **평가 :** (assesment와 evaluation) 양쪽 모두 "평가"라 번역되어, 활동의 적절성, 효과, 영향을 어떤 특정의 관점에서 계통적 · 객관적으로 판단하는 것을 가리킨다. "assesment"에는 "사정"이라는 번역도 있으며, "환경 assesment" 등, 있는 그대로의 상태를 평가한다는 뉘앙스가 있다. 한편, "evaluation"의 경우는 실험적으로 어떤 자극(치료)을 주어 효과를 평가할 때에 사용되는 경우가 많다. 영문에는 "evaluation assesment"라는 표현도 있다. Willard and Spackman이 저술한 『작업치료』에는 어느 쪽도 같은 의미로 사용된다는 해설이 있다.

- **방위기전 :** (defence mechanism) S. 프로이드에 의한 정신분석의 개념, 파국의 예감으로부터 오는 불안이 동기가 되어, 파국으로부터 모면하려고 하는 것이 "방위"이고, 그 방위를 하는 방법의 기본적인 기전(mechanism)을 "방위기전"이라 한다. 몇 가지의 분류법이 있으나, 퇴행 · 억압 · 투영 · 승화 등이 있다.

- **예후, 예측 :** 질병의 경과 전망이다. 대부분의 질환에서는 회복경과와 결과가 통계적으로 예측되어 있다. 의사는 환자나 가족에게 예후를 알리는 일이 많으나, 이것은 어디까지나 다수의 증상사례로부터 추단한 일반적 통계수치이기 때문에, 반드시 개개의 환자에게 적용되는 것은 아니다. 예후에는 개인인자, 환경인자, 신약 발견 등 다수의 요인이 영향을 준다.

제 4 장

작업치료의 실제

GIO 일반교육목표	SBO 행동목표
1 **작업치료의 대상인 5개 분야의 작업치료의 흐름을 대표적 증상사례를 통해서 이해할 수 있다.**	1) 이 단원에서 채택한 작업치료의 5개 분야란 무엇인지를 설명할 수 있다. 2) 5개 분야에 공통되는 작업치료의 과정(process)을 설명할 수 있다. 3) 질병의 진행상태에 따른 작업치료의 내용, 실시장소에 대해서 설명할 수 있다. 4) 삶의 주기에 따른 작업치료의 실천사례를 설명할 수 있다. 5) 장애수용이 어떻게 이루어져 가는지를 증상사례를 통해서 설명할 수 있다.

습득 체크리스트

- ☐ ① 작업치료의 5개 분야란 무엇인지를 설명할 수 있었다.

- ☐ ② 분야에 공통되는 작업치료과정(process)을 언급할 수 있었다.
- ☐ ③ 분야에 따라서 상이한 과정을 발견할 수 있었다.

- ☐ ④ 질병의 진행상태에 따라서 대상자의 증상이 변화하는 것을 증상사례를 통해서 설명할 수 있었다.
- ☐ ⑤ 질병의 진행상태에 따른 작업치료의 주된 내용을 분야별로 열거할 수 있었다.
- ☐ ⑥ 질병의 진행상태에 따른 작업치료 실시장소의 대표사례를 분야별로 열거할 수 있었다.

- ☐ ⑦ 삶의 주기란 무엇인지를 설명할 수 있었다.
- ☐ ⑧ 삶의 주기와 발달과제에 대해서 증상사례를 통해서 설명할 수 있었다.
- ☐ ⑨ 삶의 주기에 따른 작업치료의 내용을 증상사례를 통해서 설명할 수 있었다.

- ☐ ⑩ 장애수용의 과정에 대해서 증상사례를 통해서 설명할 수 있었다.
- ☐ ⑪ 장애수용을 촉진하는 인자가 무엇인지를 증상사례를 통해서 설명할 수 있었다.
- ☐ ⑫ 장애수용을 저해하는 인자가 무엇인지를 증상사례를 통해서 설명할 수 있었다.

I 신체기능분야에서의 작업치료과정

증상사례 제시

중증 지각장애를 수반하는 좌측 편마비 남성의 직업복귀를 위한 작업치료.

■ 일반적 정보

① 증상사례 : A씨, 45세, 남성[1]

② 진단명 : 뇌혈관질환(우측시상 출혈)에 의한 좌측 편마비.

■ 전문적 정보

① 생활력

4인 가족(**그림 1**)이다. 고졸 후 27년간 동일직장에 근무하였으며 선반공으로서 숙련된 기술을 갖고 근면 성실하여 직장에서의 신뢰도 두터웠다. 아내는 아이가 학교에서 돌아올 때까지 근처의 슈퍼마켓에서 파트타임으로 일하고 있었으나, 남편의 입원과 동시에 사직하고 병원과 집을 왕복하는 생활이 되었다. 중학 3학년생인 장남은 고교입시를 앞에 두고 하교 후 근처의 학원에 다니고 있다.

② 현 병력

선반공으로서 작업 중에 쓰러져, 구급차로 응급병원에 입원하였다. CT와 MRI검사[2]로 시상 출혈이라 진단되었다. 3개월간[3] 내과에서 혈종제거술, 뇌실 배액법(drainage)을 받고, 혈압이나 전신의 관리 및 기본적 동작훈련[4]을 물리치료사로부터 받았다. 보조자의 관찰시 휠체어에 타거나, 약간의 거리라면 건측 발로 휠체어를 움직일 수 있을 정도까지 되었으므로, 본격적인 재활을 위한 재활전문병동이 있는 본원으로 옮겨 회복기 재활을 받게 되었다.

A씨는 언어장애가 없었기 때문에, 언어치료사 이외의 모든 전문직이 관여하였다. 입원 4개월

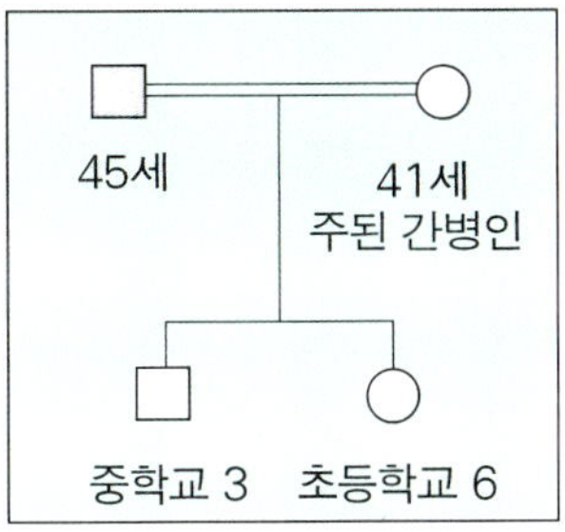

그림 1 **제노그램(가족 계통도)**

동안에 재활회의가 자주 열렸고 회복상태에 따라서 장기목표와 단기목표[5]를 변경하였다. A씨의 운동기능은 매우 좋았음에도(마비가 가벼웠음에도) 불구하고 지각기능[6]이 심하게 저하되어 있었기 때문에 걷는 것도 손으로 물건을 다루는 것도 미숙하였다. 작업치료(OT)에서는 지각의 개선 가능성을 살피는 것, 기능적으로 손을 사용할 수 있는 방법을 모색하여 훈련을 실시하였다. 지각기능의 현저한 개선은 없었으나, A씨는 상하지의 조절을 터득하여, 대상이나 주위의 환경 · 사람의 움직임을 확실하게 관찰하여 자기 동작을 확인함으로써 위험을 방지하는 것을 배웠다.

가족의 생활을 걱정하고 있던 A씨에게 사회복지사(social worker)가 당원으로 옮겨옴과 동시에 복지사무소에서의 생활보호[7]의 신청방법을 아내에게 지도하였다. 발병 후 3개월이 지난 무렵, 휴직 중 생활보장인 상병수당의 신청지도를 하여 A씨는 당면한 생활의 걱정으로부터 해방되었다.

A씨가 가장 바라는 것은 직업 복귀였다. 작업치료(OT)에서는 중증의 지각장애 때문에 선반공으로서 복귀하는 것은 곤란하다고 생각하여 A씨와 이야기를 나눈 결과 사무직으로의 전환을 도모하기로 하여 책상동작의 훈련을 시행하였다. 동시에 물리치료사와 공동으로, 외출 · 외박 · 직장방문훈련 등을 자주 실시하였다. 그러나, A씨는 선반공으로서의 직업복귀의 꿈을 버릴 수 없어 사회복지사의 지도 하에 신체장애인 재활원호시설에 입소하여 전문적 훈련을 받기로 하였다. 6개월의 입소훈련 후, 현직 복귀는 곤란하다고 간주되어 신체상황으로부터 가장 부담이 적은 직종으로써 모 회사의 경비 일을 소개받아 직업복귀를 이루었다[8].

■ 아래의 내용에 대해서 조사해보자! 그리고, 생각해보자!

❶ 45세 남성의 삶의 주기와 역할은 무엇인가?
❷ CT와 MRI검사는 무엇을 보는 검사법인가?
❸ 3개월 동안의 입원기간은 어느 질병의 진행상태에 해당되는가?
❹ 기본적 동작훈련에는 어떠한 훈련이 포함되는가?

❺ 장기목표와 단기목표는 어떻게 다른가?
❻ 지각기능의 역할은 무엇인가?
❼ 생활보호에서는 표준인 4인 가족에서 어느 정도의 생활비가 지급되는가?
❽ A씨가 직업복귀를 이룩한 가장 큰 요인은 무엇인가?

1 작업치료과정

A씨의 각 단계에 따른 평가와 치료의 개요를 **표1**에 나타냈다. 심신기능의 구체적 내용은 **표4**(☞177쪽)에 정리하였다. A씨의 재활과정은 급성기에서 직업복귀까지 2단계 4기로 나뉘고, 3개소에서 시행되었다(**표2**). 급성기 병원에서는 작업치료사(OTR)가 없기 때문에 작업치료(OT)가 도입된 것은 회복기부터이다.

4기는 A씨의 강한 희망(직업복귀에 대한 욕구)과 가족의 소원(재발하지 않도록)을 중요시한 의학적, 사회적, 직업적 재활의 과정이다.

3개소의 재활 실시장소는 A씨의 병상과 심신기능의 상태(질병의 진행상태: 급성기 · 회복기 · 유지기)에 맞춰서 병원으로부터 시설로 시설로부터 직장으로 원활하게 중개되었다.

A씨의 삶의 주기는 장년기에 해당되고 어린이의 양육과 사회의 중견으로서의 활약이 기대되는 시기이다. 일꾼으로서 가장 충실하고, 직장에서 장래의 지도자로서의 기대가 걸려있던 A씨의 충격은 이루 헤아릴 수 없었다. 이 충격을 받은 A씨와 함께 희망을 이루어 주는 길을 찾는 것이 재활 팀의 장기목표이고, 작업치료(OT)에 부과된 임무는 작업치료능력의 재획득과 직업복귀의 가능성을 보여주는 것이었다.

2 단계적 재활과 작업치료의 역할

뇌혈관질환은 뇌의 혈관이 파열(뇌출혈이라 한다)되거나 막히거나(뇌경색이라 한다)하여 갑자기(또는 서서히) 몸의 절반이 마비되는(편마비) 것을 말한다. 갑자기 마비가 일어나므로, "뇌졸중"이라고도 한다. 뇌혈관질환에 의한 장애(뇌혈관장애)는 다채로워(**그림2**), 단순히 몸의 마비 뿐만 아니라 감각, 인지, 지적 기능 등도 저하한다. 또한 적절한 재활을 시행하지 않으면 전신의 합병증을 일으킨다. 일본에서는 사망률의 3위를 차지하는 질병이며(1위 : 암, 2위 : 심장병), 신체기능분야의 재활에서 뇌혈관장애는 병원에서도 시설에서도 지역에서도 가장 많은 장애이다. 뇌혈관장애에 대한 작업치료(OT)의 상세는 이 시리즈인 『작업치료 평가학』, 『신체기능 작업치료학』, 『임상실습과 사례연구(case study)』의 각 권에서도 학습하므로 여기서는 작업치료의 큰 흐름에 대해서 언급하기로 한다.

표 1 각 단계에 따른 평가 · 치료계획

질병의 진행상태	급성기	회복기	유지기
장애상	●뇌출혈 좌측 완전마비 ●응급구명조치 우선 ●장년기를 위한 직업복귀가 필요 ●회복을 저해하지 않기 위한 양호한 자세유지와 본격적 재활을 향한 기본동작훈련이 필요 ●응급병원이기 때문에 물리치료사 밖에 없었다. ※ "평가결과" 이하의 항목은 소개장으로부터 기재	●아내와 자식을 위해 직업복귀를 강하게 바라고 있었다. ●좌상하지의 움직임이 비교적 좋았기 때문에, 동반되는 문제점을 개선할 수 있으면 자립할 수 있는 것은 아닌가라고 예측되었다. ●45세는 한창 일할 때이기에 직업복귀를 최우선 과제로써 기능회복에 대처할 필요가 있었다.	●ADL, IADL이 독립적으로 수행하여, 선반공으로서 현직 복귀를 희망한다. 직업훈련에 걸고 싶다는 희망을 성취하기 위해, 지체부자유자 재활 원호시설에의 입소 절차를 밟았다.
평가결과 (상세는 표4 참조)	●편마비 기능검사에서는 좌상하지 완전마비 ●ADL 완전보조(정맥주사, 귀저기)	●편마비 기능검사에서는 마비는 경증이고, 벽 등을 잡고 걷거나 손가락의 개별운동이 가능 ●중증의 지각장애(방어지각, 식별성 지각 심부지각 모두 중증으로 장애) ●운동기능 양호에도 불구하고 옮기기 · 보행 · 휠체어 조작 · 지속적인 물건잡기(grasp)가 불가능하고, ADL은 보조자 필요 ●아래 사시에서는 물건이 보이기 어렵다. ●회복의 가망과 경제생활의 불안이 심하여 우울경향	●재활치료(물리치료 · 작업치료)에서 기능유지훈련이 필요 ●직능과에서 직업능력 적성검사와 훈련이 필요
문제점 이점	〔문제점〕 ① 중증의 운동기능 장애 ② 의식장애 ③ ADL 완전보조	〔문제점〕 ① 감각성 운동실조 ② 안구운동장애 ③ ADL 보조자 필요 ④ 우울경향 〔이점〕 ① 나이가 젊다 ② 회복에 대한 강한 희망 · 기대 ③ 아내의 헌신적 간병	〔문제점〕 선반공으로서의 정확성, 안전성이 결여되어, 기본적 훈련으로부터 시행할 필요가 있다.

(다음 계속)

표 1 각 단계에 따른 평가 · 치료계획(계속)

질병의 진행상태	급성기	회복기	유지기
장기목표	●휠체어 조작을 가능케 하여 전원한다.	●직종을 변경하여 직장복귀한다	●선반공으로서 복직
단기목표	① 관절가동범위(ROM)의 확보 ② 기립성 저혈압의 예방 ③ 마루 위 동작 · 옮겨 타기 · 휠체어 조작을 가능케 한다.	① 감각성 운동실조의 경감 ② ADL 자립 ③ 현직 복귀를 위해서 가능한 일을 찾고, 일에 필요한 기능 · 동작훈련을 시행한다. ④ 직장과의 연계로 의욕을 지지한다. 〔문제점〕 ②④는 전문의에게 진찰받을 것을 권유한다.	① 기초적 작업으로 작업체험을 쌓는다. ② 현직과 같은 환경 하에서의 작업도입 ③ 노동시간의 단계적 연장
치료 · 지도 지원내용과 수단	①-a 양호한 자세유지 -b 도수 ROM훈련 ② 단계적으로 획득(Gatch up)하여 기립성 저혈압의 예방 ③ 기본동작훈련	① 단계적 지각운동훈련, 이상지각대책(**표4** 참조). 지각장애에 대한 주의환기 ② 지각운동훈련을 병동 ADL에 응용 ③-a 직업관련 활동으로서의 전표정리(전자계산기 계산)와 글씨쓰기훈련(환측으로 종이를 누름) -b 통근에 필요한 지하철의 타고 내리기 훈련과 체력 만들기를 위한 잦은 사회적응훈련 ④ A씨의 직장방문, 직장으로부터의 문병	①금속에 줄질하기 ②동력을 이용한 줄질하기 ③반일부터 시작하여 1일 작업으로 연장
재평가	〔문제점〕 단기목표 ①②는 일단 달성. ③은 동작이 미숙하고 감시보조가 필요	지각검사에서는 뚜렷한 변화는 없으며, 운동동작훈련으로 거의 목표를 달성. 선반공에 대한 꿈은 버리지 않고 직업재활로 옮겨갈 것을 결정	단기목표의 ①③은 달성. 현직복귀가 불가능하여 전직
장애수용	불가. 한탄 · 불안 · 기대	필요한 동작의 자립과 주위의 지지로 장래의 설계가 가능해지고 거의 수용	슬픔과 체념

표 2 A씨의 재활 과정

제 1 단계 : 의학적 재활(7개월)

● 제 1기(급성기) : 응급구명의료와 기본적 물리치료의 실시(응급병원, 입원 3개월)
● 제 2기(회복기) : 본격적 재활(재활전문병원, 입원 4개월)
① 물리치료로 기본적 운동기능훈련. 작업치료로 일상생활 활동훈련(1개월)
② 물리치료로 외출훈련. 작업치료로 현직복귀를 위한 기본훈련(직종변경을 시야에 둔 직업관련 활동, 2개월)
③ 물리치료와 작업치료 공통 : 매주의 시험사회적응훈련과 치료사의 직장방문 상사와 이야기를 나눠 직장복귀의 가능성을 검토한다(1개월)

제 2 단계(유지기) : 사회적 재활과 직업적 재활(6개월)

● 제 1기(사회적 적응훈련과 직능평가) : 지체부자유자 재활시설(통칭 심신장애인 복지센터) 입소훈련
① 재활치료과에서 기능유지를 위한 물리치료 · 작업치료훈련을 받았다. 목적은 작업의 지구력 향상
② 직능과에서 각종 작업을 체험하면서 직업능력 판정을 받았다.
③ 직업복귀를 향해서, 활동 일정표를 따라 일반인과 같은 생활리듬으로 시간관리가 이루어졌다.
● 제 2기(직업훈련과 직장복귀) : 센터 내의 직업훈련소에서 직업능력 판정과 훈련
① 직능판정에서 손을 사용하는 직업은 곤란하다고 판정(훈련소에서는 봉제 · 인쇄 · 신발 수리 등의 실무훈련)
② 직능과로 되돌아가 금속 연마작업을 3개월 받았다. 원래의 직장에서 선반공으로서 일하는 것은 곤란하다고 간주되어, 별개의 회사 경비원으로 소개를 받아 근무를 시작하였다.

※본원에서 근무 후의 사후관리(follow-up)와 상담 접수. 평상시의 건강관리와 투약은 주거 근처의 담당의사에게 본원 주치의로부터 소개장을 적어 주었다.

a. 제1단계 : 의학적 재활

■ 제1기(급성 재활) : 응급구명의료와 물리치료에 의한 기본동작훈련

1) 의학적 치료와 ADL〔일상생활활동(동작)〕 보조(의사, 간호사)

A씨의 출혈부위 "시상(thalamus)"은 뇌의 중심부이며 중요한 신경섬유의 중계지점이다. 일반적으로 뇌출혈로 3주 이내에 사망하는 비율은 12% 전후이고 뇌경색의 4% 전후와 비교하면 현저하게 높다. 뇌출혈에서는 핏덩이(혈종)와 그 주위의 부종이 주변의 뇌 조직을 압박하여 장

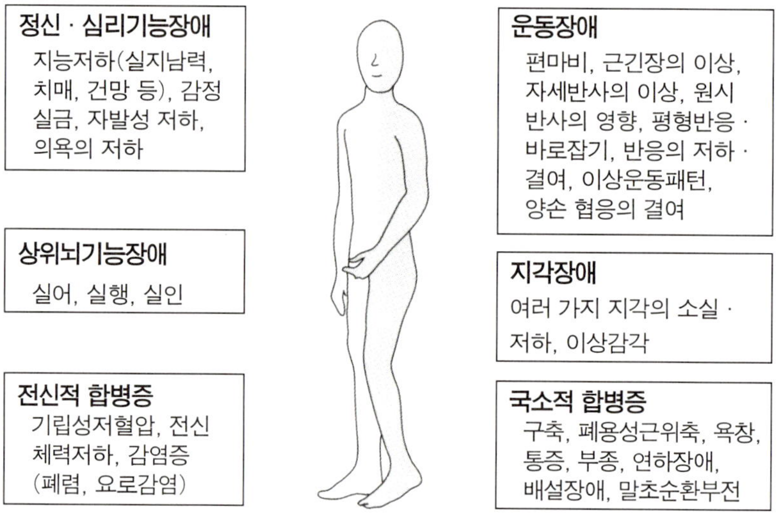

그림 2 **뇌혈관장애의 특징**

애가 중증으로 나타난다. A씨는 이 혈종을 제거하는 수술을 받았다. 그리고 뇌실이라는 뇌척수액으로 가득 찬 뇌 안의 방에도 출혈하였으므로(뇌실 천파), 액이 고여 주위의 조직이 압박되는 것을 방지하기 위한 "뇌실 배액(drainage)"이라는 수액을 밖으로 내보내는 수술도 시행하였다. 가벼운 의식장애도 있어 병상에 누워있는 것이 1개월 계속되었다. 그동안 정맥주사(점적)에 의한 투약과 영양보급을 받은 후, 미음, 죽을 먹을 수 있게 되었다. 욕창예방을 위한 체위변환, 식사, 배설(기저귀), 깨끗이 씻기는 간호사의 완전보조로 이루어졌다.

급성기는 전신상태가 불안정한 시기이고, 의학적 치료와 침대에서의 물리치료가 주가 되는 경우가 많다. 그러나, 작업치료사가 있으면 침대에서의 식사나 몸 단정히 하기, 심리적 지지를 위한 작업을 도입할 수 있다. A씨는 원래 3개월을 기다리지 않고 퇴원하여 본격적인 재활을 시작할 수 있었을 것이나 적당한 병원이 인근에 없어 입원이 길어졌다.

2) 물리치료

작업치료(이하, OT)와 물리치료(이하, PT)는 자동차의 양 바퀴의 역할을 수행하지만 별로 언급할 기회가 없으므로 재활 팀의 일원이 되는 작업치료사의 기초지식으로써 여기서 약간 상세하게 언급해 둔다.

① 침대 위에서의 관절가동범위(range of motion; ROM) 훈련

오래 누운 채로 있으면 관절은 굳어져 움직이기 어려워진다(구축). 어떠한 질환에서도 구축은 일어나지만, 특히 뇌혈관장애에서는 근육의 비정상적인 긴장이 일어나기 쉽기 때문에 구축을 일으키기 쉽다. 급성기 물리치료의 가장 중요한 역할은 장래에 몸을 자유로이 움직이

기 위해 ROM훈련을 충분히 시행하는 것이다. A씨는 수술 후 주치의의 허가가 난 후, 매일 짧은 시간 침대 위에서 ROM훈련을 받았다.

② 일어섰을 때 나는 현기증의 예방훈련

물리치료의 또 하나의 중요한 역할은 일어섰을 때 나는 현기증(기립성저혈압)의 예방이며, 전동침대의 머리부분을 조금씩 올려 머리를 일으켜도 현기증이 나지 않도록 훈련을 받았다.

③ 기본동작훈련(침대 위에서의 몸 구르기 · 일어나기 · 일어서기)

전동침대의 머리부분을 75° 정도 올려도 기립성저혈압이 일어나지 않게 되어, 일어나는 것에 대한 A씨의 불안이 소실된 후에 본격적으로 기본동작훈련이 시작되었다. A씨는 좌측마비이므로 오른손 오른발을 사용할 수 있음에도 불구하고, 좌측 손발을 무시하여(둔 곳을 잊어버려) 동작을 원활하게 시행할 수 없었다. 물리치료사, 간호사, 아내가 말을 걸고, 보조하여 잠시 침대에 발을 늘어뜨리고 앉기(끝에 걸터 앉은 자세)까지에 이르렀다. 앉은 자세를 15분 정도 취할 수 있게 되어(앉은 자세 내구성의 향상), 휠체어 보조로 치료실에 가게 되었다.

④ 휠체어에의 옮겨 타기와 조작훈련

휠체어로부터 침대나 의자 · 치료대 · 변기 등으로 옮겨 타기(transfer)는 마비가 있는 환자에게는 곤란한 동작의 하나이다. 손을 놓는 위치, 발을 사용하는 방법, 몸을 돌리는 방법 등 특별한 훈련이 필요하다. 부주의 때문에 넘어진다. A씨는 좌측 손발의 무시가 계속되어 부주의한 동작도 뚜렷하기 때문에 물리치료사의 감시·지도가 있을 때만 옮겨 타기동작을 하고 퇴원 직전에는 오른손 오른발에 의한 휠체어 조작의 연습도 시작되었다.

■ 제2기(회복기) : 본격적 재활

A씨가 입원하고 있던 응급병원과 본원과는 특별한 연계는 없었으나, 소개장에 의해서 본원의 재활 팀은 A씨의 상태를 잘 파악할 수 있었다.

1) 물리치료 : 기본적 운동기능훈련

작업치료 : 일상생활활동훈련(1개월)

● 재활전문의

팀 리더인 재활전문의(이하, 주치의)는 문제의 소재를 파악하여 각 전문직에 처방전을 냈다 **(표3)**. 처방전에 기초하여 각각의 부문에서 치료 · 지도 · 지원을 하고 1개월 후 재활회의(전체 전문직에 의한 검토회의)를 시행하여, 방침의 수정과 재활목표(재활 팀으로써의 최종목표)를 정한다는 것이 고지되었다.

표 3 재활전문병원에서의 첫 회 처방전

- ●물리치료부문 : 부주의에 의한 넘어짐이나 부상의 방지, 옮겨 타기동작의 완성과 보행훈련
- ●작업치료부문 : 동작의 미숙 · 부주의의 원인규명과 병동 내 ADL 자립훈련
- ●간호부문 : 낮 동안에 침상에서 떠남(휠체어 앉은 자세로 지낸다)과 병동 ADL의 지켜봄과 지원
- ●복지상담부문(social worker) : 경제문제 · 사회생활상의 문제점 들추어내기

※특히 본원이 증상사례의 자택에서 지하철까지 1시간 반 걸리기 때문에, 아내의 부담이 과중해졌다.

●작업치료부문의 대처

① 목적 : 동작의 미숙 · 부주의의 원인규명

② 평가

시상출혈이라는 진단명으로부터 상정되는 임상증상의 체크를 차례로 시행하였다. 시상출혈에서는 의식장애, 편마비, 지각장애, 안구운동장애(안구의 상하운동, 때로는 좌우방향의 운동도 불가능하게 된다. 동공의 축소, 대광반사의 소실, 사시) 등이 관찰된다. 이들에 의한 운동 · 동작의 미숙인지, 더 고차의 지적 활동(고차 뇌기능)영역의 장애가 관여하고 있는지, 또는 의욕 · 흥미 · 관심의 저하도 생각되었다. 의식장애는 이 시점에서는 이미 소실되어 있었다.

평가결과를 정리하면, A씨의 마비는 가볍고 손발도 자유로이 움직이는데 비해 반신의 지각장애가 중증이기 때문에 좌우의 운동은 뿔뿔이 되어 보행이나 일상생활의 여러 동작이 잘 되지 않았다. 또한 이상지각이 원인이 되어 움직일 수 있는 손도 사용하는 것을 싫어하여, 의식적이나 무의식적으로 사용하려고 하지 않는 편측 무시의 상태에 있었다. 응급병원에서의 3개월에 이르는 치료에 의해서도 생각한 만큼 회복되지 않는 절망감과 집에서 멀리 떨어진 병원으로 옮긴 것에 의한 쓸쓸함, 일을 잃는다는 불안 등으로 기분이 가라앉는 경향에 있었다. 다행히 가족의 유대는 강하여 아내는 매일 시중을 들고 직장의 상사 · 동료의 문병도 있어, A씨를 지탱하는 인적 환경은 갖추어져 있었다. 나머지는 재활 팀이 A씨의 희망을 이루게 하는 치료 · 지도 · 지원을 얼마 만큼 할 수 있는가에 달렸다.

평가결과에 의한 장애의 구조를 ICF를 따라서 정리하면 **그림3**과 같다.

③ 작업치료의 결과(입원 후 1개월간)

처방전에 나타낸 동작의 미숙 · 부주의의 원인규명(중증 지각장애)은 할 수 있었으나, 이에 대한 기본훈련에서 끝나버려 병동 내의 ADL자립까지에는 도달하지 못했다.

표 4 A씨의 작업치료 평가항목, 결과, 작업치료 프로그램과 경과

평가항목	평가결과	작업치료 프로그램과 경과
운동장애	마비의 정도는 가볍고, 누운 자세 · 앉은 자세에서의 손발의 운동검사에서는 상하좌우 어느 방향으로도 잘 움직여, 손가락을 차례로 굽히거나 펴거나 할 수 있었다. 그러나, 움직임은 원활하게 할 수 없어, PT의 검사와 합쳐서 "마비"라기 보다는 "감각성 운동실조"가 아닌가라고 판단되었다. "감각성 운동실조"에 대한 지각운동훈련	"감각성 운동실조"에 대한 지각운동훈련 ① 책상 위에 팔을 올려놓고 목표지점의 표식까지 팔을 뻗힌다. 순서는 바로 앞 · 중간 · 전방, 좌측 · 한가운데 · 우측이다. 가능해지면 벽에 붙인 표식에의 뻗기(reach) ② 신체 각부위로 뻗기(reach)(오른손을 무릎 위에 놓고 왼손으로 오른손→팔꿈치→어깨→목→허리→좌측무릎쪽으로 접촉한다) ※물리치료에서는 평행봉 내에 발의 윤곽선을 그려두고 발을 번갈아 내밀고 되돌리는 스텝연습
지각장애	모든 자극이 따끔따끔, 쏴쏴하는 이상감각이 되고, 손으로 물건을 만지거나, 드는 것을 싫어하였다. 이상지각이 적은 부위에서 검사하면, 촉각 · 온도감각 · 손발의 위치나 운동의 감각이 거의 없었다. 동작의 미숙, 전신의 불균형의 큰 원인이 좌반신의 지각장애는 아닌가라는 의심이 생겼다. 운동실조도 지각장애(심부지각장애라 한다) 때문이고, 물건을 드는 데에 비정상적인 힘이 들어가거나 든 물건을 떨어뜨려도 알아차리지 못하는 것에 대해서도 원인은 같았다.	이상지각 대책 ① 재질이 다른 각종 장갑을 사용하여 물건을 만지는 연습 ② 이상지각이 적은 재질의 장갑으로 페그(peg)나 일상물품의 조작 ③ 탈감각법(desensitization) : 양동이에 넣은 솜 · 잘게 자른 천 조각 · 쌀 · 팥에 손을 넣는 훈련 속에서, 자극이 적었던 쌀을 선정하여 만지는 것에 익숙해지도록 하였다. ④ 운동장애에서 시행한 뻗기훈련도 심부지각훈련의 하나이다.
안구운동장애	안과 진찰에 의해서 안구가 아래로 향하는 "하사시"(시선이 보는 목표로 향하지 않고 아래를 향하게 된다)라는 진단이 내려졌으나, 우안이 건강하므로 당장 문제가 없다는 것이었다.	

(다음 계속)

표 4 A씨의 작업치료 평가항목, 결과, 작업치료 프로그램과 경과(계속)

평가항목	평가결과	작업치료 프로그램과 경과
정신기능	① 좌측마비에 특유한 반측시공간실인검사를 몇 가지 시행하였다. 이것은 시력이 정상인데도 좌측에 있는 물건을 인식할 수 없는 증상을 말한다(쟁반의 좌측에 있는 먹을 것을 남기거나, 시계의 좌측 절반을 빠뜨리고 쓰는 등). 시상부의 장애에서는 좀처럼 볼 수 없으나, 만약을 위해 검사를 시행하였다. 장애는 나타나지 않았다. ② 주의장애의 검사는 「"가나"(일본의 표음문자) 고르기 테스트」를 실시하였다. "히라가나"(일본 "가나"의 일종) 4자, 100조 중에서 모음에 ○표를 하는 테스트이다. 주의장애가 있으면 계속할 수 없다. 이 테스트는 지적 저하(치매)의 유무를 조사할 때에도 사용할 수 있다. A씨는 규정인 2분 이내에 90% 정답이어서 문제는 없었다. ③ 아이들 걱정, 복직의 걱정, 전원에 의한 환경에의 적응곤란 등으로 우울경향에 있었다. 재활에 대한 의욕 · 흥미 · 관심도 낮았다.	① 주의장애에 대해서는, 갑작스런 반신 지각장애에 의한 좌반측무시이며, 운동훈련, 지각훈련 중에서 상황을 설명하여 좌측에 의식을 집중하는 훈련을 시행하였다. ② 우울경향에 대해서는 주치의에게 정신과 의사와 상의하여 항우울제가 처방되었다. ③ 3개월의 입원으로도 기대한 만큼 기능이 회복되지 않았다는 것에 대한 A씨의 절망감을 받아들여 핵심이 되는 작업의 발견에 노력하고 직업과 직결되는 전표정리 작업의 연습을 시행한다는 목표를 세웠다. 오른손으로 책상 전자계산기, 왼손으로 전표를 넘기는 등 양손동작훈련을 실시하였다.
일상생활 활동(ADL) **수단적 일상생활 활동(IADL)**	**그림3**과 같이 말을 거는 것과 감시가 필요하였다. 선 자세를 수반하는 동작에서는 넘어짐 방지에 만전을 기할 필요가 있었다.	환측 손의 기능은 좋은데도 건측 손으로 모든 것을 하려고 하므로 원인을 설명하여 이상지각의 감퇴에 맞춰서 화장실 · 착탈의 · 목욕훈련을 시행하였다.

건강상태

뇌혈관질환(시상출혈), 고혈압

심신기능 · 신체구조

① 운동기능장애 : 좌편마비의 정도는 경증이지만, 균형이 나빠 선 자세를 취할 수 없다. 손가락도 자유로이 움직이지만 물건을 들 수 없다. 운동실조의 의심

② 지각장애 : 손가락의 이상지각과 완전 지각소실

③ 안구운동장애 : 하사시(시선이 보는 방향으로 향하지 않고 아래를 향한다)

④ 정신기능 : 주의장애, 우울경향

활동

ADL : ① 옮겨 타기 : 일부 보조 및 지켜보기

② 이동 : 휠체어의 단거리 스스로 달리기 가능(지켜보기)

③ 건측으로 식사 · 몸단정히 하기 자립, 화장실 · 착탈의 일부 보조, 목욕 완전보조

IADL : 건측으로 글씨쓰기 및 전화 가능

참여

① 병원을 옮기게 되어 정신적 불안, 장애의 회복 가능성에 대한 불안이 있고, 개인 생활 · 사회생활에

대한 적응능력은 약화되었다.

환경인자

① 가족 · 경제상황 : 의무교육 수준의 어린이 2명, 곁에서 시중들기 위해서 파트타임근무를 그만 둔 아내와의 4인 가족. 가족관계는 밀접하였다. 휴직 중이기 때문에 상병수당을 신청하였고, 생활보호도 신청 예정이다.

② 직장환경 : 회사에 재직. 일하면 복직이 가능(상사의 말)

③ 가옥상황과 주위의 환경 : 자기 집이고 단독 2층집. 주택과 상점이 밀집한 지역.

개인인자

① 근면성실하고 직장의 중견으로서 신뢰를 받고 있다(상사의 말).

② 고졸 후 27년간 동일 직장에 근무. 선반공으로서 높은 기술을 갖고 본인도 자랑으로 여기고 있다.

③ 건강진단에서 고혈압이 지적되었으나 매우 건강한 느낌이 있었다. 술을 좋아한다.

그림 3 A씨의 장애구조

2) 물리치료 : 사회적응훈련
작업치료 : 직장복귀를 위한 기본훈련(2개월)

● 재활회의(rehabilitation conference)

1개월의 훈련 · 지원결과 보고가 있었고 향후 2개월간의 방침에 대해서 이야기를 나누었다.

물리치료(PT) · 작업치료(OT)로 시행하던 지각운동훈련이 얼마동안 주효하여 A씨의 주의가 좌측으로 돌려짐에 따라 부주의도 감소하고, 신체의 균형도 개선되어 지팡이 보행이 가능해지는 징조가 있었다는 보고가 있었다. 물리치료사에게는 주치의로부터 야외에서의 보행훈련을 하라는 지시가 있었다.

작업치료(OT)에서는 오른손의 책상동작에 문제가 없다는 것으로부터 A씨의 강력한 희망인 직장복귀를 위한 훈련(전표정리를 위한 오른손 전자계산기 사용, 왼손 전표 넘기기에 의한 계산연습)에 들어가고 싶다는 취지의 보고를 하여 승낙을 받았다. ADL훈련은 간호부문과 공동으로 병동에서 시행하는 것이 합의되었다. 지각운동훈련은 잇달아서 작업치료(OT) · 물리치료(PT) 두 부문에서 매시간 처음에 시행하고 작업치료(OT)에서의 탈감각법(desensitization)도 계속 확인되었다.

사회복지사(social worker)로부터 생활보호비의 지급이 시작되어 생활이 안정되었다는 보고가 있었다.

재활 스태프가 이구동성으로 말한 것은 A씨가 다른 환자와 잘 이야기를 하게 되었고 함께 병동에서 자주훈련을 하는 모습을 볼 수 있었으며 밝아졌다는 것이다. "가장 훌륭한 치료사는 동병자(같은 병을 앓는 사람)이다"라는 것이고 동병자의 상태를 보아 환자는 자기인식을 얻을 수 있다.

3) 물리치료 · 작업치료 공통 : 사회적응훈련과 직장복귀 가능성의 탐구(1개월)

● 재활회의(rehabilitation conference)

- 물리치료(PT) : 병동 내는 혼자서 지팡이 보행이 가능해졌으며 버스의 타고 내리기훈련을 수회 시행하고 아내에 대한 타고내리기 보조 지도도 하였다. 운전기사 · 역무원 · 승객에 지원을 요청하도록 지도하였다. 자택까지 1.5시간의 버스 · 지하철 이용은 A씨가 불안해하여 실현되지 않고 있다. 주치의로부터 직장복귀에 대한 지구력을 키우는 의미에서도 사회적응훈련을 가능한 한 매주 시행하도록 의뢰가 있었다.
- 작업치료(OT) : 여러 가지 활동을 할 수 있게 되었기 때문인지 손의 이상감각에 대한 불안감을 호소하지 않게 되었다. 통각은 오히려 과민하였고, 이상감각에 의해서 가려져 있었다고 생각되는 온도감각·촉각이 출현하였으며, 손발의 운동에 가장 필요한 위치지각 · 운동지각 등의 심부감각도 불충분하지만 회복되었다. 그러나 손의 식별지각은 나타나지 않았다. 물건을 다룰 때 비정상적으로 힘이 들어가는 것이나 손에 든 물건을 떨어뜨리는 일은 약간 적어졌으나 본인의 주의가 벗어나면 마찬가지 상태가 되었다. 전표정리나 전화응답과 메모를 하는 등의 사무작업은 순조롭게 진행되고 있었으나, A씨의 참된 소원은 선반공으로 되

돌아가는 것이다. 그러나, A씨의 손으로는 양손의 근력과 균형감각이 필요한 선반공은 무리일 것이라고 보고하였다. 이 점을 주치의가 A씨와 아내에게 전달하고 앞으로의 방침에 대해서 이야기를 나누었다.

- 간호부문 : 병동 ADL은 목욕 · 화장실을 포함하여 다소 시간은 걸리지만 자립하였다는 보고가 있었다.
- 사회복지사(social worker) : 어떠한 형태로도 취업하고 싶다는 A씨의 희망을 받아들여, 직업훈련의 장을 찾게 되었다.
- 장애의 수용 : 재활 팀은 A씨가 예상보다 빨리 ADL, IADL의 자립을 수행한 결과 직업복귀라는 원래의 목표에 기대를 걸기 시작하였다는 것으로 차츰 장애를 받아들이고 있다는 것을 인식하였다.
- 회복기 재활의 결과 : ADL의 자립, 책상 위에서의 사무작업 가능, 대중교통기관의 이용, 주 1회의 사회적응훈련은 최종적으로 가능해졌지만, 매일 통근하여 하루 종일 일할 정도의 신체적 지구력은 생기지 않았다. A씨는 일을 해서 가족을 부양하는 것이 남자의 의무라고 굳게 믿고 있었기 때문에, 재활 팀은 희망을 이루어 주는 방법을 모색하였다. 사회복지사로부터 시설에서의 직업훈련의 제안이 있어 복지사무소와 상의한 결과, 지체부자유자 재활시설(통칭 심신장애자 복지센터)에의 입소가 결정되어 입원 4개월 만에 퇴원을 하였다. 시설에는 훈련경과를 적은 통지서를 보냈다.

b. 제2단계(유지기) : 사회적 재활과 직업적 재활(6개월)

제1기(사회적응훈련과 직능평가) : 지체장애인 재활시설에의 입소훈련

① 재활치료 : 기능유지와 작업 지구력 향상을 위해 물리치료(PT), 작업치료(OT)가 계속되었다. 작업치료(OT)에서는 다시 세밀한 손가락기능의 회복을 위해 마크라메 레이스나 종이세공 등의 수공예를 도입하였다.

② 직능과 : 전문적 직능평가가 실시되어 A씨의 직업체험에 기초한 수동식 기계조작의 연습도 도입되었다. 이 밖에 부분적 직업체험(우편번호 조사나 기계부품의 분류작업 등)이 실시되었다.

③ 사회복지사(social worker)에 의한 생활관리 : 자립생활을 가능케 하는 청소·세탁 등의 생활적응훈련이 시행되었고 일반인과 같은 생활리듬으로 활동일정을 짰다.

제2기(직업훈련과 직업복귀)

① 직업훈련소 : 동 센터(복지국 관할)에는 노동국 관할의 직업훈련소가 있고, 봉재나 인쇄

등 실제의 직업체험을 할 수 있다. A씨는 거기서 체험실습을 하였으나 희망하는 직종이 없어 훈련소 측도 손을 사용하는 직업은 곤란하다고 하였다.

② 직능과 : 재차 직능과로 되돌아와서 금속연마작업을 하게 되었다. 그것은 금속봉의 연마이었고 최초에는 절단면의 까칠까칠한 것을 줄로 제거하는 것으로부터 시작하여 규정된 형태로 깎아내는 일까지 단계를 부여하여 주어졌다. 작업시간도 반일에서 6시간, 7시간으로 서서히 연장되었다. 이 작업이 약 3개월 계속되었으나, 선반공으로 되돌아가는 것은 곤란할 것이라 판정되었다. 그러나, 이 동안에 직능과에서는 직업훈련소와 서로 이야기를 나누어 장애인 고용의 길을 찾아 회사의 야간경비가 소개되었다.

③ 직업복귀 : 야간경비는 A씨가 혼잡한 지하철로 통근하는 것을 피할 수 있고 고혈압도 있다는 것 때문에 과중한 노동은 아니라고 판단되었다. A씨 자신도 6개월의 필사적인 훈련에도 불구하고 원래의 몸으로 되돌아가지 않는다면 할 수 없다고 제안을 받아들이고 가족을 부양하는 것이 첫째라 하여 경비회사에 취직하였다. 발병으로부터 14개월째의 직업복귀였다.

3 삶의 주기에 따른 작업치료

A씨의 삶의 주기는 심리사회적 발달단계설을 제창한 E.H. 에릭슨에 따르면 성인기에 해당된다〔제 3장 Ⅳ-C "영아기에서 고령자까지 — 삶의 주기에 상응하는 작업치료의 실시(☞156쪽) 참조〕.

이 시기의 플러스의 발달과제는 "생식성"이다. 생식이라는 의미는 단순히 아이를 낳아서 키우는 것에 그치지 않고 사회적인 의미에서의 생산성이나 창조성도 의미하며, 어린이의 양육 · 후배의 육성 · 회사에 대한 공헌 · 사회의 발전에 대한 기여 등을 포함한다. 이 "만들어 내는" 것을 통해서 인간은 풍요롭게 성숙하게 된다. A씨는 병전에 힘껏 이 과제를 처리하여 좋은 남편 좋은 아버지인 동시에 좋은 직업인이기도 하였다.

이 "만들어내는" 것에 실패하면 정체감이나 권태, 대인관계의 빈곤화에 괴로워하게 된다. 이 마이너스의 발달과제를 에릭슨은 "정체"라 불렀다. A씨는 갑작스런 발병에 의해서 심한정체감이 엄습하여 초조와 절망을 경험했다.

작업치료에서는 재활 팀과 함께 총력을 다하여 이 마이너스의 발달과제의 극복에 대처하였다. 가장 중요시한 것은 A씨의 의사이며 아내의 A씨에 대한 애정이다. 본인 · 가족과 함께 초조와 절망을 극복하여 직업복귀에 이르는 길을 모색하고, 계속해서 지원한 것이 성인기에 만들어지는 덕목으로써의 "돌봄 또는 감독보호능력"을 A씨에게 회복시킬 수 있었던 요인이다.

4 장애수용의 단계에 따른 작업치료

장애수용 단계설에는 여러 설이 있으며 또한 단계설이 옳은지 아닌지에 대해서도 논쟁이 있다. 그러나, 오래도록 장애를 가진 분들과 접촉하고 있으면, 계속 한탄하면서 틀어박히는 사람, 한탄을 극복하여 새로운 도전을 하려고 하는 사람 등 가지각색이다. 인생은 항상 무언가의 문제(장애)에 대해서 대처하는 과정이다. 그것을 "사는 방법"이라 불러도 된다. 장애수용도 그 사람의 사는 방법에 따라서 이루어진다. 여기서 강조하려고 하는 것은 장애수용은 본인 자신의 문제만이 아니라, 가족이나 재활 스태프를 포함한 사회의 받아들임(수용)의 문제이기도 하다는 것이다. 이 두 가지가 수레의 두 바퀴가 되어 함께 움직임으로써 달성되는 것이다.

여기서는 장애수용 단계설을 따라서, A씨의 과정(process)을 추적해 본다.

a. 전원 초기(발병 4개월째, 비탄 · 우울기)

A씨가 전원해 온 당초에는 급성기 병원에서의 3개월이나 되는 치료에도 불구하고 걸을 수 없고 양손을 사용할 수도 없었기 때문에, 입에서 반사적으로 나오는 말은 한탄과 불안이었다. 직장의 건강진단에서 고혈압이라고 지적되면서 방치한 자신에 대한 자책감도 가미되어, 생활비의 문제나 아이들 걱정, 복직의 걱정으로 우울한 경향에 있었다. 정신과의사의 진찰로 항우울제가 처방되고, 작업치료(OT)에서는 A씨의 복직에 대한 희망을 성취하기 위한 핵심이 되는 작업의 발견에 노력하였다(**표 4** : "정신기능"의 항목 참조). 재활 팀은 각각의 업무 중에서 A씨 자신과 아내가 심신기능을 정확히 파악하여 치료목표를 공유할 수 있도록 설명과 공감을 나타내는 것에 노력하였다.

b. 해결에 대한 노력기(발병 5개월째부터 유지기의 재활 실시기간)

표 2의 재활과정의 제1단계 제2기의 ②에 보여준 물리치료에서의 외출훈련(버스와 전철의 타고내리기 훈련)과 작업치료(OT)에서의 직업복귀를 위한 여러 가지 기초적 훈련이 시작된 무렵부터, 연습의 성과를 본인이 보고를 하게 되었고, 다음 과제에 대한 포부도 듣게 되었다. 작업치료부문으로부터는 숙제를 내어 취침 시까지 매일 몰두하는 나날이었다. A씨의 의욕을 지탱한 가장 큰 요인은 같은 병을 가진 사람과의 교류에 있었던 것은 아닌가 생각된다. 저녁식사 후 집단으로 병원의 주위를 걷는 모습을 매일 볼 수 있었다. 같은 연배의 사람이 많이 있었다는 것이 운이 좋게 작용한 것이다. 작업치료실의 분위기도 밝고 즐거웠다. 입원 3개월이 종료될 무렵에는 스스로 직장의 상사와 연락을 취할 수 있기까지에 이르렀고, 작업치료사도 상사와 몇 회인가 면접을 하여 훈련의 성과를 검토 받았다. 복직에 필요한 구체적 신체능력에 대해서도 서로 이야기를 나눴다.

c. 장애의 수용기(6개월간의 유지기 재활 종료 시)

"장애의 수용"이란 체념도 태도를 바꾸는 것도 아니고 "자신의 장애가 인간으로서의 가치를 낮추는 것은 아니다"라는 적극적인 인식이며, 장애에 대한 가치관의 전환이라고 일컬어진다[1).]

A씨에게 이 과정이 일어났다고는 생각하기 어렵다. 왜냐하면, A씨는 병전과 같은 직업에 취업하여 그 직업으로 가족을 부양하고, 회사에도 공헌하고 싶다고 열렬하게 희망하였으며 이를 위해 노력해 왔다. 원래의 직장으로는 되돌아갈 수 없었으나 다행히 취업할 수 있었다. 만일 취업할 수 없었다면 A씨는 자신의 장애를 받아들일 수 있었을까. 작업치료사가 흔히 권유하는 것처럼, A씨 대신에 아내가 일터로 나가고 A씨가 주부역할을 처리하는 기분이 되었을까(역할 변환). 아마도 "남자는 밖에서 일하고, 여자는 집을 지켜야 한다"라는 그 당시의 사회통념에 묶여 다시 비탄하고 슬퍼했음에 틀림없다. 가치관의 변환, 즉 자기의 존엄을 유지하면서 상황에 따라서 사는 방법을 바꾸기 위해서는 항상 사는 의미를 자기에게 묻고 사는 방법을 모색하는 습관을 가진 사람이 달성할 수 있는 경지가 아닌가 생각된다. 재활 스태프도 A씨의 기질을 살펴서 알고 심리적 재활에까지는 파고들지는 못하였다.

그러나, A씨는 절망하지 않았다. 「이 만큼 노력해서 이 정도밖에 회복되지 않는다면 할 수 없다」고 말한 것이다. 자기의 상태를 객관적으로 인식하고, 체념하면서 전향적으로 노력할 수 있는 것도 장애수용의 하나의 형태라는 것을 A씨는 보여주었다.

■ 용어해설

- **관절가동범위(ROM)훈련** : 중추신경장애, 말초신경장애, 폐용 증후군 등에 의한 관절의 구축 · 변형을 개선 또는 예방하기 위해 각 관절을 능동적 또는 수동적으로 움직여서, 관절의 운동범위를 넓히는 훈련.
- **기본동작훈련** : 일상생활활동(ADL)의 기본이 되는 침대 위의 몸 구르기, 일어나기, 일어서기, 옮겨 타기, 휠체어 조작, 보행 등의 훈련을 가리킨다.
- **이동(transfer)동작** : 침대에서 휠체어, 휠체어에서 변기 등으로 옮겨 타는 것.
- **운동장애** : 신경이나 근육이 손상되어 자유의사에 의한 운동이 곤란해지는 것.
- **반측무시공간 실인** : 시력이 정상인데도 좌측에 있는 물건을 인식할 수 없는 상태이고, 중추신경장애에 특유한 증상인 증상을 말한다.
- **재활회의(rehabilitation conference)** : 재활에 관여하는 전문직이 모여 치료 · 지도 · 지원 방침에 대해서 서로 이야기를 나누는 회의.
- **지체장애인 재활시설** : 신체장애인복지법에서 정하는 시설. 신체장애인 수첩을 갖고 있는 15세 이상의 지체장애인이 이용할 수 있다. 입소하여 치료 · 생활지도 · 직업훈련 등을 받을 수 있다.

인용문헌

1)Dembo T, Leviton GL, et al: Adjustment to misfortune; A problem of social-psychological rehabilitation. *Artificial Limbs* 3:4-62, 1956

참고문헌

2)上田　敏：目でみるリハビリテーション医学. 第 2 版, 東京大学出版会, 1994

II 정신기능분야에서의 작업치료과정

증상사례 제시

통합실조증에 의한 생활 장애를 가진 여성의 자립을 목표로 한 작업치료(OT 이하) (가상 사례)

■ 일반적 정보

① 증상사례 : B씨, 여성, 36세

② 진단명 : 통합실조증

■ 전문적 정보

① 생활력

세 자매의 장녀. 가정은 양친이 자영업을 경영하고 있다. 순박하고 온화한 성격이지만 어릴 때부터 친구가 적었다.

② 현 병력

14세(중학 3년)의 가을 무렵❶부터 성적이 떨어지기 시작하였다. 집에서도 학교에서도 멍청하고 집중력이 결여되고 행동이 통합되지 않는다. 당돌하게 교실의 형광등을 부수거나 험한 표정으로 인근의 사람이 자기에게 욕을 한다고 호소하며 학교에 가지 않고, 자기 방에 틀어박히는 등이 계속되었다. 가족은 곤혹스러웠고 처음에는 달래고 얼러서 등교를 시키려고 하였으나, 이루어지지 않았다. B씨는 마치 딴 사람이 된 것처럼 가족에게 때때로 폭력을 휘둘러, 가정생활이 곤란한 상태였다❷. 모친이 따라가서 정신병원의 진찰을 받고 첫 번째 입원이 되었다. 입원 직후의 흥분상태가 진정된 후에는 끈기나 집중력이 부족하고 잘 잔다. 어리광 부리는 상태가 관찰되었다. 이 시기에 작업치료(OT)가 처방되었다. B씨는 약물치료와 작업치료(OT)를 계속하여 단기간에 퇴원하였다.

학업은 단기입원과 외래치료를 반복하여, 20세에 고등학교를 졸업하였다. 그 고장에서 취직하여 약 2년 동안에 사무원, 점원, 웨이트리스 등의 여러 곳에 취업을 하였다. 어느 것도 동료나 상사와의 인간관계가 부담이 되어, 반년 이상 지속되지 못하였다. 가족은 B씨가 집에서 이불속에 들어간 채로 있거나 약간 큰소리를 내면 상태가 나빠지는 것은 아닌가라고 놀라고, 당황하였다. B씨는 건강하고 착실한 사람인 여동생들과의 관계에서 자기가 동화하지 못하는 느낌이 들었다. 그리고, 까다로워 대하기가 거북한 사람 취급을 하는 태도에 점점 지쳐버렸다. 직장을 그만 둔 다음 가족의 의견으로 가업을 거들게 되었다. 서서히 감정 불안정과 불면의 경향으로 되었고 초췌한 상태가 계속되어 "자기 생각이 대답이 되어 귀에 들려와 마음에 걸린다"고 말하기 시작하여 재발 · 재입원하였다.

같은 병원에 9회째의 입원에서는 입원 3주째부터 사례의 희망에 따라 작업치료(OT)가 처방되었다. 병동과 마찬가지의 작업치료(OT) 장면에서도 끈기나 집중력이 부족하고, 잘 자고, 어리광스런 느낌의 상태가 관찰되었다. 작업치료(OT) 시작 후 3개월에서 감정이 안정되어 행동도 통합되고, 사회적응훈련을 할 수 있게 되었다❸. 최초의 사회적응훈련 후 병원에 돌아오면 지쳐서 병실에서 푹 잠들어 있었다. B씨는 작업치료(OT)를 계속하고 작업치료사(이하 OTR)와 사회적응훈련의 상황을 서로 이야기를 나누는 동안에 점차 사회적응훈련을 나갈 수 있게 되었다. 임상 팀의 회의에서의 검토로 주치의와 작업치료사(OTR)에 의한 가정방문이 이루어졌다. 사회적응훈련 중의 생활이나 퇴원 후의 생활방법에 대해서 B씨 · 가족 · 병원직원 사이에 구체적인 이야기가 있었다. 가족은 지역가족회에 참가하여 다른 가족과 교류하는 동안에 병에 대한 것을 알게 되었다. 가족은 B씨가 집에서 아무것도 하지 않아도 편안하게 생활하는 것이 중요하다고 생각하여 가사나 가업을 도와달라는 말을 하지 않게 되었다.

퇴원 후(9회째의), B씨는 외래통원 · 외래 작업치료(OT)를 계속하였다. 작업치료사(OTR)로부터 "매일 자기 페이스로 무리하지 않고 생활한다"라는 조언을 받아들여 지냈다. 그리고, 자택 부근의 작업소를 알게 되고 자기가 선택하여 작업소를 다니기 시작하였다❹. 작업소에 다니는 것이 안정된 다음, 자택 부근의 아파트에서 독신생활을 시작하였다. 동시에 작업소를 졸업하고 가업을 거들기 위해 자택으로 통근하게 되었다. 또한 지역의 자조 그룹에 소속하여 친구와 여가활동을 즐기고 있다. 현재 그녀는 생활전반의 자기관리[독신생활, 직장(자택)의 일, 부모 · 자매들과의 인간관계나 역할 분담, 친구들과의 교류, 복약관리], 장애에 대한 대응 등을 능숙하게 처리하고, 자신을 갖고 생활하게 되었다❺. 퇴원 후 12년간 재발 · 재입원 없이 지내고 있다.

■ 아래의 내용에 대해서 조사해보자! 또한 생각해보자!

❶ "14세 무렵의 시기"를 일반적으로 무엇이라 부르고 있는가?
❷ 왜 "B씨는 마치 사람이 변한 것 같은 상태로" 되는 것일까?
❸ 이 시기의 "작업치료(OT) 내용"의 특징은 무엇인가?

❹ "스스로의 의사에 의한 결심"에는 어떠한 이점을 생각할 수 있는가?
❺ 이 시기의 B씨의 두 가지 "사회참여" 내용은 무엇인가?

1 작업치료과정

정신기능의 변조상태는 급성기 · 회복기 · 유지(만성)기라는 3개의 질병의 진행상태로 대별된다. B씨는 발병 후 10년 동안에 9회 입원/퇴원을 반복하고, 퇴원 후 12년의 오랜 경과를 거쳐, 치료나 재활을 진전시켰다. 이 경과는 질병과 장애가 동시에 진행되고 천천히 회복되는 정신기능 회복의 일반적인 특징을 나타냈다. 아래에 주로 9회째 입원의 경과를 기준으로하여 검토를 가하고 작업치료(OT)과정의 개요를 더듬어 간다.

1) 제 1단계 입원 전부터 입원 직후까지

급성기는 병의 기세가 왕성하다. 이 시기의 치료 · 서비스는 급성기 증상의 개선이나 병의 치료에 대한 설명과 동의, 그리고 당사자나 가족과 직원간의 신뢰관계를 목표로 한다. 환경 내에서의 안정을 기본으로 하여 안심하고 보호적 · 온화한 자극이 유지되어, 수면이나 휴식을 충분히 취할 수 있도록 한다. 또한, 다량의 치료제(향정신제)를 복용하여 신경(뇌기능)을 완화시키는 처치를 한다. 이러한 조건이 확보된다면 입원을 회피하여 가정에서의 치료(위기를 극복하는)도 가능하다고 생각된다.

또한, 급성기 전에 병이 되는 전조(전구)기가 있으며 일반적으로 불안이나 불면, 식욕저하, 소리에 민감해지는 등이 관찰되지만 반면에 확실하게 알아차리지 못하는 경우도 많다. B씨의 경우도 후자였다.

2) 제 2단계 처음 입원 시 및 9회째 입원 시

회복기 전기(휴식기)는 이상체험의 감퇴와 정상성의 회복과정이 공존한다. 수면과잉, 신체이상감, 억울, 무력감, 자신감 상실, 사고 산만, 집중력 감퇴, 대인관계 장애, 병적 체험, 외계에의 과민반응 등이 관찰된다. 자살의 위험성이 높고, 효과적인 약의 자기관리나 증상관리가 필요하다. 정신요법이나 입원 작업치료(OT)의 의뢰가 많은 시기이며, B씨의 작업치료(OT)도 이 시기에 시작되었다. 처음 입원 시부터의 좋은 참여경험이 8회째 입원 시의 자발적인 작업치료(OT) 참여를 유도하였다.

3) 제 3단계 처음 및 9회째의 퇴원까지

회복기 후기에는 B씨의 투병생활에 편안함과 여유가 나타났다. 계절감의 회복, 신문이나 TV

를 볼 수 있다. 웃는 얼굴이나 언어의 회복, 가정 밖에서의 생활을 즐길 수 있다는 일상생활 활동의 회복이 진전되었다. 이 시기에 퇴원 후의 재활활동이 시도되었다.

그리고, 재발예방을 위해 관계직원과의 상담이나 투약의 지속, 전조증상에 대한 적절한 대처가 필요하다. 가족은 B씨에게 과민하게 대응하는 것이 아니라 서로의 생활을 즐기고, 증세를 받아들여 지켜보는 것이 바람직하다.

4) 제4단계 처음 및 9회째의 퇴원

유지기는 전 단계에 이어서 B씨가 자기 자신의 장애를 사는 시기이다. 정신기능의 변화는 질병과 장애가 공존하는 특징이 있으며 재발의 위험성을 안고 있다. 재활이 순조롭게 진행되기 위해 B씨 자신의 사회화(사회적 존재로서의 성장) 요인에 더해서 각 직종에 의한 협동(teamwork), 복지적인 환경, 사회자원이나 지원조직 등의 충실성이 반드시 필요하다. B씨 자신의 자기결단이나 생활목표의 자각 및 자조조직에의 참여도 의미가 있으며, 생활하는 사람으로서의 삶의 질(quality of life; QOL)의 향상을 지향한다.

2 평가 · 치료계획

B씨의 평가·치료계획을 생각하기 위해, 입원형식과 절차를 **표1**에 정신보건복지 시책을 **그림2**에 나타냈다. B씨의 질병의 진행상태에 따라 장애증상을 파악하는 방법, 평가내용과 유의할 점, 장기 · 단기목표, 치료 · 지원내용, 재평가를 **표2**에 정리하였다.

3 질병의 진행단계(stadium)에 따른 작업치료

a. 급성기의 작업치료

원래 순박하고 온화한 B씨가 급성기에는 사람이 바뀐 것 같은 행동을 보였다. 첫 발생부터 계속 대인관계가 부담(스트레스)이었다. 직장이나 가족 안에서 고립감이나 있기에 마음이 편하지 않고, 감정의 초조함이나 소모가 계속되고 환청이 나타나 더욱 불안정하게 된다.

8회째의 입원 시는 B씨의 희망으로 입원 3주일째부터 급성기의 작업치료(OT)가 시작되었다. 작업치료사(OTR)는 B씨가 병의 상태가 심한 상태에 있어도 치료의욕과 과거의 작업치료(OT)에서의 플러스 체험(애착감)이 존재한다는 것을 평가할 수 있었다. 작업치료사(OTR)와의 의사소통도 양호하였다. 수면-각성리듬은 아직 불안정하고 때때로 아침식사시간까지 일어날 수 없었다. 그리고, 작업치료사(OTR)가 병실로부터 유도할 필요가 있었다. B씨의 안정과 안전

표 1 정신보건복지법에 기초한 입원형식과 절차

본인의 동의에 의한 입원	**정신장애인과 그 가족** ① 의사의 진찰에 본인이 동의하여 입원 ② 입 · 퇴원 신고가 필요 없다. ③ 본인의 신청에 의해서 퇴원 가능 ④ 정신보건 지정의사에 의한 72시간의 퇴원제한이 가능
본인 이외의 동의에 의한 입원	**의료보호 입원** ① 정신보건 지정의사의 진찰로, 본인의 동의에 의한 입원이 이루어지는 상태가 아니라고 판정되어, "보호자"나 "부양의무자"의 동의를 얻어 시행하는 입원 ② 입 · 퇴원 신고를 10일 이내에 도지사에게 제출. 정기 병상보고서를 12개월마다 제출
	응급입원 : 의료 및 보호의 의뢰로 긴급을 요하여 보호자의 동의를 얻을 수 없어, 정신보건 지정의사의 진찰로 본인의 동의에 의한 입원이 이루어지는 상태가 아니라고 판정된 사람에게, 도지사의 동의에 의해서 72시간을 한도로 하여 이루어지는 입원
	조치입원 : 도지사의 동의에 의한 입원 ① 신청, 통보 또는 신고가 있어 조사가 필요한 경우 ② 정신보건 지정의사 2명 이상의 진찰로 자해, 가해의 우려가 있다고 판정된 경우 ③ 6개월마다에 정기 병상보고서를 제출
	응급조치 입원 : 도지사의 동의에 의한 입원 조치입원에 해당되는 상태이고 긴급을 요하며, 동시에 조치입원의 절차를 밟을 수 없는 경우, 정신보건 지정의사 1명에 의한 진찰로 조치입원의 요건을 뚜렷하게 인정하였을 때에 72시간을 한도로 하여 시행하는 입원

을 고려하여 참여시간과 작업내용은 짧은 시간으로 할 수 있는 운동, 단순작업, 부분작업을 시행하였다. 휴식을 많이 하고 장면에서의 고립을 인정하며 무리하게 장의 구성원과 교류시키지 않는 설정을 하였다. 또한, 언어교류는 필요 최소한으로 그치게 하였다. 결석은 있어도 작업치료사(OTR)는 참여나 참여의사를 높이 평가하여 치료의욕의 지속에 노력하였다.

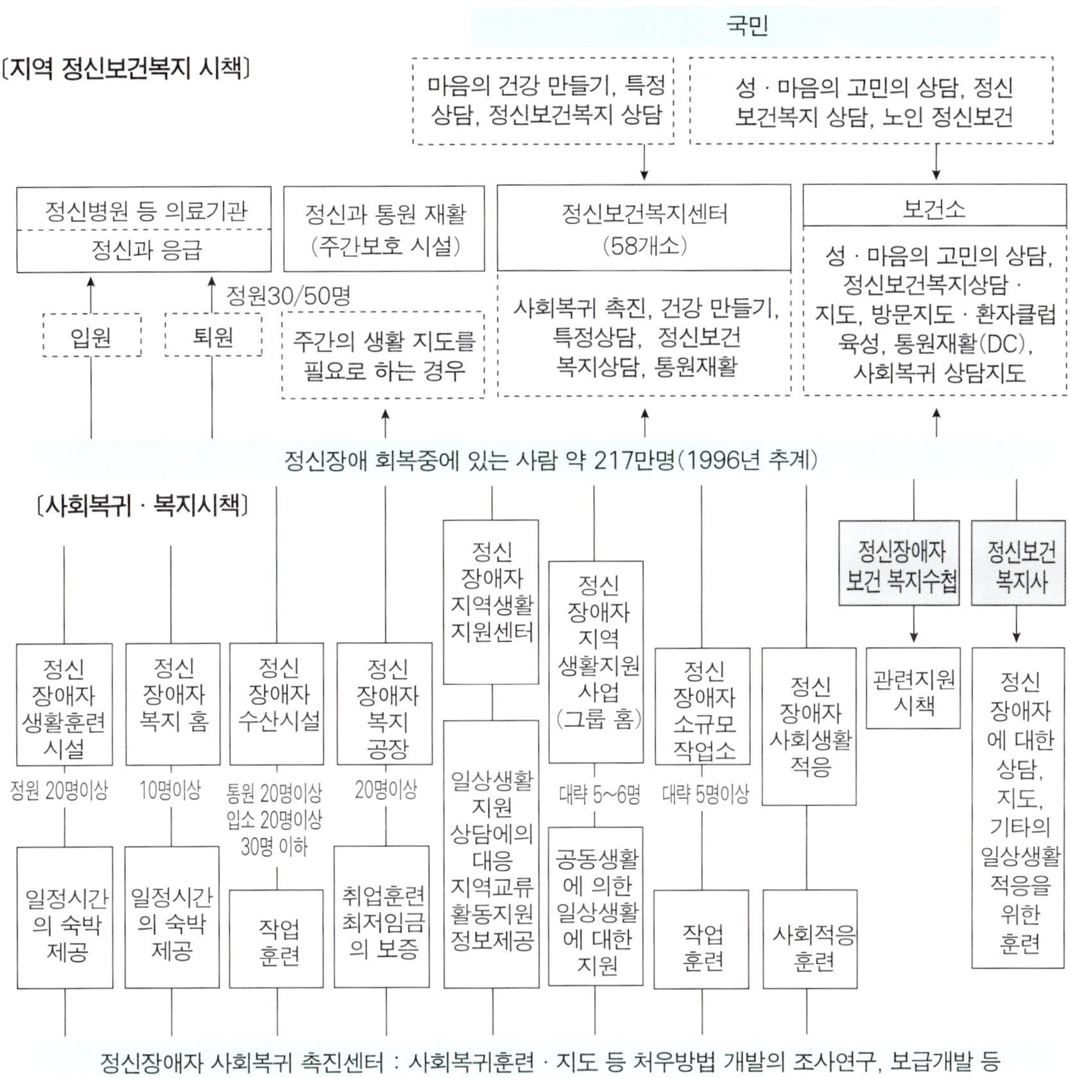

그림 1 **정신보건복지 시책의 개요**〔문헌 10에서 일부변경〕

b. 회복기의 작업치료

1) 회복기 전기

이상체험이 남아 있지만 정상성의 회복과정이 진행되었다. 서서히 수면 · 신체감각이 회복되어 자극이나 의욕 및 생활리듬이 안정되어 갔다. 피로하지 않게 하는 것, 휴식의 필요성을 고려하였다. B씨는 이 시기에 끈기 · 집중력이 부족하고 졸음을 호소하여 작업치료사(OTR)에게 어

표 2 B씨의 질병의 진행상태에 따른 평가 · 치료계획

	급성기	회복기 전기(휴식기)	회복기 후기	유지기(만성기)
장애상	●질병의 기세가 강하게 증상에 압도된다. 행동이나 수면-각성리듬이 혼란, 행동 불안정으로 통합되지 않는다.	●이상체험이 후퇴하지만, 역시 잔존 · 후퇴와 정상성의 회복과정이 혼재한다.	●행동에 안심감과 여유, 일상생활활동의 회복, 활동성의 확대, 퇴원 후의 생활설계를 검토 및 시험 삼아 해본다.	●각자의 장애를 사는 자기결정에 의한 목표 만들기와 여유 있는 생활 확대를 시도한다. 자립과 QOL향상을 촉진한다.
평가항목과 유의할 점	●주된 호소, 주된 증상, 수면-각성리듬, 병식(insight), 일상생활활동, 심신활동에 대한 흥미 · 의욕, 생활설계 등 ●안정, 지지 · 지켜보기 · 단편적 접촉, 자극의 조정이 곤란하므로 자극과다에 의한 혼란의 예방이 필요하다.	●일상생활의 리듬, 무력감, 자신감 상실, 사고력, 집중력, 대인관계, 병적 체험, 외계에 대한 과민반응 등 ●급성기의 병폐 탈피에 의한 휴식이 필요하다. ●의욕향상이나 장래설계 등의 자극으로 혼란시키지 않도록 한다.	●일상생활이나 정신증상의 안정성, 활동성, 문제해결능력, 생활설계에 대한 흥미 · 의욕 · 능력, 병식, 관계직원에 대한 상담이나 복약관리능력 등 ●성급한 대응, 지나치게 버티어 견디는 것은 높은 스트레스이고 재발을 초래한다.	●일상생활이나 정신증상의 안정성, 활동성, 문제해결능력, 생활설계에 대한 흥미 · 의욕 · 능력, 병식, 상담이나 복약관리능력 등 ●새로운 것에 대한 도전은 생활에 여유가 생긴 후에 하지 않으면 재발을 초래한다.
장기목표	●가정복귀를 거쳐 복학 · 취학한다. 생활 장애를 경감, 활동과 참여의 기회를 확대한다(일상생활기능을 터득, 자율적으로 생활한다, 대인기능(skill)을 개선, 가족 안에서 자기표현이나 교류를 할 수 있다, 직장에서 작업능력이나 대인기능을 발휘할 수 있다, 지역활동이나 동료와의 교류, 취미활동으로부터 삶의 질을 향상시킨다). 복약관리나 필요한 상담의 장을 확보, 재발의 예방이나 심신의 건강을 유지한다.			
단기목표	●안정을 하여 병적 체험을 경감하다. ●안심할 수 있는 현실과의 교류의 기회를 증가시킨다.	●자기치유력의 페이스로 욕구충족(건전한 감정의 발산), 사고와 행위를 정리한다.	●생활· 대인기능(skill) · 작업능력을 개선한다. ●사회적응훈련으로 가족 교류, 가정생활에 익숙해진다.	●재발예방, 건강유지, 지역 · 취미 · 동료활동으로 QOL향상, 가사나 취업으로 자립을 향상
치료수단	●언어보다 신체활동, 단순작업, 부분작업으로 생활을 구조화한다. 장내에서의 고립을 용인하는 관계를 갖는다.	●작업이나 집단장면의 견학, 틀 짜기(순서나 그 행정이 일정)작업, 욕구 충족적 작업을 조정하여 부분적으로 사용한다.	●집단참여 · 작업능력 개선의 과제, 사회적응훈련 경험의 검토, 가정방문, 가사 · 교류나 질병 · 장애에 대한 대처 학습	●질병 · 장애에 대한 대처학습, 생활설계의 검토, 재발경험의 활용, 가사 · 교류 · 취업준비나 취업과정의 검토
재평가	●신체증상 · 질환의 출현, 악몽의 재개, 병적체험의 이야기 등	●수면 · 신체감각의 회복, 자극 · 의욕 · 생활리듬의 안정	●여유 · 여유감의 회복, 생활기능, 대인기능, 생활설계 등	●생활의 안정과 변화, 재발대처행동, 취업준비, QOL 등

리광부리는 느낌으로 접촉하였다. 작업치료사(OTR)는 B씨의 자기치유력의 페이스에 맞춰서 욕구충족(건저한 감정의 발산)이나 사고 및 행동의 통합을 지향하였다. 작업이나 집단장면에서의 견학, 틀이 있는(순서나 공정이 일정한) 작업, 단순 또는 이미 아는 게임 등 과중하게 되지 않도록 조정하여 사용하였다. 회복이나 작업수행의 성급한 향상을 피하여 신중하게 실시되었다.

2) 회복기 후기

B씨에게 안심감과 여유가 생기고 계절감 · 생활감이 회복되어 웃는 얼굴이나 언어교류가 활발하게 되었다. 작업치료(OT) 장면에서 서투른 과제에의 도전을 추구하고 집단참여 · 작업능력 개선의 작업과제, 사회적응훈련경험의 검토, 가정방문, 가사 · 의사소통 · 대인과제 · 질병이나 장애에 대한 대처행동 등의 학습을 도입하였다.

약 3개월 동안에 감정이 안정되고 행동이 정리되어 사회적응훈련이 허용되었다. B씨는 최초의 사회적응훈련에서는 병원에 돌아와서 병실에서 푹 잠들 정도로 피로하였다. 작업치료사(OTR)와 사회적응훈련에 대해서 이야기를 나누고 사회적응훈련 시의 가족과의 접촉이나 지내는 방법을 준비하였다. 그 후, 차츰 사회적응훈련을 즐기게 되고 퇴원을 희망한다는 이야기가 있었다. 재발에 대한 대처를 학습하는 가운데 B씨는 수면을 충분히 취할 수 없거나 거듭되는 무리한 사람과의 접촉으로 컨디션이 무너져버리는 것을 자각할 수 있었다.

팀에서의 검토에 의해서 주치의와 작업치료사(OTR)가 가정방문을 실시하여 사회적응훈련 시의 파악과 가족관계의 조정이 이루어졌다. 퇴원 후의 구체적인 생활방법에 대해서 B씨 · 가족 · 병원 직원 사이에서 서로 이야기를 나누었다. 가족은 지역가족회에서의 교류나 질병을 이해함으로써 변화하였다. "일, 일"이라고 B씨에게 압력을 가하지 않게 되었다. 집에서 아무것도 하지 않는 상태라도 안정되게 생활하는 것이 중요하다고 생각하게 되었다. 또한, 가족도 자연체로 보통으로 일상생활을 지낼 수 있게 되었다.

c. 유지기의 작업치료

유지기는 B씨가 재발의 위기를 안으면서 재활과정 · 장애를 살고 있는 시기이다. B씨는 외래통원 · 외래 작업치료(OT)를 계속하면서 작업치료(OT)의 조언을 받아들여 자기의 페이스에 유념하였다. 재발의 계기가 되는 상황이나 자기의 생각이 대답이 되어 들리는 것에 대한 대처방법(마음에 두지 않고 듣고 흘려버린다)을 터득하였다.

퇴원 후 13년간 재발 · 재입원하는 일 없이 지낼 수 있었다. 자기가 생활목표나 생활방법을 계속해서 설계 · 결단 · 확대를 하고 있다. 자택 부근의 작업소 통원(재활시설), 아파트에서의 독신생활, 작업소 졸업 후의 가업 거들기, 지역의 자조그룹에의 소속, 친구와의 여가활동 등을 해냈다. 생활 전반의 자기관리〔독신생활, 직장(자택)의 일, 가족과의 인간관계나 역할분담, 친구와의 교류, 복약관리〕, 장애에 대한 대응 등을 해치워 자신감을 갖고 생활할 수 있을 정도로 성장을 이루어냈다. 생활자로서 일상적으로 QOL의 향상을 지향하고 있다. B씨에 대해서 외래 작업치료(OT)에서는 회복기 후기의 내용에 더해서 사회생활의 유지 · 충실에 연결되는 생활기술이나 사회자원의 소개, 위기개입 등을 B씨의 필요(욕구)에 따라서 대응하였다. 재발방지를 위해 가족이나 관계직원과 공동으로 대처하는 팀의 확대가 요망된다.

4 실시장소에 따른 작업치료

한 때는 병원에서 일하는 작업치료사(OTR)가 다수 있었으나, 현재는 정신기능분야의 작업치료(OT) 실천의 장이 확대되었다. B씨에 대한 작업치료(OT)의 장은 "병원에서의 작업치료(OT)"와 "가정에서의 작업치료(OT)"로 대별된다. 아래에 각각의 특징을 정리하였다.

a. 병원에서의 작업치료

B씨의 처음 입원은 14세 때이고 약 20년 전의 일이었다. 정신병원에의 입원은 현재는 본인의 의지에 의한 "임의입원"이 주된 입원형식(1996년 전국평균 67.3%)으로 되었으나, 이전은 강제입원(현재의 의료보호입원)이 주였고 병원 내는 자유도가 적은 상황이었다(**표1**).

B씨는 20세에 고교를 졸업하였고 그 동안은 병원이라는 보호적인 환경 하에서 가정복귀와 학업복귀를 목표로 하는 치료가 실시되었다. 작업치료(OT)는 개인요법의 형태로 학습활동을 실시하고 집단요법으로 공동작업을 실시하여 가정과 학교에서의 적응을 장기목표로 하고 대인관계의 개선과 작업 · 학습능력의 향상을 단기목표로 하였다. B씨는 대인적으로 수동적이고 자기로부터 작용하는 것은 익숙하지 못했다. 가벼운 게임이나 운동 및 놀이적 상황에 흥미와 관심을 나타내고 집단에 참여할 수 있었다. 짧은 입원기간에 의한 경쾌 퇴원이 계속되었다.

고교졸업 후의 9회째의 입원에서는 대인기능이나 장애의 자기관리가 불충분하였고, 직장에서의 적응 곤란이 발단이 되어 가정생활도 곤란해지고 재발하였다. 대개 병원보다는 학교, 학교보다는 직장이 보호적인 상황이 확보되어 간다고 할 수 있을 것이다. 원래 순박하고 온화하지만 친구가 적었다는 것 때문에도 대인면의 어려움은 예측된 것이었다. 종전의 입원과 비교하여 이 번의 입원이 달랐던 것은 학교에서는 없었던 실사회에의 적응과제를 다루기 위해 이전보다도 장기의 입원기간이 필요하였다는 것이다. 그러나 작업치료(OT)나 작업치료사(OTR)에 대한 좋은 이미지가 있어 도입은 순조로웠다. 또한 회복기 이후에 종전의 작업치료(OT) 경과에서는 충분히 거론되지 않았던 어렸을 적부터의 생활사를 B씨가 이야기를 하게 되었다. 특히 고교졸업 후의 취직에 관해서 별로 마음이 내키지 않았으나 가족에게 재촉을 받아 일을 하여 좌절감이 심해졌다는 것, 가정에서도 "일할 수 없는 자기"에게 열등감을 느껴 가족 내에서 있을 곳이 없어 안정되지 않는 고통 등을 이야기하였다. 작업치료사(OTR)는 B씨의 이야기를 경청하여 작업치료 내에서의 B씨가 자기가 생각한 선택이나 의사를 존중할 것, 희망하는 장래의 생활을 실현하기 위해 서투른 과제를 습득할 필요가 있고, 이를 위해 서로 협력할 것을 약속하였다.

그 후, 종전의 지지적인 작업치료(OT) 내용이 아니라 B씨가 자기 생활의 실현을 의식해서 적극적으로 작업치료(OT)에서의 과제를 자기에게 부과하여 갔다. 주치의나 팀으로부터의 지원도 있어 가정방문이나 가족관계의 조정을 거쳐, 신중하게 퇴원준비가 진행되었다. 가족은 직원으로부터의 정보나 가족회에서의 교류 등으로부터 장애와 그 지지 · 지켜보는 방법을 배우고, B씨가 안정하여 집에 있게 되는 것을 중요하게 생각하게 되었다. 가족 중에서도 본심을 말하고 느긋하게 쉴 수 있다는 것을 실감하여 B씨는 장래에 대한 희망을 느낄 수 있었다.

b. 가정에서의 작업치료(외래 작업치료)

퇴원 후, B씨는 필요에 따라 외래의 작업치료(OT)에 주 1회~월 2회 다녔다. 작업치료(OT)에서 B씨로부터의 희망이나 상담내용에 상응하는 설정, 위기적인 상황 이외는 생활을 지켜보는 형태로 장면을 진행시켰다. 당연한 것이지만 B씨의 자기결정이나 생활목표를 존중하는 일은 속행되었다. B씨는 가정생활에서 안정을 얻었고 작업소 통원(재활시설), 독신 아파트생활, 취업과 가족의 역할수행의 장이고 한 가정생활 및 자조그룹에의 참여를 달성할 수 있었다.

1) 가정생활

B씨가 "자기 페이스로 무리하지 않는" 생활태도와 " B씨가 안정적으로 지낼 수 있는 것을 중요시하는" 가족의 인식과 대응의 변화에 의해서 B씨는 안정되었다. B씨는 스스럼없이 느긋하게 쉴 수 있는 장소를 얻어 장애의 자기관리(복약이나 통원 등)도 궤도에 오르고 가정 밖의 지역의 장애 참여에 관심을 돌리게 되었다.

2) 작업소 출퇴근

B씨 자신이 자기가 사는 지역의 작업소의 존재를 친근하게 느껴 발길을 옮겼다. 지역주민으로서 사회자원을 이용하는 지식은 있었으나, 이용하고 싶다는 마음이 든 것은 처음이었다. 보호적이고 소규모의 직장이라고도 할 수 있는 작업소에서 B씨는 이전 만큼의 불안 · 긴장을 느끼지 않고 적응할 수 있었다. 규칙적인 출퇴근, 집단의 규칙, 작업이나 작업내용, 일하는 동료나 직원과의 인간관계 등에 익숙해지고 바자회나 모의점포 등의 행사활동을 통해서 지역의 지인이 증가하여 갔다. 가족은 협력적이고 행사 때에 물품을 싸게 제공하는 등 B씨의 통원(재활시설)를 지원하였다. B씨는 작업소에 다니면서 일하는 것이나, 동료나 직원이나 지역주민과의 교류에 대한 자신감이 생겨서 밝고 적극적으로 행동할 수 있게 되었다.

3) 독신 아파트생활

작업소에 다니는 것에 대한 적응이 진척되어 자신감이 생긴 B씨는 자택 부근에 아파트를 빌려 자립하였다. 아직 식사는 만들 수 없으나 가족에 의존하는 상태로부터 자기가 생활에 책임을 갖게 되었다.

4) 가업과 가족역할의 참여

독신 아파트생활을 실현하여 B씨는 작업소를 졸업하였다. 아파트로부터 고령의 부모가 경영하는 자택에서 일하기로 하였다. 가족의 일원으로서 부모를 돕는 역할을 자각하였기 때문이다. 가족으로부터 재촉을 받아 일하던 옛날과는 달리 적극적인 노동자로 변신하였다. 여동생들과 무턱대고 겨루는 것이 아니라 장녀인 자기가 참도록 명심하였다. 또한, 일상에서 B씨의 존재감을 높이는 주장도 중요하다고 인식하여 실행하고 있다. 가족과의 새로운 관계 만들기와 가족에의 적극적인 참여가 진전되었다.

5) 자조그룹이나 취미활동에의 참여

지역의 사회자원이기도 한 자조그룹에 소속되어 친구를 만들고 지껄이는 일이나 외출을 즐기게 되었다. 그룹 내에서의 역할도 이어받아 상호 부조하는 관계도 갖고 있다. 또한, 이 밖에 미용과 건강을 위해 재즈댄스교실에 다니고 있다. B씨는 일하는 것이나 가족의 역할수행에만 쫓기지 않고 스스로의 여가를 즐겨 QOL을 높이고 있다.

5 삶의 주기에 따른 작업치료

레빈슨(Levinson)[2)]은 생활환경이라는 용어에 대해서 "출발점에서 종료점까지의 과정 또는 여행", "일련의 시기 또는 단계로 나눠서 파악하는 계절"이라는 두 가지 사고방법을 설명하였다. 인간의 일생은 각인각색이라도 하나의 과정, 계절과 같이 특징적인 고비나 변화가 있다.

에릭슨이 도식화한 인간의 일생의 정신 · 사회적 인격(personality) 특징을 여기서는 아래에 유년기 · 청년기 · 성인기 · 노년기의 4단계로 구분하여 B씨에 적용해 본다(E.H. 에릭슨 개정판에 따름).

1) 유년기

유년기(0세~12세)의 B씨는 "순박하고 온화한 성격이지만 어릴 적부터 친구가 적었다". 이것은 희망, 의지력, 목적, 능력이라는 인간존재의 덕목(사는 힘)을 얻지 못하여 기본적 신뢰, 자율성, 적극성, 근면성이 확립되지 않고, 불신 · 수치 · 의혹, 죄악감, 열등감의 상태를 끌고 간다. 즉 근린이나 학교에서 안심감이나 모방학습, 놀이, 물건 만들기 등의 경험이 부족한 소극적인 구성원으로서의 존재가 되었다고 생각한다.

유년기의 발달단계의 지체가 청년기(13세~20대), 초기 사춘기의 파탄 · 발병으로 연결된다. B씨는 이제까지의 발달의 불완전한 습득상태인 채로, 학업이나 친구관계, 가족관계에서의 스트레스를 극복하지 못하고 인생조기(영아기)의 발달단계로 퇴행해 버렸다.

B씨의 발달단계를 처음부터 다시 하는 것으로써 작업치료(OT)과정이 전개되었다고 할 수 있다.

희망은 인생 초기에서의 인간존재의 기본적인 사는 힘이다. 양육자로부터 주어지는 것을 그대로 받아들이는 수용적 행동양식으로부터 존재로써의 안심감, 외계세계에 대한 기본적 신뢰감으로부터 터득된다. 희망은 혼란된 내부 상태, 통증, 욕구불만(frustration), 공포로 연결되는 경험에 견디는 힘이 된다. B씨는 입원치료 상황에서 직원으로부터 간호(care)를 받음으로써, 불신의 상태로부터 탈출할 수 있었다. 입원 작업치료(OT)의 처방은 이 시기에 처방되었다. 따라서, 의지력을 발달시키기 위해서 작업치료사(OTR)이 B씨를 자율적 존재로써 다루고 작업활동에서의 자기주장을 인정하면서 자율감을 확립시키는 시기였다.

다음으로 목적성을 달성시키기 위해 다른 사람과의 교류, 모방, 놀이를 통해서 장(환경)에 참여하는 적극성을 확립하였다. 그리고, 능력의 발달을 위해 B씨는 학습활동이나 공동작업, 작업치료사(OTR)과의 사회적응훈련경험의 이야기를 나누는 등을 통해서 근면성을 확립하였다. 여러 가지 장(환경)에서 자유로이 가치를 발견하고 책임 있는 작업수행이 가능하게 되었고 현실에 적극적으로 참여할 수 있게 되어 유년기를 종료할 수 있었다.

2) 청년기

퇴원 후의 외래 작업치료(OT) 시기에 B씨는 무리하지 않는 페이스로 청년기의 발달과제인 성실성의 발달을 위해 동일성(identity)의 확립에 몰두했다. 아직 확립되지 않은 동일성의 혼란(확산)이란, 부정적 동일성(나는 ~할 수 없다, 가치가 없다)이나 체념의 상태이다. B씨는 자기가 희망하는 생활을 자기결정에 의해서 현실의 사회자원에 작용하여 절차를 밟고 실현하였다. OTR(작업치료사)은 B씨의 주체성을 존중하여 이야기를 경청하거나 요구에 부응한 조언을 하였다.

3) 성인기

가정생활이 안정된 다음부터 작업소 통원(재활시설), 독신 아파트생활, 지역 활동 자조그룹활동, 취미활동에의 참여를 진행시킴으로써 동일성을 확립할 수 있었다 할 수 있다. 또한, 연로한 부모의 부담을 경감시키는 것, 장녀로서의 가족역할의 수행을 의식하여 가업에 복귀하였다. 이것은 성인기(30~60세 내지는 65세)의 과제인 "애정"이나 "돌봄"의 발달에 통하는 행위이다.

4) 성인기~노년기

B씨의 앞으로의 삶의 주기(성인기나 노년기)를 생각하면 "부모와의 이별"이 중대한 위기가 될 것이 예측된다. 성인기에는 부모로부터 자매에게 가업이 계승될 것이다. 보호의무자의 변경이 B씨에게 여동생들의 가족을 어렵게 여기도록 강요되어 재발의 위기로 연결되는 냉엄한 생

활상황이 되지 않도록 부모가 생존해 있을 때부터의 준비가 요망된다. 아마도 부모는 가족회의 동아리나 B씨를 포함한 친척과의 상의에 의해서 중대한 결론을 내려 B씨의 앞으로의 방향을 부여할 것으로 생각된다. B씨가 부모의 죽음을 긍정적으로 받아들여 자기를 가치가 없는 존재로 간주하여 "절망"하는 것이 아니라 스스로를 일관된 존재로써 "통합"하는 것이 인생 최종기의 발달과제인 "지혜"를 터득하게 된다.

6 장애수용의 단계에 따른 작업치료

B씨의 회복과정을 장애수용의 주관적 체험과정의 관점에서 검토한다. 정신기능장애에서의 장애 경과(**표3**)에 대해서, 다이(臺)[1]는 "본인의 장애에 대한 인식과 자기수용에 기초하여 발동되고 치료자나 주변의 지지자와의 상호수용에 의해서 유지된다"라고 하고 있다. B씨는 우선 입원 시에 의사나 가족(모친)의 지지가 있어 장애(부자유)를 상호 수용할 수 있었다. 이어서, 작업치료(OT)를 시작할 때에 작업치료사(OTR)과 B씨 사이의 상호수용이 있었다. B씨의 장애에 대한 인식이나 수용은 아직 표면적이었으나 초회 입원 시에도 가정이나 학업에의 복귀 희망을 긍정하였다. 8회째 입원할 때는 B씨의 희망에 기초한 작업치료(OT)의 시작이었고 퇴원 희망이 명확하였다.

작업치료(OT)에서는 B씨의 의향은 존중하지만 B씨가 조바심하지 않도록 작업치료(OT) 장면을 방향부여 하였다. 작업은 단순작업으로부터 단계를 지어 복잡한 작업으로 작업치료사(OTR)로부터의 지시는 서서히 줄여 독립적으로, 상황은 개별로부터 집단장면으로 도입하였다. 작업치료(OT)에서는 언어보다도 작업에 몰두하는 과정이나 결과가 현실 확인이나 자기 확인에 도움이 되었다. 개별상황에서 원활하게 수행할 수 있었던 게임이나 작업이 집단장면에서 시행하면 곤란하였다. 그러나, 협동적인 분위기나 작업치료사(OTR)이나 다른 구성원으로부터의 지지로 대인긴장이 서서히 경감되어 웃는 얼굴이나 말을 거는 것이 관찰되었고 행동에도 자신감이 붙었다.

허가를 받은 최초의 사회적응훈련에서는 녹초가 되어 병원에 돌아왔으나, 작업치료(OT)에서 사회적응훈련할 때(가정)의 부자유스러움을 되돌아보고 장애의 인식이 확산되었다. 또한 집에서 피곤함을 느끼면 눕는다, 일찍 쉰다 등이라는 대책을 세워 집에서 적극적으로 지내는 방법을 스스로가 과제를 설정하여 실제로 체험할 수 있었다. 그리고, 가정방문이나 퇴원 후의 생활에 대해서 이야기를 나눈 결과, 가족의 인식이나 대응이 변화하였다. B씨를 "장애를 극복하려고 하고 있는 사람"이라는 견해가 관계자 사이에서 공유된 것이 B씨와의 상호수용을 강화하게 되었고 결과적으로 퇴원이 되었다.

퇴원 후는 외래 작업치료(OT)를 계속하였다. B씨는 느긋하게 생활의 안정을 도모하고, 자기결정으로 작업소의 통원(재활시설)나 졸업, 독신생활, 가족역할이나 자택에서의 취업에의 참여, 자조그룹이나 취미활동에의 참여 등을 실현하였다. 생활하는 사람의 의지를 배양하고 하고

표 3 정신장애와 장애수용의 특징

하치야 히데히코(蜂矢英彦)[6,7] : 정신장애에서는 "질환"과 "장애"가 공존한다. 정신장애자란 정신질환의 결과로써 정신의 장애를 남기고 있는 사람을 가리킨다. 그들은 현실사회에서 생활하기 어려운 "생활의 어려움"이나 "생활 장애"를 가진다. 생활 장애에는 사회측이 받아들이는 태세의 문제와 장애자 자체의 작업능력이나 사회생활능력의 문제가 있다. 편견해소나 직업 · 주거 · 생활보장, 회복훈련시설이나 제도의 충실성이 필요하다.

요시마쯔 가즈야(吉松和哉)[9] : 광기에는 현실세계로부터의 소외에서의 삼중의 의미가 있다. ① 현실상황이 너무나도 가혹하다는 이유로 주체적으로 이탈한다. ② 체험구조의 변화에 의하여, 현실세계를 사는 데에 많은 불이익을 가짐으로써, 존재가 변용한다. ③ 세상 사람이, "미치광이"로써 이물시하기 때문에 수동적으로 배제된다.

나카이 히사오(中井久夫)[4] : "섭생" 개념의 도입은 "아무튼 치료하다"로부터 "부드럽게 치료하다"로 목표를 한단 격상시키는 것이다. "부드러운 회복"은 장기적으로 보아 병든 사람의 "삶의 질의 장애에서의 적분치(integral value)"를 증대시킴과 동시에 재발을 방지하고, 가령 재발하였을 때에도 전번보다도 가볍게 경과시키고, 게다가 재발로부터 학습함으로써 성장한다는 뜻도 포함한다.

무라다 노부오(村田信男)[8] : 장애의 수용은 갈등을 거쳐 서서히 획득된다. 그리고, 장애자 뿐만 아니라 치료자나 지역사회와의 "상호수용"에 의해서 비로소 성립할 수 있다. 치료자에게 상징되는 가족, 직장, 지역 등으로부터의 수용, 즉 일상생활이나 일에서의 역할이나 활동의 장애를 용인하는 것이 "장애 자기수용"과 함께 반드시 필요하다.

다이 히로시(臺 弘)[1] : 회복의 경과는 단계적 축차적 과정이지만, 그것은 **장애의 인식과 자기수용**에 기초하여 발동되며, 치료자나 주변의 지지자와의 **상호수용**에 의해서 유지된다. 장애의 수용에는 "체념의 수용"과 **"맞서는 수용"**이 있고, 나는 후자의 지지자이다.

쉐파드(Shepherd, G.)[3] : 능력장애를 받아들이는 것은 "희망"을 버리는 것과 동의어가 아니다. 별개의 "희망"을 추구하는 것이다.

디간(Deegan, P.E.)[5] : 재활(rehabilitation)이 장애를 가진 사람이 사회에 적응하기 위해 사용하는 서비스나 기술이라고 하면, **회복(recovery)은 장애를 받아내어 극복하는 그 사람의 산 인생체험이다.**

싶은 것을 할 수 있는 것으로 바꾸는 도전을 계속하는 주위의 지원이나 자력으로 다소 실패하더라도 굴복하지 않는 대처를 할 수 있는 친구나 취미동아리나 가족과 함께 활동을 즐겨 필요한 고립에 대해서는 지킨다는 전체로써 생활을 즐기는 궁리에 대해서 작업치료사(OTR)은 필요에 따라 조언하고 지켜보아 왔다. B씨의 자기수용도 진전되어 있다.

7 복권과 사회참여를 향해서

정신기능의 변조는 아무튼 특별한 병으로써 매우 특수한 이미지를 갖게 되어 자칫 당연한 사회생활로부터 격리되기 쉽다. 예후가 걱정되는 젊은 나이에 발병한 B씨가 통합실조증이라는 질병과 장애를 갖고 살고 스스로 바라는 생활을 실현하는 과정에서 얻어진 성장과 가족이나 병원 팀이나 지역의 지원에 대해서 작업치료(OT)과정으로써 그 개략을 소개하였다.

통합실조증은 뇌혈관장애나 당뇨병 등과 같이 완만한 시간경과로 회복되는 만성질환이다. 질병의 원인은 타고난 스트레스에 견디는 힘이 약한 소질을 가진 사람이 스트레스를 극복하지 못하고 발병한다고 한다. 그들의 내적 세계는 자력으로 탈출이 어려운 비상사태에 있고 다른 사람에게 들리지 않는 소리가 들리거나, 있을 수 없는 사고내용을 확신하는 등 불가사의한 체험을 하고 있다. 증상은 B씨와 같이 스트레스를 극복하려고 고투하는 사람이 도움을 요청하여 내보내는 신호(sign)로 이해할 수 있다. 이 신호를 주위에서 알아차려 지원할 수 있다면 자해, 가해의 트러블을 예방할 수 있을 것이다. 앞으로는 시민이 마음의 장벽이 없애거나(barrier - free), 당연히 그들을 같은 시민으로서 받아들일 수 있는 사회 만들기가 요망된다. 재활의 진전과 서로 깊이 중복되는 의미에서도 앞으로의 정상화(normalization)의 진전을 기대한다.

용어해설

- **통합 실조증** : 감정, 사고, 행동의 장애를 나타내는 정신증상을 특징으로 한다. 원인불명으로 정신기능을 손상시키는 만성질환이다. 지 · 정 · 의 의 연결이나 인격의 통합이 저하한다고 한다.
- **삶의 질** : quality of life(QOL)를 번역한 것이다. life라는 말이 생명, 생활, 인생의 세 가지 의미내용을 포함하고 인간으로서의 충실한 만족상태와 그 수준을 나타낸다.
- **정신기능** : 지성, 이성, 자발성이나 목적의식적인 마음의 작용에 관계되는 기능이다.
- **적응(adjustment)** : 개체가 가지는 각종의 욕구를 환경조건에 적합을 시켜 실현하는 과정이며, 사회로부터의 요청에 개인이 적합을 시키는 행동양식에 따르는 것을 의미한다. 시대나 문화의 본연의 상태에 영향을 받는 상대적인 개념이다.

- **이상(abnormal)** : 규범적 개념이나 평균적인 본연의 상태로부터의 차이 · 일탈을 의미하며, 선악의 평가를 포함하지 않는 말이다. 성인도 범죄자도 관계없이 비정상적인 인격의 사람을 가리킨다. 적응과 마찬가지로, 시대나 문화의 본연의 상태에 영향을 받는 상대적인 개념이다.
- **재활(rehabilitation)** : 심신에 장애를 가진 사람들에 대한 인간적 복권의 이념, 방법, 기술, 및 지원체계이다. 그들의 최대한의 능력발휘나 자립촉진을 지향하여 관련법규 · 제도를 정비하여 전문적 기술을 결집하는 다직종 협업(team work)이 실천된다.
- **정상화(normalization)** : 우리들의 사회는 고령자나 장애인 등의 사회적 약자를 포함하는 것이 보통의 모습이며, 누구나가 있는 그대로의 상태에서 동등하게 권리를 행사할 수 있도록 한다는 사고방식이며 방법이다.
- **정신보건복지법**(정신보건 및 정신장애자 복지에 관한 법률) : 일본의 정신장애자에 관한 법률이다. 그들의 의료, 보호, 사회복귀와 자립촉진의 지원, 그 발생예방 및 국민의 정신적 건강의 유지와 증진에 노력함으로써 그들의 복지 증진 및 국민의 정신보건 향상을 도모하는 목적을 갖는다. 정신보건법(이전의 법률)의 법체계 전체에 복지시책이 자리매김 되고, 1995 · 1999년의 개정에 의해서 제정되었다. 정신보건복지수첩의 창설, 사회복귀시설의 충실, 사회복귀 적응훈련사업의 법정화 등이 정해졌다.

인용문헌

1) 臺　　弘：疾病の回復過程. 蜂矢英彦, 他(監修)：精神障害リハビリテーション学. pp94–99, 金剛出版, 2000
2) 河合隼雄：ライフサイクル概説. 河合隼雄(編)：精神の科学, 6 巻, pp2–5, 岩波書店, 1983
3) Shepherd G: 精神科リハビリテーションの最近の進歩. 精神障害とリハビリテーション 1:56, 1997
4) 中井久夫：分裂病の回復と養生. p4, 星和書店, 2000
5) 野中　猛：心理的視点. 蜂矢英彦, 他(監修)：精神障害リハビリテーション学. pp76–82, 金剛出版, 2000
6) 蜂矢英彦：精神障害論試論—精神科リハビリテーションの現場からの一提言. 臨床精神医学 10:1653, 1981
7) 蜂矢英彦, 他：リハビリテーションとその問題点. 精神科 MOOK No.9：精神分裂病の治療と予後, pp176–186, 1984
8) 村田信男：精神障害者のリハビリテーション論—障害相互受容と自己価値の再編を中心に. 土居健郎, 他(編)：異常心理学講座 9 巻, p419, みすず書房, 1989
9) 吉松和哉：精神分裂病者の入院治療—すべての治療スタッフのために. 第 2 版, pp8–27, 医学書院, 1993
10) 厚生労働省(編)：精神保健福祉の施策概要. 平成 13 年度版「厚生労働白書」資料編, 2001

●참고문헌

11) 伊勢田　堯：精神障害概念と障害受容論. 村田信男, 他(編)：精神障害者の自立と社会参加, pp161–169, 創造出版, 1999
12) 上野武治, 村上新治：精神保健福祉法の主な内容. 上野武治(編)：精神医学, 標準理学療法学・作業療法学 専門基礎分野, p234, 医学書院, 2001
13) エリクソン EH：回復と成長をめざして. pp37–68, 協同医書出版社, 1982
14) 柏木　昭(監修)：精神障害者地域生活ハンドブック くらしの知恵. pp4–36, ぜんかれん, 1990
15) 融　道男(監訳)：カプラン臨床精神医学ハンドブック. 第 2 版, メディカル・サイエンス・インターナショナル, 2003
16) 厚生労働省(監修)：厚生労働白書. p430, ぎょうせい, 2001
17) 仙波恒雄：入院形式の選択. 松下正明, 他(監修)：インフォームド・コンセント・ガイダンス, pp140–153, 先端医学社, 1999
18) 内藤　清：日常生活への援助と目標設定. 精神科リハビリテーション 1(1):25–30, 1997
19) 中井久夫：分裂病の回復と養生. pp159–178, 星和書店, 2000
20) 永田俊彦：分裂病の長期経過―その自然史的側面. 精神科リハビリテーション 1(1):21–24, 1997
21) 野中　猛：精神分裂病の回復段階とその治療戦略. OT ジャーナル 28:412–419, 1994
22) 野中　猛：チーム医療とケースマネジメント. 精神科治療学 10(10):1101–1107, 1995
23) 細木照敏：青年期心性と自我同一性. 河合隼雄(編)：精神の科学, 6 巻, pp188–193, 岩波書店, 1983
24) 前田正治, 他：地域精神保健. 太田保之, 他(編)：学生のための精神医学, p226, 医歯薬出版, 2002

III 발달과정분야에서의 작업치료과정

증상사례 제시

뇌성마비〔강직성 무정위운동증(athetosis) · 사지마비 · 언어장애〕아의 학교생활 및 사회생활 자립을 목표로 하는 작업치료.

일반적 정보

① 증상사례 : C씨, 남성, 26세

② 진단명 : 뇌성마비

전문적 정보

① 생활력

3세부터 가정에서 모자가 통원을 하고 초등학교부터 고등학교까지 양호학교에서 지냈으며 현재 수산소(직업보도소)에서 홍보담당 업무를 맡고 있다. 부모 · 누이 등 4인 가족이고 자택에서 통근한다.

② 현 병력

임신 8개월의 조산이고 출생체중이 1.620그램이다. 생후 3개월 때❶ 소아과로부터 재활과에 의뢰서를 보냈다. 재활치료실에서 물리치료(이하 PT), 작업치료(이하 OT)를 시작하였다. 이동 동작은 무릎으로 기어가고 앉은 자세유지, 장치의 활용으로 간단한 놀이나 손으로 먹기가 가능하였다. 비대칭성 긴장성경반사(이하 ATNR)와 상지의 불수의 운동이 나타나고 눈과 손의 협응이 곤란하다. 어머니의 지도를 병행해서 실시하였다.

3세 때❷ 시에서 운영하는 모자통원기관을 소개받았고 5세 때부터❸ 휠체어 구동연습을 시작하였고 지적으로는 경계범위였다.

6세 때에, 지체장애아 양호학교에 입학하였다. 앉은 자세의 시간이 길어지고 변형구축이 경감되어 책상 위에서 가능한 동작을 증가시키는 일, 글씨쓰기 수단을 생각하는 일이 새로운 과제가 되었다. 가족이나 학교 교사와 이야기를 나누고 개별지도를 시행하게 되었다. 지적으로는 평균적이고 초등 · 중등부에서 워드프로세서를 사용하고 중학교에서 학교신문의 편집 작성을 담당하였다. 고등부에서 퍼스널 컴퓨터 조작연습을 시작하고 전동휠체어 구동연습을 시작하였다❹. 졸업 전에 자택을 신축(장애물 없는 주택)하여 가정생활을 하였다. 보조도구를 도입하여 신변의 처리는 약간의 보조로 하고 있다.

18세에 자택에 가까운 직업 소개소❺에 입사하여 주 3일을 전동휠체어로 출근하였다. 직업소개소에서 홍보를 담당하고 정보 수집을 위해 활동범위가 넓어졌으며 친구도 증가하고 인터넷을 활용하여 정보 수집을 하거나 발어가 곤란하지만 e-mail로 자유자재로 표현을 하여 대인교류도 활발하다.

■ 아래의 내용에 대해서 조사해보자! 또한, 생각해보자!

❶ 왜 생후 3개월 때에 처방이 나왔는가?
❷ 왜 3세 때에 보육기관을 소개하였는가?
❸ 왜 5세 때에 휠체어 조작을 시작하고 있었는가?
❹ 왜 고등부부터 연습을 시작하고 있는가?
❺ 직업 소개소의 종류와 기능에 대해서 조사해보자.

1 작업치료과정

C씨는 개요에서 언급한 것 같이 4개의 다른 장소에서 치료 · 지도 · 지원을 받았다.

4개의 장소는 각 단계(급성기, 회복기, 유지기), 실시장소(병원에서 가정으로), 생활환경에 따른 장소(영유아기부터 청년기)에 해당한다. 즉, 발달과정에 있는 어린이의 경우에는 생활환경에 따라서 질병의 진행상태도 해당하고 실시장소도 발달연령과 함께 변화해 가는 경향에 있다. 어린이의 발달은 뇌의 성숙과 연관해서 발달하고 있는 것으로 인한 현상이라고도 생각할 수 있다. 그러므로 어린이의 발달과정 각각의 단계에서 임계기를 파악하여 집중적으로 관여해야 하는 시기와 내용을 고려한 판단이 필요하게 된다.

a. 제 1단계 : 병원의 소아과에서 재활치료까지(급성기)

급성기에는 생명유지를 위한 호흡, 순환, 소화기계통 관리가 주된 소아과치료로써 이루어졌다. 조산 저 출생체중아이기 때문에 무언가의 발달지체에도 주의를 기울였다. 전신상태가 안정된 시점에서 재활치료가 시작되었다. 생후 3개월이기 때문에 체력, 환경의 변화, 감염증 등에 주의하여 물리치료(PT)와 작업치료(OT)를 시작하였다.

물리치료(PT)의 목표는 목 가누기와 무언가의 이동동작을 획득하는 것이었고, 작업치료(OT)의 목표는 지적 발달의 촉진, 눈과 손의 협응, 앉은 자세유지에서의 여러 활동의 획득이었다. 작업치료(OT)에서는 보육원에 가는 것을 목표로 하여 지적 발달을 촉진하는 놀이를 채택하였고, 앉은 자세유지의 안정과 내구성의 향상을 마루바닥 위 동작이나 앉은 자세유지 시에 시행하였다. 육아에 관여하는 것에 대해서도 어머니에게 지도하였다.

b. 제2단계 : 재활치료에서 지역 교육센터까지(회복기)

급성기에 시행하고 있던 물리치료(PT)와 작업치료(OT)의 내용을 보육의 현장에서 지속적으로 시행하였다. 목 가누기, 앉은 자세유지의 안정, 이동동작 수단의 확립, 지적 발달촉진을 위한 놀이, 식사동작의 획득을 목표로 시행하였다. 가능해지는 생활동작을 증가시켜 갔다. 앉은 자세유지시간이 길어지고 책상동작에서 가능한 것이 조금씩 증가하였다. 식사를 세트로 하면 스푼으로 흘리면서도 식사가 가능하게 되었다. 한손을 사용하여 단추조작으로 하는 완구를 가지고 놀 수 있게 되었다. 옷을 입고 벗을 때 손발을 뻗어서 협력하게 되었다.

취학을 위해서 휠체어 조작의 연습도 거듭하고 ATNR이 강하게 나타나 전방으로 똑바로 진행하는 것은 곤란하였으나 후진으로는 진행할 수 있었다. 비대칭성 자세가 많아져, 변형구축 경감을 위해 도수적인 방법, 또는 보육시간과 가정생활에서의 양호한 자세유지에 주의를 기울였다.

c. 제3단계 : 특수학교 취학시기(회복기)

이동동작은 휠체어로 후진으로 진행하면서 교실이동을 하고 있었다. 그러나, 때로는 위험성이 수반하여 보조를 필요로 하고 있었다. 비대칭성 자세가 많아지고 외적 자극에 의한 근 긴장도 높아지기 쉬워지고 변형구축 경감을 위해 도수적인 방법 또는 공부시간과 가정생활에서의 양호한 자세유지에 주의를 기울였다.

가정에서도 목욕 후에 도수적인 방법으로 변형구축의 경감, 양호한 자세유지를 시행하는 것을 일과로 하였다.

작업치료(OT) 평가에서 연필로 글씨를 쓰는 것은 곤란한 상태라고 판단되었기 때문에 가족이 워드프로세서를 준비하여 학교에서 개별적으로 연습이 시작되었다. 이 때 양호한 자세유지에 주의하고 어떤 목적을 갖고 연습하고 싶다고 생각하여 학급의 신문을 만들기로 하였다. 의욕적으로 몰두하여 조작도 배우고 담임선생의 지도 하에 시행되고 있었다. 고등부가 되어 장래의 자립생활을 고려하여 C씨와 작업치료사(이하 OTR)와 가족이 이야기를 나눠 워드프로세서에서 퍼스널 컴퓨터 조작으로 변경하고 담임교사가 학교에서 연습에 대처하고 가정에서도 아버지가 대처해 주어 불수의운동은 있었으나 조작이 가능하게 되었다.

이동수단에 대해서도 신체적으로나 지적으로나 전동휠체어를 사용할 수 있다고 작업치료(OT) 평가에서 판단되어 임대하여 1개월 사용하고 사용할 수 있다는 것이 확실해졌기 때문에 구입하였다. 앉은 자세, 조작방법 등에 관해서는 업자, 가족, 교사, 작업치료사(OTR)가 이야기를 나눈 다음 고안하였다. 학교생활 환경 내에서는 어떻게든 사용할 수 있는 상태였다.

C씨의 가정생활에 관해서 가족으로부터 상담을 받아 가정방문을 하였다. 가정생활에서는 대부분 방바닥에 앉은 상태가 되어버리는 가정환경이었으나, 다행히 집을 다시 건축하는 계획이 있어, 작업치료사(OTR)도 참여한 주택설계가 이루어져 장애물 없는(barrier - free) 주택이 신축되었다.

d. 제4단계 : 직업 훈련소 출퇴근(유지기)

양호학교를 졸업하고 가정에서 전동휠체어를 사용할 수 있어 가족과도 원만하게 지내고 자기가 생각하는 때에 생각하는 장소로 움직일 수 있게 되었으며 직업 소개소에도 자력으로 다니고 있다.

직업 소개소에서는 의뢰받은 문서 만들기나 직업 소개소 발신 뉴스 등을 만들어 약간이지만 수입도 얻고 있다.

자택에는 거실 가까이에 C씨의 작업공간을 만들어 퍼스널 컴퓨터를 설치하여 생활을 즐기고 있다.

연령적으로 사생활을 중요시한다는 것도 고려하여 목욕이나 배설의 보조는 보조도구를 도입하여 최소한의 인적 보조에 유념하고 침실도 1인실로 하고 있다.

선천성 질환인 경우는 중증일수록 모자 및 가족을 분리한다는 것은 상당히 곤란한 경우가 많다. 개인생활을 중요시한다는 것에 관해서는 C씨를 참여시킨 대화를 자주 가졌다.

C씨의 의견을 중요하게 받아들였고 가족이 간병으로부터 해방된 시간을 활용하는 방법이나 가족의 각각의 인생에 대해서 이야기를 나누고, 개인을 존중해갈 수 있는 생활을 함께 생각하였다.

2 평가 · 치료계획

각 단계에 따른 장애상을 파악하는 방법, 평가내용, 결과를 정리하는 방법, 장기 · 단기목표, 치료 · 지원내용, 재평가를 간단히 정리하면 **표 1**과 같이 된다.

표 1 C씨의 작업치료 실천과정

	항목	급성기(영아기)	회복기(유아기)	회복기(학동·청년기)	유지기
장애상을 파악하는 방법	근긴장의 종류	강직·동요성			
	정도	높다(하지),낮다(체간, 상지)		높다(하지), 중간(체간, 상지)	중간(상하지, 체간)
	부위	강직(하지) 동요성(체간, 상지)			
	ROM	제한 없음	고관절 외전, 족관절 배굴 제한		
	반사	척수수준(+), 뇌간수준(+)			
	감각	외적 자극에 과민반응	과민성의 경감(소리에는 있다)		
	지각·인지	주위의 자극에 표정으로 반응한다. 전신 신전반응으로 표현 급격한 움직임에 대해서 공포로 나타낸다.		불안한 언어표현이고 전신반응의 경감 급격한 움직임에 가볍게 반응	불안하지만 자기주장이 활발 전신반응은 적다.
	동작	목 가누기(-), 상하지의 자발운동 적다. 좌를 보고있는 일이 많다.	때로는 목을 들어 유지한다 상지를 사용하는 일이 있다.	의식적으로 목을 올린다. 휠체어조작, 책상동작이 약간 가능 신변처리동작 약간 가능 워드프로세서, PC조작 가능	작업 중은 목 가누기(+) 전동휠체어조작으로 외출이 가능 외식 가능
가족의 욕구		목이 안정되었으면 한다. 건강하게 자랐으면 한다.	기어가는 것이 가능하도록 식사를 자기 힘으로 할 수 있도록	글씨를 쓸 수 있도록 휠체어 조작이 가능하도록	가능한 한 자기 일은 자기 힘으로
평가항목	신체적	근긴장의 종류와 정도 ROM 반사·반응활동 감각·지각 ADL, 동작분석	근긴장 ROM 반사활동 감각·지각 ADL, 동작분석	근긴장 (부분적으로) ROM (부분적으로) 반사활동 (부분적으로) ADL, 동작분석	근긴장 (부분적으로) ROM (부분적으로) 반사활동 (부분적으로) ADL, 동작분석
	정신적 사회성	지각·인지기능	지각·인지기능	지각·인지기능 사회적응능력	지각·인지기능 사회적응능력
문제점	신체적	목 가누기(-) 외적 자극에 대해서 과민하게 반응	목 가누기 불완전	언어장애 습득동작이 적다	

(다음 계속)

표 1 C씨의 작업치료 실천과정(계속)

	항목	급성기(영아기)	회복기(유아기)	회복기(학동·청년기)	유지기
문제점	신체적 사회적	움직여지는 것에 공포 반응	언어장애 습득동작이 적다 식사를 혼자서 먹을 수 없다 이동동작은 무릎으로 기어간다.	휠체어 조작이 불충분	 가족의존이 있다.
장기목표		실내이동수단의 획득 눈과 손의 협응에 의한 놀이의 획득	이동수단의 획득(휠체어) 식사를 혼자서 먹을 수 있다.	글씨쓰기 수단의 획득	사회자원의 활용방법과 대처
단기목표		무릎으로 긴다 앉은 자세유지 장치 내에서 책상위에서 논다 마루 위에서 물건을 쫓거나 밀거나 하며 논다.	후진으로 휠체어 조작의 향상 스푼으로 흘리지 않고 식사가 가능 하지의 변형 · 구축 경감	후진으로 휠체어 조작의 향상 책상위에서 워드프로세서의 키를 누를 수 있다. 하지의 변형 · 구축 경감	전동휠체어 조작을 안전하게 가능 PC조작을 효율적으로 하지의 변형 · 구축 경감
치료수단	신체적 인지적	신경근 촉진기법 책상위 · 마루위에서의 장난감 조작 (두드리다, 밀다, 당기다, 쥐다, 구성 등)	신경근 촉진기법 ADL 여러 동작	신경근 촉진기법 (부분적) 여러 가지 책상위 동작	도수적 ROM 상담

3 질병의 진행상태에 따른 작업치료

a. 제 1단계 : 병원의 소아과에서 재활치료까지(급성기)

발달장애의 경우 선천성 질환에서는 출생 전후에 진단이 이루어져 조기에 재활치료가 시작되는 경우가 대부분이다. 조기부터의 관여내용이 장애의 경감에 연결되어 있기 때문에 초기 평가를 확실히 하여 앞으로의 발달을 예측한 작업치료계획을 임하는 것이 중요하다. 또한 급성기에는 대상아를 둘러싼 어른 특히, 부모와의 적절한 관계는 앞으로의 아이의 발달에 영향을 미치기 때문에 매우 중요한 열쇠가 된다.

■ 장애상태를 파악하는 방법:

대상아와 가족의 면접과 관찰로부터 느긋하게 어머니에게 안겨 있는 상태에서 C씨는 하지 전체의 근 긴장이 높다는 것, 상지와 체간의 근 긴장이 낮고 불안정하다는 것이 관찰되었다. 갑자기 만지거나 소리가 나거나 하는 외적 자극에 대해서 과민하게 반응하여 원시반사가 나타나기 때문에 전신이 뒤틀리고 뻣뻣해져 안기는 상태였다. 안겨 있는 상태에서 자발운동은 거의 없고, 좌측을 향하고 있는 경향이 강하였다. 이러한 것 때문에 척수 · 뇌간수준의 반사활동에 지배되어 있는 경향에 있고, 수의운동이 나타나기 어렵게 되어있다고 판단하였다.

- 치료의 우선순위 : 원시반사 출현의 경감을 도모하고, 개월수에 상응하는 수의운동의 촉진을 도모할 수 있는 자세나 안는 방법에 주의하여 관계를 갖는다. 가족지도도 병행해서 한다.
  → 개월수에 상응하는 감각 · 지각능력을 촉진한다.
  → 앞으로 출현할 것인 변형이나 구축의 예방
- 가족의 욕구(needs) : 경부(neck)의 안정, 건강하게 자라기를 희망한다.
- 작업치료(OT) : 건전한 상태에 가까운 신경근 활동을 촉진시킬 수 있는 것 같은 자세에서, 안구운동, 경부의 안정, 상지의 활동을 체험할 수 있도록 아이가 흥미를 가지는 완구나 가족의 관여를 활용하여 발달을 촉진한다.

[평가항목]

- 일반상태 : 건강상태(포유상태를 포함함)
- 심신체적(心身体的)
  - · 근 긴장 검사 : 종류와 정도
  - · 관절가동범위(range of motion; ROM) 검사 : 운동제한의 확인
  - · 반사 · 반응검사 : 뇌의 성숙상태의 확인
  - · 감각 · 지각검사 : 효과적으로 활용할 수 있는 감각계통의 확인
  - · 일상생활활동(activities fo daily living; ADL) : 월수를 고려한 가능한 ADL의 상황, 보조곤란상태의 파악

[문제점]

- 목 가누기가 확립되지 않음
- 외적 자극에 대한 과민반응의 출현
- 움직여지는 것에 대한 공포

[장기목표]

- 1세까지에 가능한 이동수단의 획득
- 놀이의 획득(눈과 손의 협응)

[단기목표]

- 무릎으로 기어서 이동한다.
- 앉은 자세유지 장치의 검토

- 놀이를 할 수 있도록 한다.

[치료수단]

- 앉은 자세유지 장치의 검토(건전한 상태에 가까운 신경근 활동이 촉진되는 것 같은 자세의 확립을 위해서)
- 앉은 자세유지 장치 내 및 마루바닥 위 활동촉진(안구운동, 경부의 안정, 상지의 활동의 체험을 위해서)
- 가족지도(치료 장면에서 시행되는 방법을 가정생활에서 하는 응용을 실천해서 전달한다)

[재평가]

- 실용적이지는 않지만, 무릎으로 기는 것이 가능해졌다.
- 실용적이지는 않지만, 앉은 자세유지 장치 내에서 양손으로 놀 수 있게 되었다.
- 경부의 움직임은 나타나고 있지만, 목 가누기가 불완전하여 좌측으로 돌리는 일이 많은 경향에 있다.
- 외적 자극에 대한 반응은 불의에 일어나는 소리에 반응하는 경향이 있다.

b. 제 2단계 : 재활에서 지역 요육센터까지(회복기)

■ 장애상태를 파악하는 방법:

C씨는 불충분하면서도 마루 위를 기면서 놀거나 앉은 자세유지 장치에 앉아서 불안정하면서도 양손을 사용해서 놀 수 있게 되었다. 어린이가 흥미 있는 놀이를 유도해감으로써 지적활동이 촉진되고 약간이지만 자발운동으로 연결되어 갔다고 판단할 수 있다. 자발운동이 활발해짐에 따라 병적인 패턴이 출현하기 쉬워지고 하지 전체의 신근군의 근 긴장이 높아져 변형이나 구축에 대한 예방으로 관점을 옮겨야 했다. 상지와 체간의 근 긴장은 굴곡근군 · 신전근군과 근육군 활동에 지배를 받기 쉬워지고 앉은 자세유지 장치 내에서는 억제된 자세는 취할 수 있으나 불안정성은 잔존하고 있었다. 갑자기 소리가 나면 과민하게 반응하는 상태는 잔존하여 있었다. 자발운동이 나타났으나, 좌측을 향하고 있는 경향은 잔존하고 있었다. 이러한 것으로부터 아직 척수 · 뇌간수준의 반사활동에 지배되는 경향이 있기 때문에 굴곡근군 · 신전근군 활동에 의한 패턴화된 활동이 출현하고 있다고 판단하였다.

- 치료의 우선순위 : 원시반사 출현의 경감을 도모하고 연령에 상응하는 활동을 촉진하는 놀이방법에 주의하면서 관여를 한다. 가족지도도 병행해서 시행한다.
  → 연령에 상응하는 지적 발달을 촉진한다.
  → 향후 출현할 것인 변형이나 구축의 예방
- 가족의 욕구(needs) : 기는 것이 가능해졌으면 한다.
  식사동작의 자립
- 작업치료 : 변형 · 구축을 예방해가는 자세에서 안구운동, 경부의 안정, 발어의 촉진, 상지의

활동을 체험할 수 있도록 어린이가 흥미있는 완구나 가족의 관여를 활용해서 발달을 촉진한다. 취학을 향해서 필요해지는 ADL과제의 습득을 촉진한다.

[평가항목]

●일반상태 : 건강상태

●심적, 신체적

· 근 긴장검사 : 변형 · 구축의 파악

· ROM검사 : 운동제한의 확인, 변형 · 구축의 파악

· 반사 · 반응검사 : 뇌의 성숙상태의 확인

· 인지검사 : 효과적으로 활용할 수 있는 지적 활동이나 언어표출의 확인

· ADL : 연령을 고려한 다음, 가능한 ADL의 상황(특히, 기어가는 것과 식사동작) 보조가 곤란한 상태의 파악〔옥외의 이동수단이 유모차(buggy)이기 때문에 자력에 의한 이동수단이 없다. 목욕과 이동시의 보조에 관해서〕

[문제점]

●목 가누기 불완전

●앉은 자세 불안정

●청각자극에 대한 과민반응의 출현

●발어, 언어표출 곤란

●실용적이 아닌 이동동작과 식사동작을 자립하지 못함.

●어머니의 간병부담

[장기목표]

●실용적 이동수단의 획득

●실용적 식사동작의 획득

●실용적 글씨쓰기동작의 획득(취학을 향해서)

●어머니의 간병 경감수단의 검토

[단기목표]

●휠체어 옮겨 타기수단의 획득(간병정도의 경감을 위해)

●휠체어 조작속도를 학교의 이동시간에 댈 수 있도록 한다.

●스푼 사용으로 흘리지 않고, 학교의 식사시간 내에 식사를 가능하게 한다.

●변형 · 구축의 예방

●의사소통 때에 될 수 있는 대로 말을 표출할 수 있는 기회를 만든다.

[치료수단]

●변형, 구축예방을 위한 도수에 의한 스트레칭

●특별사양의 휠체어의 고안과 옮겨 타기동작의 연습

●앉은 자세유지 장치 내 및 마루위 활동촉진(안구운동, 경부의 안정, 상지의 협응적 활동에 의

한 식사동작으로 연결할 수 있는 작업활동)
- 휠체어 조작을 놀이나 일상적 작업의 활용으로 시행한다. 이 때 언어에 의한 표출에 유념한다.
- 가족지도(치료장소에서 시행되는 방법을 가정생활에서 응용하는 실천을 하여 전달한다).

[재평가]
- 무릎으로 기는 속도가 빨라졌으나 기엄기엄은 확립되지 않았다.
- 휠체어를 타고 내리는 것은 불가능하지만 후진방향 구동상태로 휠체어를 조작한 이동이 어떻게든 가능하였다.
- 앉은 자세유지 장치 내에서의 식사는, 실용인 속도는 아니지만 가능하게 되었다.
- 경부를 유지하려고 하는 움직임이 나타나고 있지만 목 가누기가 불완전하여 좌측으로 돌리는 경향이 많았다.
- 불의에 발생하는 소리에 반응하기 쉬운 경향에 있었다.
- 음운표출이 활발해지고 단어의 표출로부터 2개 어문의 표출이 되었다.
- 간병부담 경감을 위해서 옮겨타기 동작을 반복하였으나 곤란하였기 때문에 보조도구의 도입을 검토하기로 하였다.

c. 제 3단계 : 특수학교 취학시기(회복기)

■ 장애상태를 파악하는 방법:

C씨는 휠체어를 후방으로 구동시키면서 학교 교실이동을 하고 있었으나, 교내에서 위험을 수반하는 일도 있어 보조가 필요하였다. 휠체어도 원활하게 조작할 수 없었기 때문에 곤란한 장면을 만나면 ATNR이 출현하기 쉬웠다. 지적 수준의 높이와 휠체어 조작의 실용성의 부족을 고려하여 전동휠체어로 대체하기로 하였다. 전동휠체어를 실용화하기 위해 주택개조를 검토하고 있었으나, 주택의 신축계획이 있었기 때문에 설계단계부터 참여하여 대상아와 가족 · 건축업자 · 작업치료사(OTR)가 일체가 되어 장애물이 없는(barrier - free) 주택의 신축을 하였다.

글씨쓰기는 문자의 모양새나 속도에서 실용성이 결여되기 때문에 워드프로세서를 사용하고 있었으나 장래의 자립생활을 고려하여 퍼스널 컴퓨터(이하, PC) 사용으로 전환하였다.

- 치료의 우선순위 : 워드프로세서에서 PC 사용에 의한 글씨쓰기 능력의 습득
  전동휠체어 조작의 실용화
  → 양호학교 교원이나 가족과 함께 시행한다.
- 가족의 욕구(needs) : 글씨를 쓸 수 있게 되었으면 좋겠다.
  실용적인 휠체어 구동이 가능해졌으면 좋겠다.

- 작업치료 : PC의 실용화를 위해 양호학교의 담임교사 · 가족과 서로 협력하여 실천하였다. 전동휠체어의 실용화를 위해 방과후의 양호학교 내와 작업치료 장면에서 실천을 거듭하였다. 장애물 없는 주택이 신축된 후부터는 가정방문을 하고 전동휠체어 구동을 주택 내와 근린의 옥외에서 연습을 거듭하여 실용화까지 도달하였다.

[평가항목]

- 일반상태 : 건강상태
- 심적, 신체적
  - · 근 긴장검사 : 변형 · 구축의 파악
  - · ROM검사 : 운동제한의 확인, 변형 · 구축의 파악
  - · 반사 · 반응검사 : 몰두하고 있는 동작이 곤란한 상태가 되면, 원시반사가 출현하여, PC나 전동휠체어 조작을 치졸하게 해버리기 때문에 곤란한 정도의 파악에 효과적이다.
  - · 인지검사 : 효과적으로 활용할 수 있는 지적 활동이나 언어표출의 확인
  - · ADL : 자립생활에 필요하고 가능하게 될 수 있는 ADL과제의 파악
  보조가 곤란한 상태의 파악(목욕과 옮겨 타기 동작시의 보조에 관해서)

[문제점]

- 옮겨 탈 때의 간병부담
- 어머니의 요통과 어깨 결림 증상

[장기목표]

- 사회자원 활용의 검토

[단기목표]

- 전동휠체어의 실용적 구동의 획득
- 전동휠체어 위에서 PC조작이 가능해지도록 한다.
- 변형 · 구축의 경감 및 유지

[치료수단]

- 변형, 구축 예방에 대한 도수에 의한 스트레칭
- 양호학교 내 작업치료 장면 및 자택의 옥내외에서 전동휠체어 구동의 연습
- 대상아, 가족과 함께 장애물이 없는 주택 건축에 협력(대상아의 심신기능 · 능력 양면의 정보제공, 간병부담이 경감될 수 있는 보조도구의 설계에 관한 정보의 제공, 사회자원 정보의 제공)

[재평가]

- 전동휠체어 조작이 실용적으로 되었으나 감시가 필요하였다.
- 어머니의 간병시간과 간병량이 감소하였다.

d. 제4단계 : 수산소(직업훈련소) 통원(유지기)

■ 장애상태를 파악하는 방법:

C씨는 전동휠체어를 활용한 자택생활을 하게 되었고, 장애물 없는 주택에서의 생활이 된 다음부터는 생활하는 가운데서 자기가 가능한 활동을 찾아내어 자주적으로 움직이게 되었다. 고교 졸업과 동시에 자기결단을 내려 전동휠체어로 인근에 있는 직업 소개소에 다니게 되었다. 변형이나 구축에 주의를 기울이고 있었으나, 전동휠체어 조작에 익숙해진 다음부터는 전신적으로 근 긴장이 높아지지 않게 되었고, 그 상태를 유지할 수 있게 되었다. 앉은 자세유지 장치가 필요 없게 되었다. 갑자기 소리가 나면 과민하게 반응하지만 그 정도는 경감되어 갔다.

- 치료의 우선순위 : 어머니의 간병부담을 고려하여 이동수단과 생활형태의 개선에 대해서 가족과 함께 검토를 한다.
  → 가정방문을 시행하여 실천적으로 대응을 한다.
- 가족의 욕구(needs) : 가능한 한 자립을 시키고 싶다.
- 작업치료 : 장애물이 없는 주택의 신축에 있어 설계단계부터 개입하고 완성된 다음에도 사용하기 편리함을 가족과 업자와 삼위일체가 되어 검토하였다. 작업치료는 대상아의 심신기능을 판단하여 어머니를 포함한 간병인의 신체상황을 고려한 설계안의 제공이나 생활양식의 제안을 하고 실용화하기까지 사후관리(follow-up)를 하였다.

[평가항목]

- 일반상태 : 건강상태
- 심적, 신체적
  - · 근 긴장검사 : 변형 · 구축의 파악
  - · ROM검사 : 운동제한의 확인, 변형 · 구축의 파악
  - · 반사 · 반응검사 : 뇌의 성숙상태의 확인
  - · 인지검사 : 효과적으로 활용할 수 있는 지적 활동이나 언어표출의 확인
  - · ADL : 연령을 고려한 가능한 ADL의 상황

    보조가 곤란한 상태의 파악(목욕과 옮겨 타기 동작시의 보조에 관해서)

[문제점]

- 옮겨 탈 때의 간병부담

[장기목표]

- 사회자원의 활용과 대처

[단기목표]

- 전동휠체어에 의한 실용적인 이동동작의 획득
- 전동휠체어 위에서의 PC 조작을 실용화한다.
- 변형 · 구축의 경감 및 유지

[치료수단]

- 변형, 구축예방에 대한 도수에 의한 스트레칭
- 전동휠체어 조작을 여러 가지 장소에서 시행한다.
- 대상아 및 가족과 함께 신축주택을 사용하기 쉽도록 하는 것을 검토

[재평가]

- 전동휠체어 조작이 가능해지고 외출도 혼자서 할 수 있게 되었다.
- 신축주택에 의해서 전동휠체어로부터 부담이 적은 보조로 바닥에 오르내릴 수 있었다.
- 어머니의 자유시간이 증가하고 요통이나 어깨 결림이 경감되어 취미생활도 할 수 있었다.

4 실시장소에 따른 작업치료

C씨는 생후 얼마 안된 후부터의 장애 때문에 영아기는 병원에서 건강관리와 조기 재활치료를 주체로 한 대응이었다. 재활은 기본동작의 유발과 감각 · 지각의 촉진을 목표로 하였고 작업치료는 놀이를 주체로 하여 기본적 동작의 획득을 촉진하면서, 감각 · 지각의 입력 · 출력의 활성화를 촉진하였으며 육아 시에 자극을 가하는 방법이나 안는 방법, 젖을 먹이는 방법, 놀이의 방법 등에 대해서 가족지도를 하였다.

3세부터 체력 만들기와 사회성을 고려하여 지역의 모자 통원 홈에 통원하여, 심신 양면에서 집단생활에 익숙해지도록 계획하였다. 여기서는 식사, 배설, 대인교류의 발달을 촉진하였다.

초등학교부터 고등학교까지 지체장애아 특수학교에서 지냈었다. 여기서는 실용적인 이동수단과 글씨쓰기 능력의 습득에 관점을 두었고, 수단이나 방법의 검토도 이루어졌다. 학교와 가정에서 연계하여 반복연습이 이루어졌고 습득 곤란한 상황을 만났을 때에 작업치료로 새로운 수단이나 방법을 제공하여 학교교사 · 가족 · 작업치료사의 연계로 시행하였다.

양호학교 졸업 후는 인근의 직업 훈련소에서 광고지의 작성담당이 되었다. 대상아 본인과 직업 소개소 직원의 요청에 의해서 작업치료사가 직업 소개소를 방문하여, 효율성이 있는 작업자세나 자조장구의 제안과 작성을 하고 현재에 이르고 있다.

5 생활환경에 따른 작업치료

발달과정에 지체가 발생한 소아의 경우에는 생활환경에 따라서 관계되는 장소도 동시에 움직여가기 때문에 "실시장소에 따른 작업치료"에 준한다.

6 장애수용의 단계에 따른 작업치료

발달과정에 지체가 발생한 소아의 경우에는 대상아와 가족의 양쪽을 고려해야 한다. 부모는 대상아가 장애를 별로 의식하고 있지 않음에도 불구하고, 건전한 아이와 비교하거나 내 자식을 가엽게 여기거나 자기책임을 느껴 중압감에 짓눌리게 된다. 선천성 질환의 대상아는 다른 친구들과의 차이를 알아차리면서도 서서히 자기를 받아들이고 있는 것 같다. 후천적인 질환의 경우는 신체장애나 정신장애를 가진 성인의 경우와 유사한 과정을 거치고 있다. 아래에 발달과정에 지체가 발생한 대상아라는 큰 틀에서 설명한다.

a. 부모의 장애수용과정은

대부분의 대상아의 부모는 아이가 태어났을 때부터 의료기관의 여러 가지 직종과 관계하고, 함께 지내고 있기 때문에 고통을 느꼈을 때에 방문하는 직종도 저절로 선택되어 적절한 대응에 의해서 수용과정은 원활하게 진행되는 것으로 생각된다.

1)충격기

여러 가지 검사가 시행되고 상황을 진찰하고 있는 상태로부터 일변하여 진단이 내려져 큰 병이라고 느꼈을 때 쇼크를 받는 것 같다.

작업치료사(OTR)의 대응 : 있는 그대로를 받아들이고 부모의 이야기를 공감하는 자세로 경청한다. 앞으로의 현실검토에 대비하여 간다.

2) 회복에 대한 기대

재활이 시작되고 대상아의 좋은 변화를 봄으로써 장애를 부인 · 도피하고 싶어지며 기대가 높아진다. 확실히 발달과정에 있는 대상아는 누구나가 거치는 자연스런 발달과 치료에 의한 회복이 서로 어울려서 뒤늦게나마 좋은 변화를 가져오는 경향에 있으나, 부모는 건전한 아이로 되어가고 있다고 인식하고 싶어져 기대가 높아지기 쉽다.

작업치료사(OTR)의 대응 : 건전한 아이의 발달과정과 대상아의 발달내용의 설명을 하면서 회복되고 있는 과정과 도달목표를 설명하여 실천하는 과정을 보게 한다.

3) 비탄

회복은 되고 있지만 좋은 변화도 자칫 늦어지기 쉬워 기대를 할 수 없게 된다. 부모가 생각하는 발달의 진행정도에 비하여 발달과정이 지지부진하기 때문에 도피하고 싶어진다.

작업치료사(OTR)의 대응 : 부모의 이야기를 공감하는 자세로 경청하고, 대상아의 어린이다움이나 부모에 대한 애착행동 등을 설명하여 실천을 통해서 체험케 하는 기회를 만든다.

4) 방어

합리적으로 생각하기 시작한다.

작업치료사(OTR)의 대응 : 부모의 사고과정을 듣고 함께 생각하고 나아가는 자세를 보여준다. 현실에 눈을 돌린 검토를 함께 생각해간다.

5) 적응

이제까지의 대상아의 씩씩한 성장을 가만히 바라봄으로써 대상아의 발달속도나 내용을 인정하지 않을 수 없게 된다. 현실에 눈을 돌린 검토가 이루어지고 대상아의 있는 그대로의 모습에 육아의 즐거움을 느낀다. 건전한 아이가 노력하는 것 이상으로 노력하고 있는 대상아를 재인식하고 지켜볼 수 있게 되어 받아들여져 간다.

작업치료사(OTR)의 대응 : 대상아 · 가족과 함께 생각하고 나아가는 모습을 보여준다.

b. 대상아의 장애수용과정은

부모, 특히 육아를 하고 있는 어머니의 행동과 관계되는 경우가 많다.

1) 충격기

지적 발달의 정도나 가정환경에 따라서 다르지만, 초등학교 고학년이 될 무렵에 다른 사람과의 차이를 알아차리는 것 같다. 친구관계에서 친구의 한마디에 상처를 받아 충격을 받고 부모를 원망한다.

작업치료사(OTR)의 대응 : 친구관계에 대해서 이야기를 경청한다.

2) 회복에 대한 기대

자조노력을 시작한다.

작업치료사(OTR)의 대응 : 본인의 노력을 지원하고 본인과 목표에 대한 이야기를 나누어, 목표를 향한 회복을 최대한으로 달성할 수 있도록 실천해간다.

3) 비탄

회복의 한계를 느껴 자포자기가 된다.

작업치료사(OTR)의 대응 : 자포자기가 되어버린 경위에 대해서 이야기를 나누고, 공감을 갖는 자세로 접촉한다.

4) 방어

합리적으로 생각하기 시작한다.

작업치료사(OTR)의 대응 : 끊임없이 동반하면서 지켜보는 자세로 접촉한다. 현실검토를 유도해간다.

5) 적응

획득해야 할 내용을 분석하여 자립을 향해서 생활하여 간다.

작업치료사(OTR)의 대응 : 장애에 의한 한계에 대해서도 서로 이야기를 나누고, 어떻게 장애를 타개하여 가는지 함께 생각하고 실천한다. 현실을 잘 살펴본 방법을 함께 생각한다.

장애수용은 매우 중요한 과제이지만 피해서는 지나갈 수 없는 과정이기도 하다. 발달과정에서는 부모와 대상아, 그것을 에워싼 환경에 있는 사람까지도 시야에 넣고 생각해가야 한다. 요점은 있는 그대로를 받아들여 공감하고, 현실에 눈을 돌린 검토를 함께하여, 본인 주체의 지원적인 원조를 하는 것이다.

용어해설

- **뇌성마비** : 임신 중, 주산기, 신생아기에 받은 뇌의 비진행성 고정성 병변에 기초하는 것이며, 운동장애를 주된 증상으로 하고 반사의 이상에 의한 특징 있는 사지의 위치나 자세를 수반한 질환이다. 특히 동작을 할 때에 발생하기 쉽다. 어린이는 발달과정에서 경험하는 여러 가지 일상체험에 의해서 체험학습을 하여 발달하는 것이지만, 운동장애가 주된 증상이기 때문에 체험학습을 저해받기 쉬우며 지각 · 인지의 발달지체도 일어나기 쉽다.
- **강직형** : 근 긴장의 이상이 존재하여 경련의 세기와 확산에 따라서, 바로잡기(정위)반응(righting reaction), 선택적 운동패턴의 발달이 저해된다. 건전한 아이와 비교하여 과긴장 상태에 있고 변형이나 구축이 일어나기 쉽다. 특징으로써 동시수축이나 상반성 억제의 장애가 관찰되고, 연합반응이 일어나 이상자세나 이상운동패턴이 고정화되기 쉽다. 장애부위는 단마비(monoplegia), 편마비(hemiplegia), 양하지마비(diplegia), 사지마비(quadriplegia) 등으로 분류된다.
- **무정위운동(athetosis)형** : 근 긴장의 이상이 존재하고 동요성 근 긴장상태를 나타낸다. 낮은 긴장으로부터 과긴장 상태 사이를 동요하고 있기 때문에 정상적인 자세유지가 곤란하다. 경련을 동반하는 혼합형도 있다.
- **앉은 자세유지 장치**: 앉은 자세유지가 곤란한 장애아를 위한 보조도구이다. 전신적으로 근 긴장상태를 안정화하기 쉽도록 자세를 고려하여, 앉은 자세에서의 활동을 촉진하기 쉽게 하거나, 때로는 느긋한 앉은 자세를 취할 수 있도록 고안된 장치이다. 기본적으로는 주문제작이지만 장애와 사용목적에 따라 개인적인 대응이 가능한 반제품적 용구도 있다. 신체

장애인수첩 소지자에게는 공적 부담이 있다.

- **비대칭성 긴장성 경반사(ATNR)** : 척수 · 뇌교 수준의 반사이며 생후 1~2개월 무렵 가장 뚜렷하게 관찰되고, 4~6개월 무렵에 상위중추의 성숙에 의해서 소실되어 가는 반사이다. 반듯이 누운 자세에서 신생아의 얼굴을 수동적으로 한쪽으로 돌리면(자극) 안면(얼굴) 측의 상하지가 신전하고 후두 측의 상하지가 굴곡한다(반응).
- **임계기** : 신체적 여러 기관(organ)이나 정신적 기능의 발달에는 결정적인 시기가 있고 발달한다. 그 시기를 말한다. 외적 조건에 의해서 이 시기의 정상적인 발달이 방해되면 불가역적인 변화가 일어난다고 한다. 개체 발생상의 특정시기를 말한다. 인간의 영유아기의 대인관계의 형성이나 언어의 획득, 시각의 발달에서는 초기의 경험이 중요하다고 한다.
- **저체중 출생아** : 출생 시 체중이 2,500g 미만의 신생아를 말한다. 1,500g 미만을 극소미숙아, 그 중 1,000g 미만을 초미숙아라 한다.
- **양호한 자세** : 질병이나 장애 때문에 정상적인 자세를 취할 수 없고, 장애를 조장하는 것 같은 자세를 취하지 않을 수 없는 장애아가 있다. 병적 자세를 장시간 · 장기간 취하고 있으면 신체적으로도 정신적으로도 2차적인 문제가 커진다. 될 수 있는 대로 건전한 아이가 취하고 있는 것 같은 자세를 응용해서 2차적 장애를 경감시켜 가는 방법이 요구된다. 이 때에 취할 수 있는 수정자세를 말한다. 원칙적으로 건전한 아이가 행동하기 쉬운 편안한 자세를 말한다.
- **기어가기** : 갓난아기가 기엄기엄하는 과정이며 복부 · 골반을 바닥에 붙이고 상하지를 사용해서 기는 방법을 말한다.
- **원시반사** : 신생아기에 볼 수 있는 반사이며 성장과 함께 소실되는 반사를 말한다. 대략 6개월 정도까지에는 소실된다. 도피반사(withdrawal reflex), 교차성 신전반사(crossed extension reflex), 자동보행(automatic walking), 위치반사(placing reflex), 파악반사(grasp reflex), 긴장성 경반사(tonic neck reflex), 긴장성 미로반사(tonic labyrinthine reflex), 모로반사(Moro reflex) 등이 있다.

IV 고령기 분야에서의 작업치료과정

증상사례 제시

폐용 증후군으로부터 자리보전을 하게된 허약한 고령자의 일상생활활동(동작)(activities of daily living; ADL) 자립과 삶의 질(quality of life; QOL) 향상을 지향한 작업치료.

■ 일반적 정보

① 증상사례 : D씨, 남성, 78세
② 진단명 : 폐용 증후군

■ 전문적 정보

① 생활력

75세의 아내와 둘이서 생활한다. 회사 관리직으로 퇴사, 성격은 제멋대로이고 집안의 폭군이었다.

② 현 병력

2년 반 정도 전에 감기로 발열하여 자리에 눕게 되었고, 감기가 나아도 일어나 있는 것이 괴롭다하여 침대에 누워있는 동안에 근력이 저하하고 보행이 자신이 없게 되었다. 당초 화장실만은 아내의 보조로 가고 있었으나 그 이외에 침대로부터 나오는 일은 없었고, 식사도 먹기 쉽도록 주먹밥으로 하여 침대에 옆으로 누운 채로 먹고 있었다. 서서히 근력저하가 진행되었고 일어나면, 눈앞이 침침해지고 배설도 침대 위에서 완전보조가 되었다. 아내는 관절 류마티스를 앓고 있었기 때문에 보조하는 것이 큰일이 되었고, 그것도 D씨의 상태악화로 연결되었다.

갑자기 뜻도 모르는 것을 말하고 흥분하는(섬망상태) 일이 있고, 천골부가 붉어지며 수포도 생겨(욕창의 초기), 어찌된 일인가 하여 아내는 구청 보건사에게 연락을 하였다. 보건사[1]가 방문하여 수분의 섭취상태를 물었더니 아내는 야간의 배뇨보조가 큰일이라고 하여 저녁식사 후는 별로 물을 주지 않았던 것 같았다. 보건사는 섬망상태를 탈수 증상으로 판단하여 수분공급의 중요성을 아내에게 설명하였고 아내는 납득하였다. 이 시점에서 개호(간병)보험은 아직 신청이 되어있지 않았고❷ 보건사에 의해서 개호보험의 신청도 권유받았으나 마음이 내키지는 않았다.

보건사는 몇 번인가 방문하여 지금대로라면 욕창이 악화될 우려가 있으므로 조금씩이라도 침대에서 떠나도록(기상) 설득하였으나 D씨는 "알았습니다"라고 말하기는 하지만 실행은 수반되지 않았다. 아내가 말을 걸어도 "귀찮아"라 말하고 말하는 것을 듣지 않았다. 충분한 수분공급을 하게 된 다음부터는 갑자기 흥분하는 일은 없어졌으나, 아내는 집에 있는 상태 그대로는 개선이 어렵다는 것을 이해하고 아내와 보건사가 D씨를 설득하여 의료요양형의 병원에 재활 목적으로 입원❸시켰다.

병원에서는 물리치료(이하 PT), 작업치료(이하 OT)가 처방되고 치료가 시작되었다. 입원시 검사에서는 마비가 없었으나 견관절, 고관절, 슬관절, 족관절의 관절가동범위(range of motion; ROM) 제한이 인지되었다. 2개월의 입원으로 욕창은 치유되고 ROM은 거의 문제가 없는 정도까지 개선되었다. 원내에서의 ADL도 목욕이외는 난간 및 T자형 지팡이로 자립하였다. 조금 더 시간을 들이면 목욕의 자립 및 혼자서의 보행도 가능하다고 생각되었으나 D씨로부터 "아무래도 집에 돌아가고 싶다"고 퇴원을 희망하였다.

자택 앞의 길은 언덕이고 현 상황으로는 외출은 곤란하였다. 자택에서만의 생활에서는 기능저하가 걱정되고 거듭되는 ADL기능의 향상을 지향하여, 데리고 갔다 데리고 오는 사람을 붙여서 통원 재활(주간보호)을 이용❹함으로써 기능유지를 도모할 수 있다는 전망이 있다는 것을 설명하였고 D씨도 납득하였으므로 요간병 인정 신청❺을 하고 퇴원하게 되었다. 일상 관리(day care)에서는 관리계획(care plan)이 세워지고❻, 현재는 주 2회 다니고 있다. D씨는 일상 관리(day care)도 익숙해져 리더적 역할도 차츰 얻고 있다. 목욕은 지켜보는 것만으로 되는 상태까지 되었다. 자택의 복도, 화장실, 욕실은 개호보험의 주택개수비로 난간이 설치되고 머지않아 자택에서의 ADL은 자립할 것 같다. 보행도 안정되고 자택 앞의 언덕도 아내가 곁에 따르는 것만으로 보행이 가능해졌다.

폐용 증후군의 개선은 순조로워 다음번의 요개호 인정은 자립의 판정이 예상된다. D씨는 빨리 자립하고 싶다는 생각을 갖고, "모처럼 익숙해졌으니까"라고 하여, 자립한 때에는 자원봉사자로서 일상 관리(day care)에 가고 싶다고 생각하기까지에 이르렀다.

■ 아래의 내용에 대해서 조사해보자! 또한, 생각해보자!

❶ 보건사의 업무에는 어떠한 것이 있는가?
❷ 개호(간병)보험은 누가 대상이 되는가?
❸ 요양형 병상과 일반 병상의 차이, 의료요양형 병상과 간병요양형 병상의 차이는 무엇인가?
❹ 통원 재활(주간보호)이란 무엇인가? 또한, 일상 관리(day care)이외의 개호보험의 가정 서비스는 어떠한 것이 있는가?

❺ 요 간병 인정의 신청은 어떻게 하는가? 또한, 간병정도는 어떻게 결정하는가?
❻ 관리 계획(care plan)이란 무엇인가?

1 작업치료과정

D씨는 앞에서 언급한 3개의 장소에서 치료 · 지도 · 지원을 받았다.

고령자 장애의 경우, 뇌졸중 등 급성 발병에 의한 질환이라면 신체기능분야에서의 작업치료와 거의 같은 과정을 거친다. 그러나, 고령자 특유의 상태에 따라 D씨와 같이 운동마비가 없이 서서히 기능이 저하하는 경우는 급성기라 할 수 있는 시기가 없이 질병의 진행상태가 분명하지 않은 경우가 적지 않다. 이러한 사례의 경우에는 재활의 시기라기보다 실시장소에 따라 평가, 치료, 지원내용의 역점을 두는 방법이 다르다 할 수 있다.

a. 제 1단계 : 가정에서 요양형 병원 입원까지의 기간

고령자의 경우, 극히 사소한 계기로 자리보전하게 되는 경우가 많다. 가정 고령자에게는 노인보건법에 의한 방문지도가 제공된다. 입원이 필요한 사례는 노인의료로 처리된다. 입원의 필요는 없으나 가정지도가 필요한 경우는 방문지도가 이루어진다. 시 · 읍 · 면에 따라서는 물리치료사 · 작업치료사가 방문 지도를 하는 곳도 있다.

D씨의 경우는 집중적인 관리가 필요하였기 때문에 방문 보건사의 조언으로 의료기관에 입원하게 되었다.

b. 제 2단계 : 요양형 병원에서의 재활(회복기)

여기서 말하는 "회복기"는, 급성 발병의 질환의 회복기와는 의미가 다르다. 급성 발병의 경우는, "급성기", "회복기", "유지기", 그리고 "종말기"로 구분하여 표현되지만, 서서히 기능이 저하되는 경우, 재활 스태프가 관여한 시점이 "회복기" 또는 "유지기"가 된다.

요양원형 병원은 장기 요양환자에 걸맞은 요양환경을 가지는 병상군이며, 자리보전을 시키지 않는 케어에 중점을 둔 의료가 중요시 된다. 원래 질환이 있는 경우에는 그 질환에 대한 치료가 우선적으로 이루어지지만 증상이 안정되면 가정복귀를 목표로 한 대처가 이루어진다. 기능회복은 물론 ADL의 자립, QOL의 향상 · 유지를 목적으로 한 재활이 시행된다.

D씨는 폐용 증후군이 주이었으므로, 물리치료사 · 작업치료사에 의한 지구력의 개선, 근력강화, ADL연습이 이루어졌다. 또한 병동과의 연계로 ADL 능력의 향상과 습관부여가 이루어졌

다. 원래는 ADL이 자립하고 의미 있는 가정생활이 가능하도록 거듭되는 재활과 가정지도가 이루어진 다음에 퇴원이 되지만 그 조건이 갖추어지기 전에 본인의 의사로 퇴원을 하게 되었다.

c. 제3단계 : 통원 재활(일상 관리, day care)에서의 유지기 재활

일상 관리(day care)는 ① 신체기능 · 정신기능의 개선 · 유지를 위한 기능훈련 · ADL연습, ② 외출과 사회적인 교류, ③ 가족의 간병부담의 경감을 목적으로 하고 있다. 기능개선을 위한 개별지도, 작업활동에 대한 즐거움의 체험, 집단구성에 의한 사회교류 기회의 제공, ADL 향상 및 간병가족으로부터 떨어지는 것에 의한 간병부담의 경감 등이 이루어진다. D씨는 일상 관리(day care)에 다님으로써 보행능력 · ADL의 향상이 관찰되었고 또한 사회교류의 재구축도 이루어졌다. 그리고 새로운 역할도 차츰 얻고 있다.

2 평가 · 치료계획

각 단계에 따른 장애상을 파악하는 방법, 평가내용, 결과를 정리하는 방법, 장기 · 단기목표, 치료 · 지원내용, 재평가에 대해서 간단히 정리하면 **표1**과 같이 된다.

3 질병의 진행상태에 따른 작업치료

a. 제1단계 : 가정에서 요양형 병원 입원까지의 기간

■ 장애상태를 파악하는 방법

고령자의 경우, 체력이 없기 때문에 병에 걸리면 회복이 늦어진다. D씨는 감기를 계기로 자리에 누웠다. 감기는 나았으나 병상에 누워있는 동안에 체력이 저하되어 일어나는 것이 큰일이었다. 조금씩이라도 병상에서 떠나 병상에 누워있는 시간을 감소시키도록 하였으면 좋았지만 누워있는 동안에 폐용 증후군이 되어버렸다.

아내는 보조가 부담이 되어, 조금이라도 야간배뇨의 보조수를 줄이려고 D씨의 수분 섭취량을 줄인 것 때문에 탈수증상을 일으켜 섬망상태가 되었다(**그림1**).

또한 병상에 누워 있는 시간의 길이, 영양상태로부터 욕창이 생기기에 이르렀다.

- 치료의 우선순위 : 생명의 안전(탈수의 해소, 욕창의 치료) → 폐용증후군 개선
- 환자 · 가족의 욕구 : 보조량의 경감

표 1 각 단계에 따른 평가 · 치료계획

질병의 진행상태	입원 전(증상 악화시기부터 입원까지)	병원에서의 재활의 시기 (회복기)	통원 재활의 시기 (유지기)
장애상을 파악하는 방법	〈본인〉 ●탈수증상 ●욕창 ●폐용 증후군 ●자리보전 〈환자 · 가족의 욕구〉 ●보조량의 경감	〈본인〉 ●욕장 ●폐용 증후군(근력저하, 관절가동범위 저하, 정신기능저하) ●ADL 보조량이 많다. 〈환자 · 가족의 욕구〉 ●ADL 자립	〈본인〉 ●폐용 증후군 개선 불충분 ●사회적 관계의 상실 ●역할의 상실 〈환자 · 가족의 욕구〉 ●ADL 자립과 의미 있는 생활
평가항목	●일반상태 ●ADL ●정신기능 ●보조자의 상태 ●물리적 환경	●일반상태 ●생활경력 ●ADL ●정신기능 ●신체기능 ●물리적 환경	●일반상태 ●생활경력 ●정신기능 ●신체기능 ●물리적 환경 ●QOL 평가 ●사회교류능력(관찰)
문제점	●탈수 ●욕창 ●자립보전 ●아내의 보조부담	●욕창 ●ROM제한 ●근력저하 ●정신기능저하 ●의욕저하	●폐용 증후군의 개선 불충분 ●ADL 미자립 ●역할의 미획득
장기목표	●ADL 자립 ●자택에서의 자립한 생활의 획득 ●옥외의 보행능력의 획득 ●QOL 향상		
단기목표	●생명의 안전관리 ●폐용 증후군의 개선에 의한 보조량의 경감	●욕창의 치유 ●폐용 증후군의 개선(몸 구르기, 일어나기의 자립, 앉은 자세, 선 자세 내구성의 향상, 근력강화 정신기능의 향상) ●ADL의 자립 ●안정된 보행능력의 획득	●ADL 자립 ●옥외 보행능력의 획득 ●새로운 사회교류의 획득 ●활동의 즐거움을 체험한다.
치료수단	●수분섭취의 촉진 ●기상의 촉진 ●가능하면 방문재활	●ROM훈련 ●ADL연습 ●의자에 앉은 자세에서의 활동(activity)	●그룹체조 ●그룹에서의 활동 ●보행연습 ●목욕연습
재평가	●탈수증상의 개선은 관찰되기는 하지만, 가정에서는 기능개선 곤란	●폐용 증후군의 상당한 개선은 관찰되었지만, ADL 자립까지는 불충분	●폐용 증후군의 상당한 개선이 관찰된다. ●ADL자립까지 이제 한 걸음 남았다. ●다른 환자와의 교류는 충분, 차츰 리더적 지위를 획득하고 있다.

- 작업치료 : 이 시점에서 작업치료(OT)가 이루어진다면 기상의 촉진과 동작연습, 정신기능 향상의 작용

[평가항목]

- 일반상태 : 건강상태, 근 위축, 욕창의 상태 등
- ADL : ADL상황, 보조상태 등
- 정신기능 : 의욕, 이해정도 등
- 보조자의 상태 : 건강상태, 보조 부담정도 등
- 물리적 환경 : 가옥구조, 주위의 환경 등

[문제점]

- 탈수
- 욕창
- 자리보전
- 아내의 보조량이 많음

[장기목표]

- ADL자립 : 마비는 없으며 폐용 증후군이라는 것으로부터 충분히 기대할 수 있다.
- 옥외의 보행능력의 획득 : 마비는 없으며 폐용 증후군이라는 것으로부터 충분히 기대할 수 있다. 또한 자택 앞이 언덕이므로 옥외보행능력을 획득함으로써 아내의 보조가 필요 없게 된다.
- 자택에서 자립한 생활의 획득
- QOL향상(역할을 가진 의미 있는 생활을 보낸다)

[단기목표]

- 탈수증상 및 욕창의 개선
- 폐용 증후군의 개선을 도모함으로써 보조량의 경감으로 연결시킬 수 있다.

[치료수단]

- 수분섭취의 중요성에 대한 설명과 촉구
- 기상함으로써 폐용 증후군의 개선에 연결된다는 설명과 촉구
- 정기적인 방문지도
- 방문재활의 체제가 있는 곳에서는, 방문재활의 도입

[재평가]

- 탈수증상은 해소
- 폐용 증후군의 개선에는 이르지 못하고, 욕창 악화의 가능성이 있다.
- 정신기능의 저하로부터, 기상의 의욕이 생기지 않는다고 생각된다.
- 아내의 운동기능 상태가 좋지 않아, 간병이 불충분
- 이대로라면 신체기능, 정신기능이 한층 더 저하가 일어난다고 생각된다.
- 지금이라면 집중적 관리(care)를 시행함으로써 심신기능의 개선이 가능하다고 판단된다.

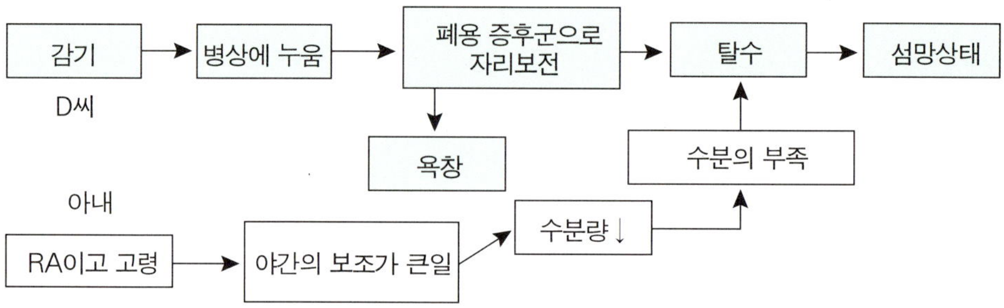

그림 1 D씨가 섬망상태가 되기까지

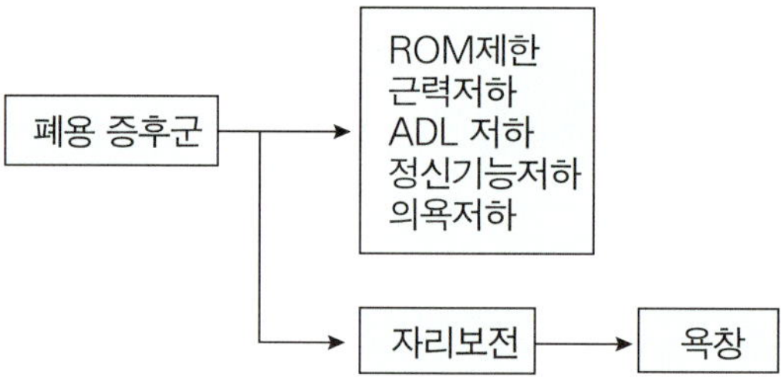

그림 2 폐용 증후군에 의한 문제

b. 제 2단계 : 요양형 병원에서의 재활(회복기)

■ 장애상태를 파악하는 방법

D씨 폐용 증후군에 의해서 ROM제한, 능력저하, ADL저하, 정신기능의 저하, 의욕저하와 욕창으로 연결되었다(**그림2**). 보건사가 몇 번인가 방문지도하여 탈수상태는 해소되었지만, 폐용 증후군의 개선에는 이르지 못하고 있다. 가정에서는 한계가 있어 집중적 재활이 필요하다.

- 치료의 우선순위 : 욕창 → 폐용 증후군 개선 → ADL
- 환자 · 가족의 욕구(needs) : ADL 자립
- 작업치료 : 욕창의 치유, 폐용 증후군의 개선(몸 구르기, 일어나기의 자립, 앉은 자세, 선 자세 내구성의 향상, 보행의 안정, 정신기능의 향상)을 도모한다.

[평가항목]

- 일반상태 : 건강상태, 근 위축, 욕창의 상태 등
- 생활경력, 취미 등
- ADL : 할 수 있는 ADL과 하고 있는 ADL

●정신기능 : 의욕, 이해정도 등
●각종 신체기능평가 : 감각, ROM, 마비의 유무, 근력 등
●물리적 환경 : 가옥구조, 주위의 환경 등

[문제점]

●ROM 제한
●근력저하
●ADL 저하
●정신기능의 저하
●의욕저하
●욕창

[장기목표]

●ADL 자립
●옥외 보행능력의 획득
●자택에서의 자립한 생활의 획득
●QOL 향상

[단기목표]

●욕창의 치유(생명에 관계되는 일이므로 최우선된다)
●폐용 증후군의 개선(몸 구르기 → 일어나기 → 앉은 자세 내구성 향상 → 선 자세 내구성의 향상 → 보행의 안정)
⇒ ADL능력의 향상 및 정신기능의 향상
⇒ 의욕의 향상

[치료수단]

●침대에서의 ADL 연습 : 몸 구르기, 일어나기
●휠체어에의 옮겨 타기
●작업치료(OT)실에서의 작업활동 : 앉은 자세 내구성 향상, 어깨 ROM 확대, 정신기능 향상, ADL 연습
⇒ 작업치료(OT)에서 잘 할 수 있었던 ADL은 병동에 연락하여 일상에 도입한다.
●목욕동작은 작업치료사 · 물리치료사와 상의하면서 병동 간호사가 지도
●팀 전체에서 기상을 도모하고 욕창의 치유와 정신기능 · 의욕의 향상에 몰두한다.

[재평가]

●기상함으로써 체력도 생기고 욕창도 치유되었다(**그림3**)
●매일 활동하고 있음으로써 정신기능의 향상이 관찰된다.
●목욕 이외의 ADL은 T자 지팡이 보행이거나 벽 등을 잡고 걷기가 가능하지만 불충분하다.
●순조롭게 기능의 회복이 관찰되며 아직 개선 가능성이 높다.
●이 상태에서 퇴원하여 자택에서 아무것도 하지 않으면 다시 악화될 가능성이 있다.

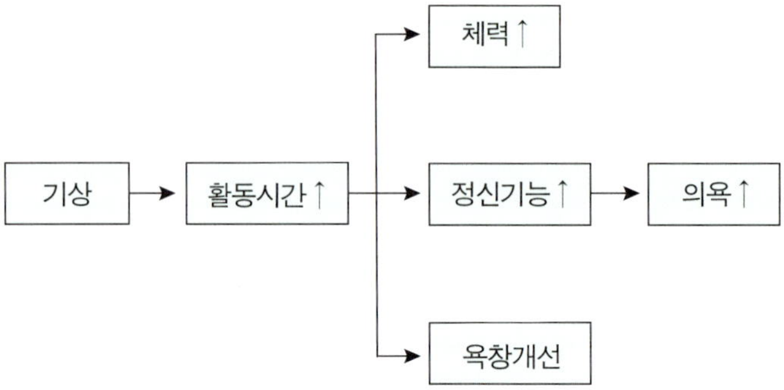

그림 3 기상의 효과

c. 제3단계 : 통원 재활에 의한 유지기 재활

■ 장애상태를 파악하는 방법

병원에서의 재활로 폐용 증후군의 상당한 개선이 관찰되기는 하였지만, 아직 충분히 개선될 가능성이 있다. ADL도 아직 자립에 도달하지 못하였다. 이제까지의 경과 보고로부터 보면 사회교류의 범위가 작고, 역할이 없다는 것을 생각할 수 있다. 나아가서는 사는 목적의 상실로까지 연결되어 있다고 생각된다. 새로운 인간관계, 역할의 획득, 활동의 즐거움을 체험할 필요성이 엿보인다.

- 치료의 우선순위 : 폐용 증후군 개선 → ADL 자립 → 역할의 획득, 사회교류
- 환자 · 가족의 욕구(needs) : ADL 자립, 역할의 획득
- 작업치료 : 폐용 증후군을 개선하고, ADL 자립을 도모한다. 일상 관리(day care) 통원치료자, 직원과의 인간관계를 통해서 사회교류로 연결할 수 있고 역할을 갖게 할 수 있다. 참여하여 즐겁다고 생각되는 것 같은 작업활동을 체험시킨다.

[평가항목]

- 일반상태 : 건강상태, 근 위축의 상태 등
- 생활경력, 취미 등
- ADL : 할 수 있는 ADL과 하고 있는 ADL
- 정신기능 : 의욕, 이해의 정도 등
- 각종 신체기능 평가 : 감각, ROM, 마비의 유무, 근력 등
- 물리적 환경 : 가옥구조, 주위의 환경 등
- QOL 평가
- 사회교류능력

[문제점]

- 폐용 증후군 개선 불충분
- ADL 자립하지 못함
- 역할을 획득하지 못함

[장기목표]

- ADL 자립
- 옥외 보행능력의 획득
- 자택에서의 자립된 생활의 획득
- QOL 향상

[단기목표]

- ADL 자립 : 일상 관리로 목욕지도를 하고, 아울러서 아내의 간병 부담감을 감소시킨다.
- 옥외 보행능력의 획득 : 언덕길을 포함한 보행자립을 지향하여, 보행능력의 향상
- 새로운 사회교류의 획득 : 새로운 인간관계를 구축함으로써 사회교류를 촉진한다.
- 취미의 개척 : 의미 있는 시간을 지낼 수 있도록 취미의 개척, 활동의 즐거움을 맛본다.

[치료수단]

- 운동
- 그룹체조
- 게임에 의한 하지근력의 강화
- 평행봉에서의 보행, 지팡이에 의한 보행
- 흥미를 가질 수 있는 것 같은 여러 가지 작업활동

[재평가]

- 일상 관리(day care) 이용자, 직원과 새로운 인간관계에 의한 사회교류를 할 수 있다.
- 리더적 역할을 할 수 있게 되고 있다.
- 폐용 증후군의 개선은 순조롭고 ADL은 목욕이 지켜보는 것만으로도 되는 상태이고, 다른 ADL은 자립
- 주택 개조가 끝났다. 머지않아 자택에서의 ADL은 자립할 것 같다.
- 보행은 안정되고 자택 앞의 언덕길도 아내가 곁에 따라가는 것만으로 보행가능
- 다음번의 요간병 인정에서는 자립의 판정이 예상된다.
- 자립에 대한 의욕이 불충분, 자원봉사자로 사는 보람을 발견한 것 같다.

4 실시장소에 상응하는 작업치료

병원에서의 작업치료의 중점은 ADL의 자립에 두고, 일상 관리(day care)에서의 작업치료의

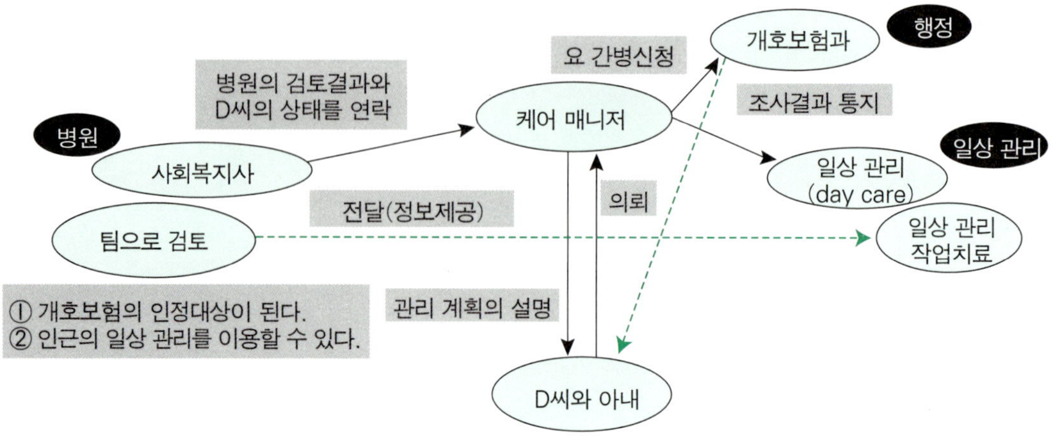

그림 4 **병원으로부터 일상 관리(day care)까지의 정보의 대략적인 흐름**

중점은 기능 · 역할의 유지, 획득에 둔다.

D씨는 병원에서 욕창의 치유, 폐용 증후군의 개선과 ADL기능의 향상이 도모되었다. 상태는 상당히 좋아졌고, 이대로 가면 충분히 ADL 자립과 옥외보행의 자립이 예상되었으나, D씨는 퇴원을 강하게 희망하였다. 병원으로서는 다음과 같은 이유로 단순히 퇴원하는 데에는 적극적이지 않았다.

① 집 앞은 언덕길이고, 현 상황에서는 혼자서 외출이 곤란하고, 보조자가 필요.

② 집 안에서는 벽 등을 잡고 걸어서 목욕 이외의 ADL은 가능하지만, 충분한 운동량과 외계로부터의 자극을 기대할 수 없다.

③ 현 상황 이상으로 기능의 회복이 기대된다.

④ 자택에서 병원까지 거리가 멀다.

D씨의 담당 팀에서 검토한 결과,

① 개호보험의 인정대상이 된다.

② 인근의 간병노인 보건시설의 일상 관리(day care)를 이용할 수 있다.

이상의 것으로부터 D씨가 개호보험을 이용하도록 설득하여 일상 관리(day care)에 다니도록 권유하였다.

D씨는 개호보험을 사용하여 일상 관리(day care)에 다니는 것을 납득하여 퇴원이 결정되었다. 병원의 사회복지사(social worker)로부터 가장 가까운 가정간병지원사업자의 간병지원전문위원(care manager)에게 연락이 되어 상기의 내용이 전달되었다. 케어 매니저가 D씨 및 아내와 면접을 하여 자기부담의 예상액도 포함한 관리 계획을 설명하였다. D씨는 그 계획을 납득하였으므로, 요 간병신청과 함께 일상 관리(day care)에의 연락을 케어 매니저에게 의뢰하였다. 이렇게 하여 D씨는 퇴원 후 일상 관리(day care)에 다니게 되었다. 또한, 병원의 담당 팀으로부터 일상 관리(day care)의 작업치료사에게 정보제공이 있었다(**그림4**).

[작업치료] 폐용 증후군을 개선하고 ADL 자립을 도모한다. 일상 관리(day care) 통원치료자, 직원과의 인간관계를 통해서, 사회교류에 연결되도록 하여 역할을 갖게 한다. 참여하여 즐겁다고 생각할 수 있는 것 같은 작업활동을 체험시킨다.

5 삶의 주기에 상응하는 작업치료

에릭슨은 인생의 발달을 8단계로 나누었다. ① 유아기, ② 아동 초기, ③ 유희기, ④ 학동기, ⑤ 사춘기, ⑥ 성년기 전기, ⑦ 성년기, ⑧ 노년기가 그것이다.

D씨의 연령은 78세이고 ⑧에 속한다. 에릭슨에 따르면 노년기의 발달의 성공은 "통합"이라는 말로 표현된다. 간단히 말하면, 자기가 살아온 인생을 긍정할 수 있다는 것이다. D씨는 보건사가 관여한 시점의 상태대로 지내고, 죽음을 맞이할 때에 "자기의 인생은 좋았다, 의미가 있었다", "괴로운 일도 있었지만 즐거운 일도 많이 있었다"라고 생각할 수 있을까.

D씨는 신체장애는 아니었지만, 신체장애와 자리보전의 관계**(그림5)**가 그대로 적용이 된다. 다행히 D씨는 생명의 위기에 빠지기 전에 보건 · 의료의 서비스를 받을 수 있었다. 고령기에는 ① 심신의 건강의 상실, ② 경제적 기반의 상실, ③ 사회적 유대의 상실, ④ 사는 목적의 상실을 체험한다고 한다. 고령기 장애는 이들이 서로 관계하는 복합장애로 파악된다**(그림6)**.

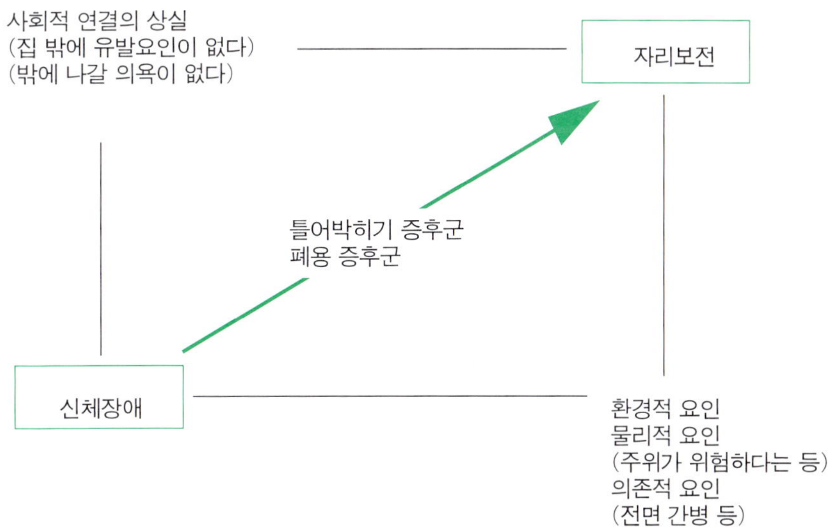

그림 5 신체장애와 자리보전의 관계

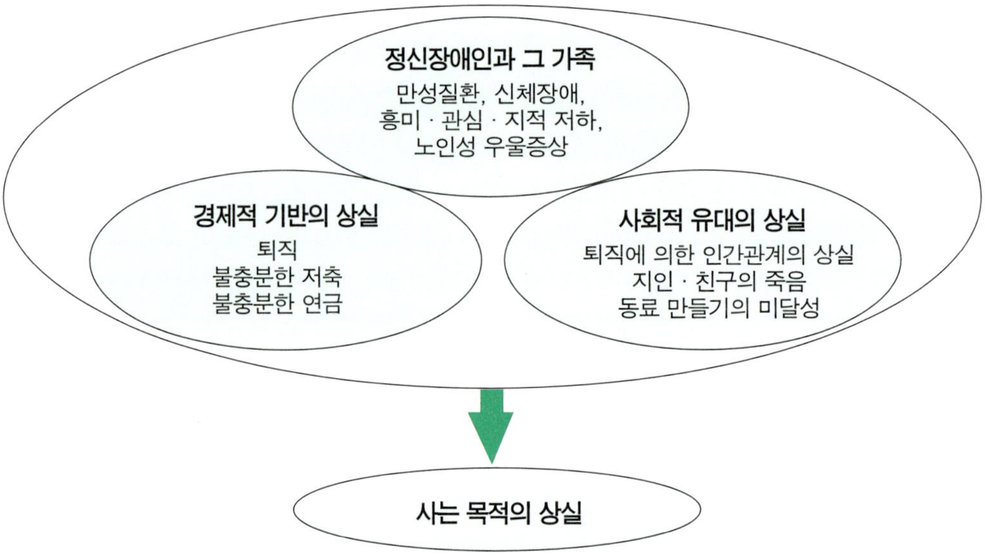

그림 6 고령기의 복합장애

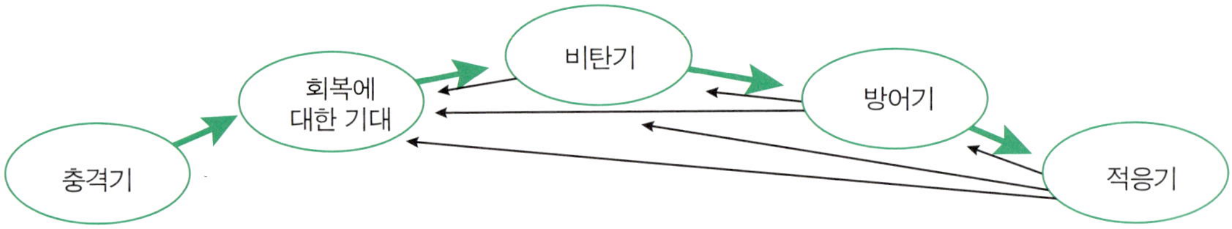

그림 7 장애수용의 과정

일상 관리(day care)에 다니게 되어 새로운 인간관계로부터의 사회교류가 탄생하고, 자립한 생활을 볼 수 있게 되었으며 자원봉사를 생각하기까지에 이르렀다. 다행히 D씨는 전 상사회사의 관리직으로서 연금에는 부자유가 없다. 심신의 건강을 회복하고 사회적 유대를 획득하여, 자원봉사라는 새로운 목적을 발견하였다. 고령이 되었어도 자기가 수행해야 할 "역할"을 발견한 D씨의 인생은 충분히 스스로 긍정할 수 있는 것이 될 것이다. 고령기 장애의 작업치료는 인생의 통합이라는 큰 역할을 짊어지는 것이라 할 수 있을 것이다.

[작업치료] 심신의 건강증진, 사회적 유대의 확보를 도모하여 사는 목적을 얻기 위한 지원.

6 장애수용의 단계에 따른 작업치료

D씨는 급성 발병은 아니었지만, 갑작스런 신체장애를 받은 환자의 장애수용 과정은 다음과 같다고 한다[제 3장 Ⅳ-D "장애수용단계에 따른 작업치료의 실시](☞159쪽)도 참조할 것].

충격 → 회복에의 기대 → 비탄 → 방어 → 적응

- 충격 : 갑작스런 신체장애에 대한 충격
- 회복에 대한 기대 : 부인, 도피, 변화에 일희일비
- 비탄 : 무력감, 깊은 슬픔, 자기부정, 무기력
- 방어 : 도피퇴행, 합리화
- 적응 : 자신감, 안식, 새로운 가치체계

그러나, 모든 사람이 이 모델과 마찬가지의 과정을 거치는 것은 아니고, 또한 일방통행도 아니며 가기도 하고 되돌아오기도 하는 것이 현실일 것이다. 적응상태라 생각되는 사람에서도 갑자기 전 단계 또는 전전 단계로 용이하게 되돌아가는 것이라 생각된다**(그림7)**.

[작업치료] 그때 그때 대상자가 어느 단계에 있는지를 파악하여 현실 적응을 향한 지지적인 원조가 요청된다.

용어해설

- **폐용 증후군(disuse syndrome)** : 다양한 기능을 사용하지 않는 즉 활동하지 않음으로써, 원래 활동하기 위해 필요한 근력이나 골의 강도, 순환기계, 정신기능 등이 저하하여 ADL에 영향을 미치는 상태를 말한다.
- **관절류마티스(rheumatoid arthritis; RA)** : 다발성 관절염을 주된 증상으로 하는 만성의 전신성 질환이며, 골 · 관절이 파괴된다. 그 결과, 관절의 통증이나 변형을 유발하고 이어서 근력저하나 관절의 가동범위 제한(구축이아 한다)으로부터 운동장애에 이른다.
- **욕창(decubitis)** : 모세혈관의 위에 장기간에 걸친 압력이 가해짐으로써 피부의 괴사, 피하조직, 근육도 괴사하여 골까지 도달하는 깊은 상처가 된다. 천골부(sacrum), 대전자부(greater trochanter) 등 압력이 걸리기 쉬운 장소에 발생하기 쉽다.
- **탈수증상** : 혀나 피부의 건조, 빈맥 등이 타각적 소견이지만, 섬망(delirium) 등 정신활동의 저하가 출현하는 경우도 적지 않다. 물을 컵 가득히 마시는 것만으로 호전되는 경우도 있다.
- **ROM(range of motion)** : 관절이 움직이는 범위(관절가동범위)
- **T자형 지팡이** : 손잡이 부분이 T자 형태를 하고 있는 지팡이.
- **간병노인 보건시설** : 요 간병자에 대해서 시설계획 서비스에 기초하여 간호 · 의학적 관리하에서의 간병 및 기능훈련, 기타 필요한 의료 및 일상생활상을 돌보는 시설

- 사회복지사(social worker; SW) : 요양상의 문제, 가정생활 등 환자와 가족 등을 둘러싼 사회적인 문제를 담당하는 직종
- 가정 간병지원사업자 : 간병지원 서비스의 관리 계획을 작성하는 기관이다. 1개소의 가정 간병지원사업자에게 의뢰하면 보건 · 의료 · 복지의 다양한 서비스를 받을 수 있다.
- 간병지원전문위원(care manager) : 가정 간병지원사업자(기관)에 속하고 간병지원 서비스(케어 매니지먼트)를 실제로 계획 작성하는 직종.

V 지역분야에서의 작업치료 과정

1999년 4월에 "물리치료사 및 작업치료사학교 양성시설 지정규칙"이 개정됨으로써 작업치료분야의 교육내용 중에 "지역작업치료학"이 4학점 도입되어 종전의 교과서 중의 작업치료분야에 새로운 얼굴로써 등장하게 되었다. 지역작업치료학이란 지정규칙의 교육목표에도 있는 것처럼 가정생활이나 가정을 둘러싼 지역, 직장 등의 생활의 장에서 대상자가 필요로 하는 중요한 작업을 원활하게 할 수 있도록 장애에 기초한 지도 · 지원을 하기 위한 능력을 배양하는 과목이다〔제1장 Ⅱ "전문직으로서 학교에서 학습하는 지식 · 기술체계"(☞26쪽) 참조〕. 질병의 진행상태로 말하면, 유지기~종말기에 해당한다.

이 단원의 Ⅰ~Ⅳ까지는 장애분야에 의한 횡단적 구분이었으나, 이 지역분야는 연령 종단적(소아에서 고령자까지)으로 관계되는 것이다. 따라서, 이 시리즈의 각각의 분야의 권에서 당연히 언급되어 있는 일이기도 하며 여기서는 지역분야라는 경우의 대표사례로써 성인기(가정)와 고령기(시설 입소자)의 예를 거론한다.

A. 증상사례 1 : 클리닉에 다니기 시작한 편마비 여성의 예

증상사례 제시

■ 일반적 정보

① 증상사례 : E씨, 여성, 50대

② 진단명 : 뇌혈관질환(cerebrovascular disease; CVD)에 의한 우측 편마비, 운동성실어(경증)

■ 전문적 정보

① 생활경력

개호보험(요 개호3❶). 장애인수첩(신체 장애인수첩 1급). 3개월 입원 후 자택으로 퇴원. 남편(인근에서 잡화점을 경영)과 둘이서 생활하였지만 질병을 계기로 장남부부와 동거. 퇴원 후 주 2회 일상 관리(day care)❷ 에 다닌다.

② 작업치료 처방전

회복이 뚜렷하지 않기 때문에 퇴원 후 1개월 지나서 클리닉❸의 진찰을 받았다. 주 1회의 외래 물리치료(이하 PT) · 작업치료(이하 OT)를 시작하고 2개월 후에 주 1회 물리치료(PT) · 작업치료(OT) 격주의 방문훈련을 시작하였다. 홈 헬퍼❹ 주 5회는 주로 점심식사 보조와 목욕보조를 위해 도입되었다.

■ 아래의 내용에 대해서 조사해보자! 또한, 생각해보자!

❶ 개호보험의 요 개호3이란 어느 정도의 간병이 필요한 것인가?

❷ 일상 관리(day care)와 데이 서비스(day service)의 차이는 무엇인가?

❸ 클리닉과 병원의 차이는 무엇인가?

❹ 헬퍼(helper)란 무엇인가?

1 작업치료과정

병원에는 3개월 입원하였으나 이 때의 훈련에 대해서는 여기서는 생략하고, 자택으로 돌아간 후부터의 이른바 지역에서의 지원내용에 대해서 언급한다.

1) 제 1단계

퇴원 후 주 2회 일상 관리(day care)에 다녔다. 마비측(우측)의 수의성 · 지지성이 저하하고 관절가동범위에 제한과 감각장애도 있었다. 보행도 좋지 않아 집단훈련만으로는 완전히 만족할 수 없어 클리닉을 찾아갔다.

2) 제 2단계

클리닉에서는 주 1회, 외래에서 물리치료(PT) · 작업치료(OT)를 받기로 하였다. 복지센터에서 언어훈련을 한다는 정보를 얻어 주 1회 다니게 되었다.

3) 제 3단계

퇴원 2개월 후, 자택에 적응하는 훈련을 받게 되어 물리치료사 · 작업치료사가 격주로 자택에 오기로 되었다. 주간에는 혼자 있기 때문에 점심식사 보조에 헬퍼가 도입되었고, 또한 토, 일요

일의 목욕만으로는 부족하기 때문에 주 1회 목욕보조도 해주기로 하였다.

2 평가 · 치료계획

a. 작업치료 평가

신체기능면, 고차뇌기능면, 일상생활면, 심리사회면을 평가한다. 문제점을 국제생활기능분류(ICF)에 따라서 정리하면 다음과 같이 된다.

[신체기능 · 구조]

- 마비측 수의성 · 지지성 저하
- 우측상지 관절가동범위(range of motion; ROM) 제한
- 우측상지의 감각장애
- 선 자세 균형저하
- 구성능력 저하
- 운동성 실어

[활동]

- 일상생활활동(activities of daily living; ADL) · 가사동작능력 저하
- 좌상지 리치(reach)범위 제한
- 우측상지 물품 고정능력 저하
- 보행능력 저하
- 의사소통능력 저하

[참여]

- 주부로써의 역할의 제한
- 행동범위의 제한

b. 치료지원계획

1) 장기목표

주부로써의 역할을 되돌리고 일상 관리(day care)를 통해서 생활범위를 확대한다.

2) 단기목표

- 우측상지의 ROM 유지, 물품 고정능력 향상
- 우측상지의 리치범위 확대

- 왼손 손가락의 정교성 향상
- ADL의 자립
- 조리(요리)동작의 획득(감시수준)

c. 치료내용 · 방법 · 수단

① 우측상지 ROM훈련과 자기보조운동
② 우측상지 지지에 의한 고리 옮기기
③ 페그보드(pegboard)
④ 선 자세에서의 풍선 배구(volley ball)
⑤ ADL훈련(특히 양치질 · 몸 씻기 동작)
⑥ 좌측상지 한손 동작훈련(글씨쓰기 · 젓가락 동작 등)
⑦ 가사훈련(조리동작)

d. 주간 스케줄

- 월 : 일상 관리(day care)
- 화 : 헬퍼 2시간 반(목욕, 점심식사 보조)
- 수 : 언어치료(복지센터에서), 헬퍼 2시간 반(점심식사 보조), 방문재활(물리치료(PT), 작업치료(OT)를 격주로)
- 목 : 일상 관리(day care)
- 금 : 헬퍼 3시간 반(점심식사 보조 외), 클리닉 외래재활
- 토 : 헬퍼 2시간 반(점심식사 및 산보 보조), 토, 일요일 어느 날인가 목욕(남편)

3 고찰

증상사례는 뇌혈관질환 발병에 의해서 남편의 잡화점의 거들기와 주부 전업이 곤란해져, 새로운 생활양식을 구축해야 하였다. 장남부부의 동거에 따라 생활을 유지하는 것은 가능하지만, 주부로써의 역할을 되돌리는 것을 목표로 신체기능면의 유지향상에도 접근하였다. 보행훈련에 의해서 보행에 자신감이 생기게 되면 일상 관리(day care)의 옥외훈련에 참여하거나 하여 생활범위의 확대로 유도해 가는 것을 목표로 하였다.

용어해설

- 운동성 실어증 : 브로카실어증(Broca' s aphasia)라고도 한다. 주로 좌측 뇌의 전부 언어영역(브로카중추)의 병변으로 일어나는 실어의 한 형태이다. 발어장애, 프로소디(prosody)장애를 주로 함으로써 운동실어라고도 불리지만 언어 이해면에도 일정한 장애가 일어난다는 것을 잊지 말아야 한다. 병식(insight)은 양호하고 억울적으로 되기 쉽다.
- 장애인 수첩 : 장애를 가진 본인의 신청에 의해서 지정의사의 진단을 거쳐 신체장애와 지적장애는 복지사무소를 정신장애는 보건소를 창구로 하여 교부된다.

B. 증상사례 2 : 간병노인 보건시설에 입소한 여성의 사례

증상사례 제시

일반적 정보

① 증상사례 : F씨, 여성, 80대

② 진단명 : 척추전위증(최근), 관절류마티스(26세부터), 고혈압(50대 중반부터), 관상동맥부전, 보행곤란

전문적 정보

① 생활경력

개호보험(요 개호도 2), 남편은 30년 전에 사망. 양자부부와 손자 4명과 살고 있었다. 손자며느리의 출산 때문에 반년 간의 예정으로 1개월 전에 입소하였다.

② 현 병력

입소 전까지는 근처까지 실버 카(silver car)[1]로 외출하였으나 차츰 넘어지는 횟수가 증가하였다. 기타의 일상생활은 거의 자립이다.

아래의 내용에 대해서 조사해보자! 또한, 생각해보자!

❶ 실버 카에는 어떠한 종류가 있는가?

1 작업치료 과정

F씨는 양자부부와 손자 4명과 생활하고 있었으나 결혼하고 있는 손자의 한 사람이 출산 때문에, 양자부부가 F씨를 돌보는 것이 불가능하게 되어 일시적으로 간병노인 보건시설에 입소하게 되었다.

2 평가 · 치료계획

a. 작업치료 평가

신체기능면(관절가동범위 검사, 근력검사, 감각검사, 통증, 리치범위 등), 일상생활활동면, 환경면, 고차 · 정신기능면에 대해서 평가한다. 문제점을 ICF에 따라서 정리하였다.

[신체기능 · 구조]

●체간근력 저하
●좌측 슬관절 신전구축(관절류마티스에 의한)
●하지근력 저하
●좌우 고관절 굴곡제한
●좌측 견관절 굴곡제한
●좌우 견관절 외전제한
●치매(경증)

[활동]

●끝에 걸터앉은 자세로부터의 일어서기에 보조를 필요로 함.
●선 자세유지에 난간이 필요함.
●실버 카 보행의 불안정·내구성이 낮다.
●배설시의 탈의에 보조를 필요로 함.
●목욕 완전보조
●침대에의 옮겨 타기는 좌측 접근만 가능

[참여]

●실지남력의 출현
●신체기능장애에 의한 참여의욕의 저하
●행동범위의 저하

b. 치료지원계획

1) 장기목표

가정 내 신변동작의 자립

2) 단기목표

● 실내보행의 안정(실버 카 사용)
● 생활에 의욕을 갖게 한다.
● 집단행동에의 참여

c. 치료내용 · 방법 · 수단

① 복근 · 하지근력 강화
② 보행훈련
③ 집단체조에의 참여에 의한 관절가동범위 유지

3 고찰

이 증상사례는 신체기능에 제한이 있기 때문에 체념으로부터 의욕의 저하를 초래하였다고 생각된다. 우선은 보행을 안정시키기 위해서 체간 · 하지근력의 강화를 도모하고 보행할 때의 비틀거림을 경감시키고, 지구력을 증가시키는 것을 목적으로 개별훈련을 시행하고 있다. 거실에서 화장실, 식당 사이는 실버 카 보행을 권유하고 있으나 넘어짐의 위험성도 있으므로 보조자에게 주의를 촉구하고 있다. 관절가동범위 제한에 의한 생활의 지장은 별로 없지만 가동범위를 유지하기 위해 집단체조에의 참여를 권유하고 있다. 치매는 경증이고 이해 · 의사표출은 가능하므로 동료와의 교류에 입각하여, 의욕을 상실시킴이 없이 자택복귀가 가능하도록 할 필요가 있다. 이와 같이 가정에서 직접 시설입소가 되는 증상사례도 많고, 시설에서 회복기 재활과 같은 프로그램을 아울러서 실시하는 것이 요구된다.

용어해설

● 척추전방전위(탈위)증(spondylolisthesis) : 상위추체가 하위추체에 대해서 미끄러져 움직여 있는 상태. 제 5요추가 전방으로 미끄러져 움직여 있는 경우가 가장 많다.

- 관절류마티스(rheumatoid arthritis; RA) : 진행성 만성 다발성 관절염을 주된 징후로 하는 질환. 여성에 많고, 30~40세대에 호발한다. 병인은 불명이지만 면역이상이 있다는 것은 확실하고, 류마토이드 인자가 높은 비율로 발견되고 항핵항체 등도 출현한다.
- 관상동맥부전(coronary insufficiency; CI) : 심근조직의 산소결핍상태의 총칭이다. 협심증을 일으키고 거듭 불가역성 변화가 일어나면 심근경색이 발병한다. 증상이 없어도 장기간의 관상동맥 부전상태는 심근의 탈락, 섬유화를 발생시킨다.

C. 지역분야의 과제와 발전

지역분야를 어떻게 규정하는가는 분명하지 않다. 이 시리즈인 『지역작업치료학』을 읽으면 현재의 동향을 알 수 있다. 이 항에서는 클리닉의 예와 간병노인 보건시설의 예를 채택하였다. 간병노인 보건시설에 입소하는 분들 중에는 가정에 복귀할 수 없고 특별양호노인 홈에 입소한 것 같이 되어버리는 분도 있다.

이 예는 복귀 가능한 예로써 지역분야로 채택하였다. 퇴원 직후는 입원 시의 훈련을 통해서 본인도 치료사도 이른바 신체기능의 훈련을 주체로 해버리지만, 목적은 가정에서 어떻게 생활하는가라는 것에 초점을 맞추는 것이 지역분야의 작업치료라 생각한다.

따라서, 증상사례2도 퇴소 후의 것을 고려하여 가정으로 향하고 그 가정상황에 맞춘 훈련 · 지도에로 진행시키는 것이다. 이른바 QOL을 고려하여 지도하는 셈인데 QOL이라는 것은 본인의 것이므로, 밀어붙이기(강요)가 되지 않고 또한 동시에 본인이 결정하는 능력이 결여될 때에 어떻게 조언하는지가 치료사로서는 매우 어려운 일이며 논쟁이 그치지 않는 문제이다. 지역분야 작업치료의 어려움이 여기에 있다.

학생이 졸업하여 바로 지역분야에서 일하는 것에 대한 시비의 논쟁이 있다. 병원에서 급성기시 질환의 치료를 하고 오는 편이 좋다고 생각하는 반면, 이 만큼 지역분야에서 작업치료사를 구하고 있다는 것을 생각하면 갑자기 지역분야에서 일하는 치료사가 있어도 이상하지 않다는 생각도 성립한다. 이전에는 지역분야에서는 대부분 1인 직장이기 때문에 정착률이 나쁘고, 고참자가 아니면 그 직무를 감당해 낼 수 없다고 일컬어졌다. 시대는 진보하여 지역분야에서 일하는 작업치료사가 증가함에 따라 횡적 유대로 동료의식을 갖고 정착하여 왔다. 앞으로 아직도 발전도상에 있는 분야이다. 작업치료사의 직장으로써는 매우 일하는 보람이 있는 분야이다.

제 5 장

작업치료부문의 관리·운영

GIO 일반교육목표	SBO 행동목표
1 **작업치료에서의 부문의 관리·운영업무를 적절히 수행하기 위해, 그 필요성이나 중요성을 이해함과 동시에, 그 배경으로 되어있는 사회정세를 파악하면서, 관리·운영에 필요한 기본적 지식과 태도를 습득한다.**	1) 작업치료부문의 관리·운영업무의 중요성에 대해서 토의할 수 있다. 2) 작업치료의 진료에 관한 기록이나 보고에 대해서 그 필요성을 언급할 수 있다. 3) 일본의 의료복지정책과 진료수가의 구조의 개요를 언급할 수 있다. 4) 일본의 사회정세에 입각하여 수행 원가 formance의 중요성을 알아차릴 수 있다. 5) 작업치료부문을 개설할 때에 유의해야 할 사항에 대해서 토의할 수 있다.

습득 체크리스트

- □ ① 관리란 무엇인가를 설명할 수 있었다.
- □ ② 운영이란 무엇인가를 설명할 수 있었다.

- □ ③ 작업치료부문의 관리 · 운영에 필요한 5가지 항목을 열거할 수 있었다.
- □ ④ 작업치료의 전개에는 지방자치단체로부터 국가수준의 동향이 영향을 준다는 것을 설명할 수 있었다.
- □ ⑤ 기록 · 보고의 목적 · 필요성에 대해서 언급할 수 있었다.
- □ ⑥ 기록 · 보고의 종류를 열거할 수 있었다.

- □ ⑦ 일본의 의료보험제도의 특징을 언급할 수 있었다.
- □ ⑧ 일본의 의료보험정책이 부득이 변경되고 있는 배경은 무엇인가를 언급할 수 있었다.
- □ ⑨ 개호(간병)보험과 지원비제도의 적용을 받는 사람은 누구인지를 언급할 수 있었다.
- □ ⑩ 진료수가명세서란 무엇인지를 설명할 수 있었다.
- □ ⑪ 보험진료의 구조를 설명할 수 있었다.
- □ ⑫ 시설기준의 병원에서 1명의 작업치료사가 1일 진료하여 받을 수 있는 진료수가를 산정할 수 있었다.

- □ ⑬ 수행 원가 formance란 무엇인가를 언급할 수 있었다.
- □ ⑭ 비용 대 효과의 분석이 왜 필요한지를 설명할 수 있었다.

- □ ⑮ 작업치료부문을 개설하려면 무엇을 고려하면 되는지 요점을 언급할 수 있었다.
- □ ⑯ 작업치료부 개설에 있어 부문 내에서 준비해야 할 사항은 무엇인가를 열거할 수 있었다.
- □ ⑰ 작업치료부문 발전을 위해서는 어떠한 자세로 임해야 하는지를 설명할 수 있었다.

I 작업치료부문의 관리 · 운영

A. 관리 · 운영이란

관리라는 말을 들으면, 일방적인 구속을 의미하는 것이라는 인상을 갖기 쉽다. 그러나, 조직의 운영에는 여러 가지 관리는 반드시 필요한 것이다. 그러면, 관리란 도대체 무엇을 가리키고 있는 것일까. 관리란 조직을 형성하고 있는 사람들이 공통목표를 갖고 상호이익을 얻기 위해 정보를 집적 · 정비하고, 사람 · 물건을 효과적으로 활용하는 과정이며 방법이다. 이것은 동시에 그 조직으로부터 서비스의 제공을 받는 측으로도 이익이 되어야 한다. 이 방법 · 과정을 연구 · 활용하여 조직 · 기구를 잘 작동시키는(기능시키는) 것이 운영이다.

B. 관리 · 운영의 요소

작업치료부문의 관리 · 운영에서도 다양한 정보의 집적이나 정비, 사람, 물건의 효과적 활용의 과정, 방법을 연구해야 한다. 이때 중요한 것은 부문 전체의 공통인식 하에서, 필요한 기록들을 남기고, 보관방법을 정하며, 서로 확인하고, 확실하게 실행하는 습관들이기를 도모하는 것이다.

1 적정한 작업치료 진료수가 청구의 조건을 마련할 것(그림1)

작업치료사가 적정한 진료를 실시한 증거로써 진료기록이 정확히 작성되는 것이 필요하다. 정당한 진료수가 청구가 이루어지기 위해서는 회계전표의 내용이 이 진료기록으로 뒷받침되어 있는 것이 필요하다. 동시에, 작업치료사가 확실히 그 치료를 담당하였다는 것이 근무기록으로 확인될 필요도 있다. 전반적인 진료수가와 청구의 구조에 대해서는 이 단원의 Ⅲ "원가의식을 갖는다 — 진료수가와 의료경제학" (☞261쪽)에서 언급한다.

- **진료기록의 정비**
  의뢰서, 각종 평가기록, 재활 실시계획서, 치료경과기록, 사례회의기록, 타소에의 보고서 등
- **회계전표의 정확성**
  기재사항
  【연월일, 치료시간, 개별 · 집단별, 단위 수, 담당자명 등】
- **작업치료사의 근무실천의 확인**
  출근부, 각종 휴가원, 각종 출장명령서, 허가서, 원외활동예정 · 실시서 등

그림 1　적정한 작업치료 진료수가 청구의 조건

2 시간조정(그림 2)

안전하고 효율적인 진료 및 관련 업무를 시행하기 위해서는 한정된 공간과 인재를 효과적으로 활용하는 것이 필요하다. 이를 위해서는 작업치료부문의 관련 업무나 작업치료사의 예정과 진료일시가 일간 · 주간 · 월간마다 조정되는 것이 중요하다. 진료시간의 결정에 있어서는 대상자의 사적인 스케쥴, 다른 진료 스케쥴 등에도 배려하고 조정되어야 한다.

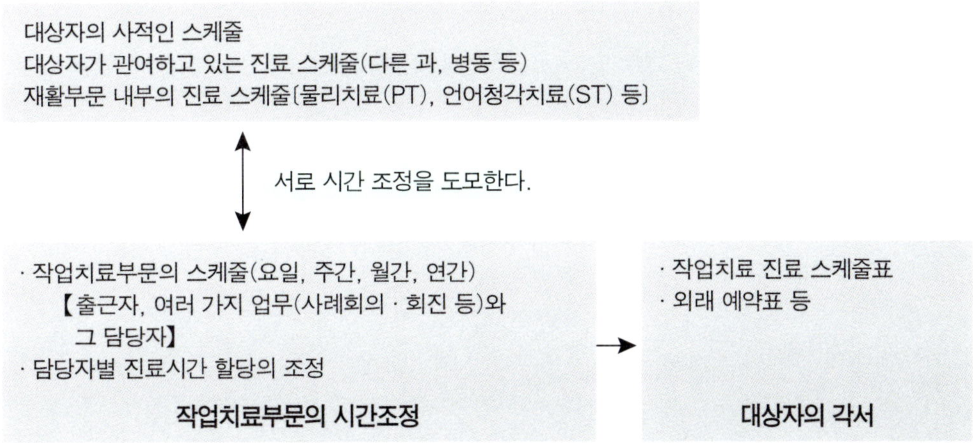

그림 2　작업치료부문의 시간관리

- **실내 평면도의 확인**

  면적, 방의 배치, 출입구, 주의할 개소, 콘센트의 위치 등 건조물의 구조나 작업치료실의 위치의 확인도 필요하다.

- **비품 배치의 연구**

  배치도의 작성【테이블, 선반 등】

- **비품의 정비**

  테이블, 선반, 검사기구, 공구 등의 정비를 한다.
  정비기록의 작성
  【물품명, 고장내용, 수리준비일(수리전표), 개수 확인일, 확인자명】

- **방, 선반 등의 잠금장치**

  방의 열쇠의 관리는, 시설의 열쇠대출 · 반납의 규칙에 따른다.
  실내 서류함 등의 열쇠의 확인부 작성, 보관 장소의 일정화
  【날짜, 서류함의 명칭, 열고 잠그는 시각, 담당자(확인자) 이름】

- **위험물의 확인**

  날붙이(칼 등), 끝이 뾰족한 물건(핀, 바늘 등), 도료, 접착제 등의 관리 체크표의 작성
  【물품명, 수량, 확인일시, 확인자 등】

- **위생관리**

  감염예방 매뉴얼의 작성과 실행, 청소
  【감염예방(손 씻기, 소독약, 마스크, 장갑의 착용 등), 오물처리의 절차 등을 한 권으로 정리해 둔다】

- **긴급 시의 행동 확인**

  긴급 시 매뉴얼의 작성과 시뮬레이션, 피난 · 유도훈련
  【피난경로, 인원배치, 긴급연락처 등을 알기 쉽게 정리해 둔다】

- **시간대별 진료 스케줄의 조정**

  스케줄표의 작성과 확인습관

그림 3 **작업치료 진료의 안전관리**

- **비품관리**
  작업대, 의자, 선반, 공구 등
  관리대장【비품명, 반입일, 구입업자명, 금액, 폐기일 등】
- **소모품관리**
  문방구, 치료용 재료(수예 · 도예 · 피혁세공, 스플린트(splint) 재료, 자조장구 등)
  관리대장【물품명, 구입(청구)일, 납품일, 수량, 금액 등】
- **진료업무에 사용하는 용지의 관리**
  각종 평가표, 각종 보고서, 경과기록용지, 재활실시계획서 등
  관리대장【용지명, 신규서식 인쇄의 신청일, 보충청구일, 납입일, 부수 등】

그림 4 **작업치료 진료에 필요한 물품의 관리**

3 안전 관리(그림3)

작업치료사에게는 상정되는 사고를 방지하고 대상자의 안전을 지킬 책무가 있다. 이를 위해서는 작업치료부문의 설비 · 비품의 관리가 반드시 필요하다. 또한 동일 장소(공간) · 시간대에 적당한 수의 대상자를 할당하는 것도 접촉에 의한 넘어짐 등을 방지하기 위해 중요하다. 지진 · 화재 등의 긴급 시에 대비한 행동지침서의 작성에 의한 피난 · 유도의 시뮬레이션, 정기적 훈련도 중요하다. 또한, 일상의 위생관리도 중요하다. 손 씻기, 오물처리의 방법이나 감염예방을 위한 매뉴얼을 작성하여 시행해야 한다.

4 작업치료 진료에 필요한 물품의 관리(그림4)

원활한 작업치료를 진행시키기 위해서는 비품이나 소모품, 용지 등을 계획적으로 구입 · 보충할 필요가 있다. 그 관리를 빠짐없이 시행하기 위해 각각의 관리대장이 도움이 된다. 이것에 의해서 물품의 소모기간의 기준을 세울 수 있고 보다 계획성이 있는 보충이 가능해진다.

5 작업치료사의 육성 · 관리(그림5)

작업치료사는 대상자에게 높은 수준의 기술을 제공하는 것이 책무이다. 이를 위해서는 실기

를 포함한 부문 내 연수, 증상사례 검토, 문헌 초독, 시설 또는 다른 단체가 주최하는 각종 연수회 · 강습회 · 학회 등에의 참가, 테마에 따른 연구에 손대는 등의 노력을 쌓는 것이 필요하다. 그리고, 의료행위를 시행하는 사람으로서 높은 윤리관이 갖춰져 있어야 한다. 직업윤리의 향상에는 연수회 등에의 참가 이외에 사례에 기초한 토론이 서로의 윤리관 향상에 도움이 되는 경우가 있다.

학생교육은 후배의 육성에 의해서 작업치료라는 직업을 키우는 것으로도 연결된다. 또한, 지도에 임하는 작업치료사 자신으로서도 후배육성에 대한 의무감, 직업관의 재검토, 기술의 향상, 의학적 기록정비의 능력향상, 부문의 관리운영에 대한 의식개혁 등에 연결된다.

업무수행정도를 자기 평가하여 연찬의 과제를 확인하고, 인재육성에 이용하고 있는 시설도 있다. 일반적으로는 업무평가 또는 능력고과라 불리는 것은 상사에 의한 주관적 · 상대적 평가이다. 이와는 별개로 자기 평가하여 상사로부터 지도를 받으면서, 능력개발 · 자기연찬에 연결할 수 있는 평가표를 작성하여 활용하는 것은 인재육성에 도움이 되는 것으로 생각한다.

· 기술수준의 향상

신인 연수, 부문 내 연수, 문헌 초독회, 증상사례 검토회, 학회, 각종 연수회, 강습회, 학술잡지의 구독, 임상연구

작성문서【임상연구 · 연수회 등의 계획서, 이수보고서, 도서목록 등】

주: 각종 문서에는 여러 비용의 금액 등의 기재도 필요하다. 임상연구의 경우에는 동의서 등의 서류를 반드시 첨부시키도록 한다.

· 직업윤리의 향상

관련법규의 습득이나 관할행정지도의 연수회 · 연구회 등에의 참가, 부문 내에서의 토론(사례 검토회), 규정의 책정 등

· 학생교육

작업치료사의 육성, 작업치료사라는 직업의 계속 · 발전, 지도에 임하는 작업치료사의 성장

작성문서【학생을 받아들이는 것에 관한 서류, 실습계획서, 지도서류 등의 정비】

· 개인 파일의 활용

연수회 · 학회에의 참가상황, 연구업적, 시설 내 각종 위원회 활동의 실적 등을 기초로 연찬계획을 세운다.

· 능력고과(인사 평가)

일반적으로는 상사에 의한 주관적 · 상대적 평가이지만, 자기 평가를 시행하는 것이 바람직하다.

그림 5 **작업치료사의 육성 · 관리**

C. 작업치료의 전개를 생각하는 데에 필요한 조건과 배경(그림 6)

대상자에 따라 적절한 작업치료를 전개해가기 위해 작업치료부문이 갖춰야 할 조건(관리대상)이 몇 가지 있다. 앞에서 언급한 안전 확보, 필요한 설비 및 물품의 확보, 시간조정 등의 환경조건의 적정화를 도모하는 것과 인재의 육성을 도모하는 것이다. 이 때, 항상 기록 등 필요한 서류가 적정하게 정비 · 보관되어 있는가, 필요한 정보는 원활하게 흐르고 있는가, 인재는 적재적소에 필요 분배되어 있는가, 직원의 움직임은 효율적이고 안전한가, 인재는 필요한 연찬을 쌓을 수 있는가 등에 주의를 기울여야 한다.

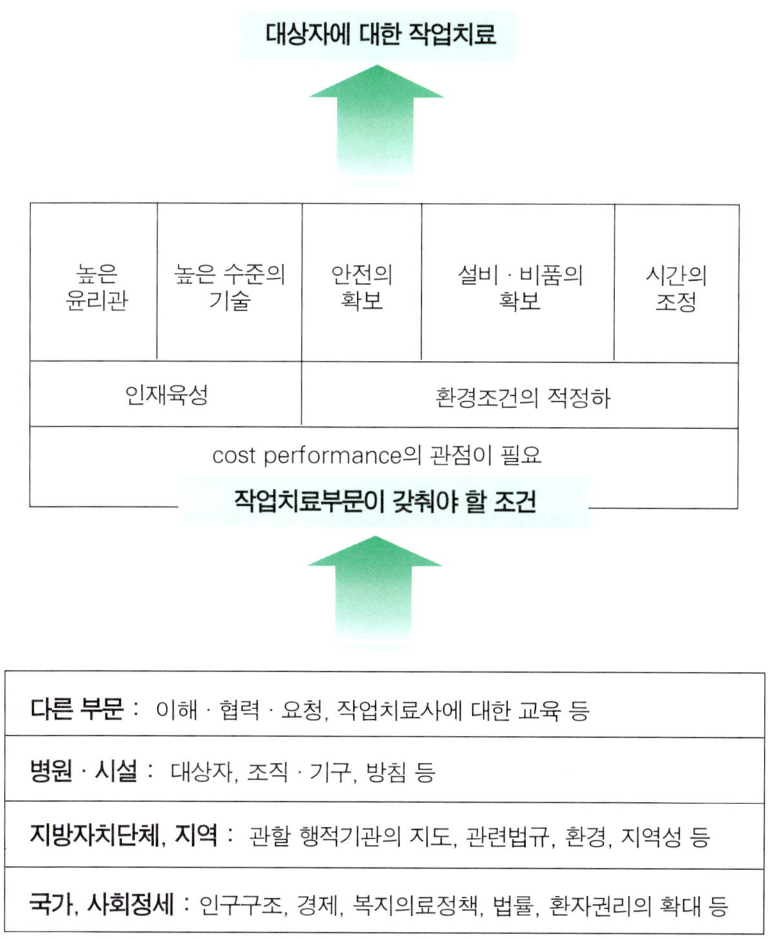

그림 6 작업치료의 전개를 생각하는 데에 필요한 조건과 배경

또한, 이러한 직원의 노력이나 성과를 cost performance〔이 단원 Ⅲ "원가 의식을 갖는다 — 진료수가와 의료경제학" (☞261쪽) 참조〕의 관점으로부터도 관리할 필요가 있다. 이것에 의해서 보다 합리적인 운영을 지향하는 것이 중요하다.

부문의 관리 · 운영에서는 정보 · 지시의 흐름이 상의하달이라는 일방적인 것이 되어서는 안 된다. 반드시 상하 양방향으로의 의견이나 정보의 흐름을 전제로 하여, 발전을 이룩해 가는 성질의 것이다. 따라서, 원활하고 건전한 관리 · 운영을 실현하기 위해서는 책임자의 입장에 있는 사람은 말할 것도 없고 신인에서도 강한 자각과 책임을 수반시켜야 한다.

작업치료무문 내의 노력은 기본조건이지만, 그것만으로는 대상자에 대한 작업치료를 적절하게 전개해갈 수 없다. 항상 다른 부문과의 조정 · 협력이 중요하다. 또는 다른 부문으로부터의 여러 가지 요청에 부응하는 노력을 함으로써 개선이 되는 일도 많다. 또한 작업치료사는 다른 부문으로부터 지도 · 교육을 받을 기회가 일상적으로 있으며, 이것도 작업치료사 육성이나 부문의 운영의 재검토로 연결되는 경우도 많다.

단지 수동적이어서는 안된다. 다른 부문과 적극적으로 정보교환을 하고 서로 협력하여 일을 하도록 노력함으로써 유기적인 연결이 증가한다. 다른 부문과의 유기적 연결이 증가할수록 다른 부문 · 다른 직종의 역할이나 기능에 대한 이해가 심화됨과 동시에, 작업치료사의 역할이나 기능도 보다 좋은 방향으로 팽창하여 보다 유용한 팀 구성원으로서 성장할 수 있다. 이리하여, 서로 능력을 최대한 끌어내갈 수 있는 팀워크를 실현할 수 있어야 비로소, 대상자에 대한 적절한 지원이 가능해진다.

작업치료부문, 다른 부문 모두, 소속하는 시설의 규모, 진료 대상자의 종류 등의 차이에 따라서, 관리 · 운영의 방법이 영향과 제약을 받는다. 동시에 경영자나 시설관리의 이해와 지원 · 협력에 의해서 책무를 원활하게 수행할 수 있다.

병원(시설)도 역시, 관할 행정기관으로부터의 지도나 관련법규 등에 의해서 규제 또는 보호되고 있다.

그리고, 이들에게 가장 큰 영향을 미치는 것은 사회정세이며, 사회적 욕구(needs)이다. 대상자는 이 사회적 필요를 형성하여 가는 일원이기도 하다.

그림6에서는 이러한 것을 계층적인 그림으로 나타냈는데 대상자에 대한 작업치료를 중심으로 동심원적으로 넓힌 그림으로 생각해도 좋다. 작업치료부문이 이것을 둘러싼 많은 것으로부터 영향 또는 지원, 제약을 받으면서 게다가 상호작용으로 성립하여 있다는 것을 인식해야 한다. 따라서, 작업치료부문의 관리 · 운영은 사회정세의 변화, 정책의 변경이나 법률의 개정에 의해서 또는 병원(시설)의 조직 · 기구의 변경 등에 따라서, 유연하게 수정되어갈 필요가 있다.

의료·복지에 영향을 미치는 사회정세, 법률, 구조 등을 이해하고 나아가서는 cost performance에 관점을 두어 작업치료사의 현 상황을 살펴보고 그 기능이나 효과를 높이기 위한 부문의 관리 · 운영의 본연의 상태를 생각해 갈 필요성이 앞으로 더욱 더 중요해질 것이다.

이 단원 Ⅲ "원가 의식을 갖는다 — 진료수가와 의료경제학"(☞261쪽)에서는 이러한 이해를 보다 확실한 것으로 하기 위해 의료복지정책이나 진료수가의 변천 등을 자료에 기초하여 정리하고 의료경제학적 관점에서 작업치료를 둘러싼 현 상황과 향후에 대해서 생각한다.

Ⅱ 기록과 보고

작업치료부문의 기록이나 보고에는 여러 가지 목적을 가진 많은 것이 포함된다. 크게 나누면, 일일의 진료에 관한 것(의학적 기록 · 보고)과 진료행위로부터 파생 또는 진료를 뒷받침하기 위한 것(주로 사무절차상의 기록이나 보고)이 있다.

기록이란 관계자에 대한 보고나 여러 가지 검증 등의 기초 자료로 하는 것을 목적으로 하여 사실을 기재한 것이다. 기록은 적절하게 보관되어야 비로소 그 목적을 수행할 수 있다. 보고란 기록의 내용(사실)에 기초하여 요점이나 필요사항을 관계 직원이나 대상자에 의해서 구두 또는 문서로 언급한 것이다.

기록이나 보고의 적절한 기재 · 진술 · 보존은 작업치료사의 직무를 적절하게 수행하기 위해 반드시 필요하다. 또한, 작업치료부문이 다른 부문과의 이해 · 신뢰 · 협조 하에서 조직에서 유익한 부문으로써 원활하게 기능을 하기 위해서도 중요하다.

여기서는 작업치료사로서의 기록이나 보고의 필요성 · 중요성에 대해서 학습한다.

A. 진료에 관한 기록 · 보고

작업치료사에게 가장 중요한 책무는 대상자의 생활의 재구축을 지향하기 위해 개인의 존엄을 지키면서 안전하고 높은 수준의 기술을 제공하고, 목표달성을 위해 전문직업인으로서 성의를 다하는 것일 것이다. 이를 위한 평가내용이나 결과, 방침, 치료 또는 지원과정, 결과 등(어떠한 사람에게 어떠한 근거나 판단에 기초하여, 무엇을 목적으로 하여, 무엇을 실시하고, 어떠한 변화나 효과가 있었는지 등)을 객관성을 갖춰 시간경과에 따라서 알기 쉽게 기재한 것이 진료기록이다.

"물리치료사 및 작업치료사법"에는 작업치료사나 물리치료사의 진료기록의 기재나 보존을 의무화한 조문은 없다. 그렇다고 해서 기록하는 책임이 없다는 것은 아니다. 작업치료사는 의사의 지시 하에 작업치료사가 시행한 의료행위에 대해서도 기록을 작성하여 보존하는 책임이 필연적으로 발생하고 있는 것이다.

야타니(矢谷)[1)]는 의학적 기록이나 보고서 작성에 있어서의 기본적 태도로써, 신중하고 동시에 진지한 태도로 임할 것, 그 문서가 분실되거나 하도록 취급이 되어서는 안된다는 것, 귀중한 의학적 정보를 갖춘 것이고, 준엄한 법정에도 훌륭히 설 수 있는 것이어야 할 것, 의학적 기록은 기록자의 종합능력의 표출이며 겸허하게 노력하고 보다 적절한 기록을 지향할 것, 기록에 대한 이들의 기본적 태도는 보건 · 복지 분야에서도 마찬가지라는 것을 언급하여 기록의 중요성을 설명하고 있다.

현재, 진료기록은 진료수가 청구의 관점에서도 작성이 요구되고 있다. 재활의 진료수가 점수 청구에 관한 통칙에는 실시내용이나 실시시간, 담당자명 등을 진료기록 등에 남기는 것이 규정되어 있다. 즉, 언제, 누가, 어떠한 치료 · 지원을 하였는가라는 증거를 남기고, 그것을 근거로 비로소 진료수가의 점수를 청구하는 것이 인정된다.

작업치료 기록을 남기는 이유는 상기의 규정을 충족하기 위한 것만은 아니다. 다른 부문 또는 다른 시설(다른 기관)의 직원에 대한 보고서를 작성하기 위한 자료로써 필요하며, 다른 부문의 직원이 직접 열람하여 정보교환을 하기 위한 자료로서도 중요하다. 작업치료부문 내에서도 직원간의 정보교환, 학생지도, 연구, 작업치료 효과의 검증 등을 위한 귀중한 자료가 된다.

또한, 기록은 대상자(가족)에 대한 설명(정보 제공)을 위한 자료로써도 반드시 필요하다. 진료기록에 관한 인식은 환자의 권리를 주장할 수 있게 된 것을 배경으로 큰 변화를 보이고 있다. 아래에 그 동향에 입각하여 진료기록의 작성, 보존의 중요성에 대해서 생각한다.

최근에 진료기록은 원래 환자의 이익(생명이나 건강, 존엄성)을 지키기 위한 것이지만, 환자는 기록된 정보를 알 권리를 갖고 있다는 사고방식이 사회에 침투하여 왔다. 이것이 차트의 명시(정보 명시)의 움직임이다. 종전에, 의료자 측의 비망록이라는 인식이 강하였던 진료기록의 성질이 사회적인 큰 흐름 속에서 바뀌려고 하고 있는 것이다. 작업치료기록도 예외는 아니다.

또한, 최근에 의료현장(의료행위나 임상연구를 포함)에서의 환자(대상자) 개인의 존엄이나 인권을 존중한다는 윤리적 관점에서 설명과 동의를 중요시하게 되었다. 이것에는 일단 동의한 것이라도 철회할 수 있다는 권리도 포함되어 있다. 설명과 동의(informed consent)가 이루어지기 위해서는 의료자 측으로부터의 충분한 정보 명시가 필요하다는 것은 말할 것도 없다.

2002년 4월, 재활(종합)계획 평가요금 산정에 있어 "재활(종합)실시계획서"를 팀 전체로 작성하여, 환자에게 설명한 다음 교부하고 그 사본을 진료기록에 첨부하는 것이 규정되었다. 이 계획서는 재활 팀으로부터의 대상자와 그 가족에 대한 보고서이며 동시에 대상자의 동의서라는 성질도 갖는다. 이 절차는 대상자(가족)에게도 적극적으로 치료에 참여 · 협력하도록 팀과 대상자(가족)가 모두 목표를 향해서 노력한다는 의미가 강조되어 있다.

이 절차의 규정과 함께, 재활부문의 진료기록은 팀 전체의 공통인식의 원천이 되는 정보로써 통합하여, 일괄 관리하는 것도 명확히 규정되었다. 이것에 의해서, 그 때까지 진료기록을 담당자의 메모, 또는 비망록의 의미로 보관 장소도 담당자 개인에게 맡기고 있던 시설에서도 기록을 정비하는 사고방식이나 방법이 크게 바뀌었다.

의학적 기록의 필요성, 중요성에 대해서는 제1장 Ⅴ "EVM과 작업치료"(☞52쪽)에서 EBM (evidence-based medicine)의 관점에서 거듭 상세하게 언급되고 있다.

여러 가지 규정을 충족하고 가까운 장래에 맞이할 것인 정보 명시, 또는 법정에서의 심의에서도 견딜 수 있는 공적 기록으로써의 진료기록을 책임을 갖고 적절하게 작성 · 보존하는 것은 대상자를 위한 것임과 동시에 작업치료사 자신의 보호를 위해서도 중요한 것이다.

진료관계의 기록과 보고의 실제에 대해서는 이 시리즈 『임상실습과 사례연구(case study)』의 권에서 확실하게 학습하기 바란다.

B. 부문의 운영에 관해 주로 사무절차 상의 기록과 보고

앞에서 언급한 진료기록이나 보고서 등은 작업치료사가 규정에 따라서 적정하게 전문직으로서의 직무를 수행하고 있는가, 그리고 작업치료부문이 진료부문으로써 적정하게 기능을 하고 있는가를 확인하기 위한 가장 중요한 문서이다.

이 진료기록 · 보고서 이외에도 부문의 기능성이나 유용성을 보다 높여가기 위한 운영상의(주로 사무절차상의) 기록이나 보고가 고안되어야 한다. 진료기록 이외의 기록 · 보고 등의 예를 그림에 나타냈다(**그림1**). 이 단원 Ⅰ "작업치료부문의 관리 · 운영"(☞246쪽)도 충분히 연관시켜 학습하기 바란다.

1 환자대장

작업치료부문 대상자(환자)의 정보관리의 기초가 되는 것이 환자대장이다. 기재내용은 대상자의 성명, 성별, 연령(생년월일), 주소, 진단명, 병력, 처방일, 작업치료 시작일, 종료일, 재처방일, 병의 진행상태(결과), 담당자명, 환자번호〔ID번호, 작업치료(OT) 진료번호 등〕 등이다. 환자대장을 작성하는 것은 작업치료부문 대상자에 과한 통계처리, 진료내용이나 부문의 운영 방법의 재검토 등에 도움이 된다.

또한, 다른 부문 또는 행정관서에서 요구하는 조사에도 대처하기 쉬워진다.

· 환자대장 : 대상자의 정보관리의 기초가 되는 기록

· 부문의 예정표(출근자명, 정례회의, 회진, 행사 등)
  일정표, 주간예정표, 월간예정표, 연간예정표
· 시간대별, 담당자별 시간배당표
· 대상자에 대한 각서(시간배당표, 외래예약표 등)

· 비품대장, 소모품대장
· 수리전표
· 물품청구전표
· 물품 · 소모품 등 구입대장(금액도 기재)
· 위험물 체크표(물품명, 수량, 확인일시, 확인자)
· 대출대장(도구 등의 대출대장, 서적 · 비디오 대출대장)

· 사고보고서, 사건보고서(incident report)

· 회계전표
· 일보
· 월보
· 연보
· 작업치료일지

· 품의서, 기안서, 복명서 : 출장, 신규활동 등의 비용이 드는 사항의 품의와, 허가(명령)를 받은 사항을 처리한 후의 보고
· 작업치료사의 개인 파일(file) : 이수한 연수회 · 참가한 학회, 연구업적, 시설 내 위원회 활동, 관련시설에서의 활동 등에 대해서, 개인별로 기록한 것.

· 각종 회의기록
· 연수회 기록

· 학생실습에 과한 기록 : 실습에 관한 여러 기록과 보고서

그림 1 **진료기록 이외의 기록 · 보고의 예**

앞으로, 종합적인 정보시스템인 전자 차트(이 시리즈 『임상실습과 사례연구』의 권의 "임상실습의 실천"의 항을 참조)의 도입이 진행되면 작업치료부문 대상자의 보다 상세한 정보관리가 가능하게 될 것으로 예상된다.

2 시간관리를 위한 기록 · 보고

원활한 부문운영을 위해서는 대상자나 직원의 움직임, 그리고 시간의 조정이 중요하다. 시설에 따라서, 그 종류나 서식이 다르지만 대상자의 시간배당표, 외래 예약표, 작업치료부문 및 작업치료사의 스케쥴표 등이 필요하다〔이 단원 Ⅰ의 **그림2** 「작업치료부문의 시간관리」(☞247쪽)도 참조〕.

3 물품의 관리를 위한 기록 · 보고

원활하고 안전한 업무를 시행하기 위해서는 부문이 놓인 환경(건물의 구조, 위치 등), 설비, 비품이나 소모품 등을 정확히 파악하여 가능한 한 조정해 두어야 한다. 일상적으로 작성해야 할 것에는 비품대장, 소모품 등의 기록, 수리전표, 물품청구전표, 금액도 포함한 물품 등의 구입기록, 위험물의 수량(가위 기타의 날붙이, 바늘, 도료 등)의 체크표 등이 있다. 대출 가능한 것(도구, 도서 등)에 대해서는 대출기록도 필요하다〔이 단원 Ⅰ의 **그림3** "작업치료 진료의 안전관리", **그림4** "작업치료진료에 필요한 물품 의 관리"(☞249쪽)도 참조〕.

4 사고방지, 재발방지를 위한 보고서

만일, 작업치료 중에 사고가 일어난 경우 즉각, 주치의, 간호사, 상사에 보고하여, 대상자의 피해를 최소한으로 막기 위한 적절한 조치를 강구할 책임이 있다. 대상자에 대한 대처가 끝나면, 시설의 서식에 따라서 신속하게 「사고 보고서」를 작성한다. 사고가 발생한 날짜, 정확한 시각, 장소, 사고의 발생상황, 사고의 내용, 대상자의 상태, 대응 · 처치, 처치 후의 대상자의 상태, 생각할 수 있는 사고의 원인, 앞으로의 대책 등을 명기한다. 최근에는 각 병원에서 사고에는 이르지 않았지만 직원이 위험을 느낀 사태의 보고를 「incident report」로써 요구하게 되었다.

이들 보고서 작성의 목적은 사고의 상황 및 위험을 느낀 사태를 객관적으로 분석함으로써 그 원인을 밝히고 재발을 방지함과 동시에 사고를 미연에 방지하는 대책을 세우기 위해 도움이 되도록 하는 것이다.

5 회계전표, 일보, 월보, 연보 등

그날의 진료내용을 대상자마다 수량화한 회계전표를 사무소에 제출해야 한다. 이것이 진료수가청구 명세서(receipt)〔이 단원 Ⅲ의 **그림7** "진료수가 명세서(receipt)〕 (☞271쪽)참조〕의 기초가 된다. 또한 부문 1일의 대상자 수, 단위 수 등도 1매에 정리한 일보를 작성할 필요도 있다.

직원의 동태(출장, 휴가 등), 행사, 회의, 업무지시, 진료상황 등을 정리한 작업치료일지를 작성함으로써 1일의 부문의 동태를 알기 쉬워져 업무의 확인에 도움이 된다.

이러한 1일의 동태의 기록을 기초로 월보, 연도 말에는 연보라는 형태로 정리하여 관계부문이나 사무소에 제출하는 것도 중요하다. 진료내용이나 부문의 운영 등에 대한 다른 사람 평가를 받아 개선으로 연결시킬 수 있다.

6 품의서, 기안서, 복명서

연수 · 연찬을 위한 출장, 또는 신규활동에 관한 희망(예정)에 대해서는 부문 내 조정을 도모한 다음에 품의서, 기안서 등을 작성하여, 상사, 부문 책임자의 확인·승인을 얻어 사무소에 제출한다. 허가를 받고 명령을 받은 사항이 끝나면 그 보고를 한다.

7 작업치료사 한사람 한사람의 파일

작업치료사 개인에 관한 활동의 기록부를 작성하는 의미는 두 가지가 있다. 하나는 연찬의 기록(학회나 연수회 참가상황, 연구업적, 연구 테마 등)에 의해서 앞으로의 연수 프로그램의 기준으로 할 수 있는 것이다. 또 하나는 부문, 시설 내, 관련기관 등에서의 활동내용 등의 기록에 의해서, 시설 내·외에서의 역할, 책임의 분담 등을 다른 사람에게 설명하기 쉬워지고, 역할수행에 유익한 연수회에의 참가신청의 근거로 할 수 있다는 것이다. 작업치료사 개인에게도 자기 활동실적을 자각할 수 있어 성장에 도움이 되는 자료가 될 수 있다.

8 각종 회의록 등

부문 내 또는 원내의 연락회의, 위원회 등의 회의록, 부내 연수회의 기록, 임상실습 등에 관한 기록 등의 작성 · 보관도 필요하다.

기록 작성 · 보존은 얼핏 보기에 매우 번거로운 작업이지만 활동의 하나하나를 서면으로 남기는 것은 중요하다. 익숙해지면 습관화할 수 있는 것이며 부문의 실정에 맞춰 연구해야 하는 것이다.

●인용문헌

1) 矢谷令子：作業療法の修得に備えて. 日本作業療法士協会(監修)：作業療法概論(作業療法学全書, 第 1 巻). 第 2 版, pp71-78, 協同医書出版社, 1999

III 원가의식을 갖는다 -진료수가와 의료경제학

A. 일본의 의료복지정책

1 일본의 사회보장제도와 사회보험제도의 성립

사회보장은 국민의 생활을 널리 지지하고 있는 국가의 제도를 말하며 지역의 보건이나 의료, 아동복지나 장애인복지로 대표되는 다양한 사회복지, 연금이나 생활보호라는 소득보장, 나아가서는 산업재해나 고용의 보장, 공중위생 까지를 포함한다. 사회보장은 이와 같이 여러 갈래에 걸친 제도이지만, 크게는 연금 · 의료 · 복지의 세 부문으로 나뉘어 있다. 작업치료는 이 중에서도 의료와 복지의 두 부문에 걸치는 직종이기 때문에 이 제도의 현재의 내용은 물론, 제도개정의 경위나 배경, 장래의 전망을 알아두는 것은 매우 중요하다.

일본의 사회보장제도에서의 세입과 지출은 2002년도에는 80조엔을 초과하여, 대국민소득 비에서도 22% 정도를 차지하는 큰 제도로 되어 있다. 이것은 일본의 일반회계의 금액에 거의 맞먹을 정도의 금액이다. 그리고 이 사회보장제도는 인구의 급격한 고령화와 더불어, 앞으로 한층 더 규모가 팽창하여 2025년도에는 170조엔을 초과할 전망이다. 이들 사회보장의 재원은 약 70%가 국민으로부터의 보험료, 나머지의 재원이 국가나 지방의 공비 등이며, 사회보험제도가 기간으로 되어있는 제도라고도 할 수 있다. 다음으로 이 사회보험제도에 대해서 의료보험을 중심으로 그 성립과 구조를 살펴보기로 하자.

일본의 사회보험은 자본주의사회이 발전과 더불어, 노동운동에 대항하여 산업의 발전을 도모한다는 목적으로 성립하여 갔다. 이 성립은 메이지시대 중기까지로 거슬러 올라가지만, 현재의 의료보험제도의 시작이라 하는 "건강보험법"이 제정된 것은 1921년의 일이다. 이들 사회보험제도 제정의 역사는 독일에서의 노동자에 대한 회유정책을 본뜬 것이라 하며[1], 일본에서도 노동쟁의나 쌀 소동 등 불안정한 사회상태를 가라앉히는 수단으로써 제정을 착수하여 갔다. "건강보험법"이 당시의 대기업 상용근로자 및 직원을 대상으로 한 것에 반해서, 농어촌 주민이나 도시의 중소기업을 대상으로 한 "국민건강보험법"은 1938년에 제정되었다.

연금제도도 "노동자 연금보험제도"로써 1941년에 실시되고, 1943년에는 현재의 "후생보험제도"로 명칭을 고쳤다. 이와 같이 의료보험제도와 연금보험제도라는 사회보장의 제정에 의해서 일본의 사회보험제도의 기반이 구축되어 갔다.

2 국민개보험으로써의 의료보험

현재의 일본의 의료보험은 개보험이다. 즉, 전체국민에 대해서 공적인 의료보험에의 가입이 의무화되어 있다. 이 제도의 덕분으로 보험증을 갖고만 있으면 언제 어디서 병에 걸려도 별로 비용에 대해서 생각하지 않고 의료기관에서 진찰을 받을 수 있고 평등한 의료를 받을 수 있게 되어있다.

이 국민개보험이 실현된 것은 전쟁으로 인한 재화나 그 후의 인플레이션의 시기를 극복한 1961년 4월이지만, 1938년의 "국민건강보험법" 제정 이후, 징병을 위한 건강증진이라는 전시의 특수사정이나, 독자적으로 건강보험조합을 설립할 수 없는 중소기업에 대해서 정부가 관장하는 건강보험이 설립되었다는 것이 국민개보험의 배경에 있었다[2].

현재의 의료보험제도는 **그림 1**에서 볼 수 있는 것처럼 피용자보험과 국민건강보험으로 대별된다. 피용자보험은 주로 대기업을 중심으로 한 건강보험조합, 주로 중소기업 봉급생활자와 그 가족을 대상으로 한 정부관장 건강보험, 공무원이나 사립학교 교원을 대상으로 한 공제조합, 나아가서는 선원보험이라는 4개로 나뉜다. 한편 국민개보험은 기업이나 관공서에 고용되어 있지 않은 사람을 대상으로 하고 있고, 자영업자나 연금생활자 등이 가입하고 있다. 국민건강보험은 시 · 읍 · 면이 보험자, 즉 운영주체이지만, 일부의 특정업종의 자영업자는 국민건강보험조합이 보험자로 되어있다. 2000년도 현재는 건강보험조합의 수는 1,756이 있고 피보험자 수는 3,167만명, 정부관장 건강보험은 3,675만명이며, 국민건강보험은 보험자 3,400 남짓, 피보험자는 4,762만명이다.

국민개보험 실현 후는 의료급부 때마다 거듭되는 인상으로 환자부담의 경감을 도모하는 제도개정이 이루어졌다. 의료급부란 보험자가 의료기관 등에 지불하는 비율을 말하며, 그 비율이 높아질수록 환자의 자기부담이 감소된다. 1961년 당시, 피용자 본인의 의료급부가 100%(자기부담 없음), 피용자의 가족 및 국민건강보험은 50% 급부(자기부담 50%)이었던 것이 1973년까지에는 후자 쌍방에 70% 급부(30% 자기부담)가 적용되고, 그리고, 65세 이상을 대상으로 한 노인의료의 무료화가 실시되었다. 그러나, 1983년의 노인보건법의 시행에 수반하여 노인 의료비에 공비와 각 의료보험의 보험자로부터의 각출금에 의한 부담방식과 이용자에 의한 정액제인 일부 부담금방식이 도입되었다. 그리고, 1974년에 피용자 본인의 자기부담 10%, 1997년에 자기

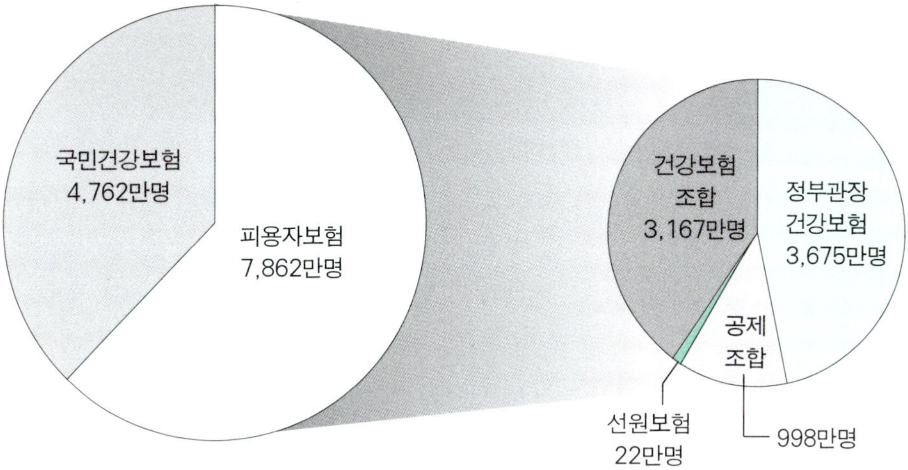

그림 1 진료기록 이외의 기록 · 보고의 예

부담 20%, 2003년에는 자기부담 30%로 환자부담의 인상조치가 취해졌다. 노인의료도 2001년에는 그 때까지의 정액제로부터 상한선이 있는 10% 부담 정률제로 옮겨갔다(**표 1**).

표 1 의료보험제도의 발자취

1961년	국민개보험의 실현(피용자 본인 100%, 가족 50% 급부, 국민개보험 50% 급부)
1968년	국민건강보험 70%급부 완전실시
1972년	노인복지법 개정(이른바 "노인의료의 무료화"의 실현)
1973년	건강보험법 개정(가족 급부 등 70%로 인상)
1980년	건강보험법 개정(가족 급부 등 80%로 인상)
1983년	노인보건법 시행(노인 일부부담의 도입)
1984년	건강보험법 개정(본인 90% 급부)
1986년	노인보건법 시행(노인 일부부담의 인상)
1997년	건강보험법 개정(본인 80% 급부)
2001년	노인보건법 개정(고령자 정률 10% 부담)
2003년	건강보험법 개정(70% 급부에의 통일)

〔문헌 1에서〕

3 자녀 수가 적고 고령화의 진전과 의료비

이러한 요즘의 의료보험정책 변경의 배경에는 올라가는 국민의료비와 인구의 고령화 진전의 문제가 있다. **그림2**에 보여주는 것처럼 일본의 국민의료비는 증가일로에 있고, 대국민 소득비율에서는 8%를 넘고 있다. 이 국민의료비가 올라가는 주된 요인이 고령화인지 아닌지에 대해서는 논쟁이 있으나[5),6)], 국민의료비 전체에 차지하는 노인의료비의 비율을 보면, 1982년의 19.8%에서 개호(간병)보험제도(후술)가 도입되는 2000년의 38.2%까지 계속 증가하고, 금액기준으로도, 1998년도 이후는 노인보건 급여분만으로도 10조엔을 초과하고 있다.

인구의 고령화는 다른 선진국에서는 유래없는 급격한 것으로, **그림3**에서 볼 수 있는 것처럼 65세 이상의 고령인구가 차지하는 비율이 1990년대에 급격히 높아진 것을 알 수 있다. 고령화가 진행되고 있는 북유럽 여러 나라에서도 고령화 사회의 진행이 50년 이상에 걸쳐서 진행되어 온 것에 반해서, 일본은 불과 15년 밖에 걸리지 않았다. 그리고, 이 고령화는 앞으로 더욱 더 진행되어 2000년에 6명에 1명의 비율이었던 고령자가 2025년에는 4명에 1명이 된다고 한다. 나이가 들면 병에 걸리기 쉬워지고 게다가 치매의 합병이나 자리보전이 되어 자기 집으로 돌아갈 수 없는 고령자도 증가하여 사회 전체로써는 의료비에 차지하는 노인 의료비의 비율이 앞으로 더욱 더 증가할 것이라는 것은 쉽사리 상상할 수 있다.

4 일본경제와 국민의료비

의료비와 일본경제는 어떠한 관계에 있는 것일까. 우선 국민총생산(GDP)♪에 차지하는 의료비의 비율을 보면 1990년에 5.9%였던 것이 2001년에 7.8%에 이르고 있다. 국제비교에서는 뜻밖에도 경제협력개발기구(OECD)♪의 평균인 8.4%를 밑돌고 있으나 이 10년의 상승률은 OECD 여러 나라 중에서도 높은 편이다.

다음으로 일본의 국민소득 증가율과 의료비 신장을 비교하면**(그림4)**, 대략 국민소득의 신장과 국민의료비의 신장이 연동되고 있다는 것을 알 수 있다. 즉 일본경제가 호조일 때에는 의료비도 신장되도록 정책조정이 되고 반대로 일본경제가 나쁠 때에는 의료비도 억제되도록 조정되고 있다는 것을 말해주고 있다.

특히, 1990년대부터의 국민소득의 신장률이 둔화되고 있는 기간은 일본경제의 정체기라 할 수 있고, 이것이 계속되면 앞으로 의료비의 신장도 더욱 더 기대할 수 없다. 이것은 다음의 항에서 언급하지만 작업치료의 값(진료수가)도 예외는 아니라는 것을 의미한다.

일본에서는 인구의 고령화가 진행된 무렵과 때를 같이 하여, 80년대 후반부터 "스톡경제"라 불리는 땅값이나 주가의 높은 상승이 진행되어 급격한 자원팽창경제를 낳았다. 이른바 "거품경제"이다. 이 "거품"의 파탄으로부터 주가 · 자본시장 등의 침체상태에서 벗어나지 못하는 것을

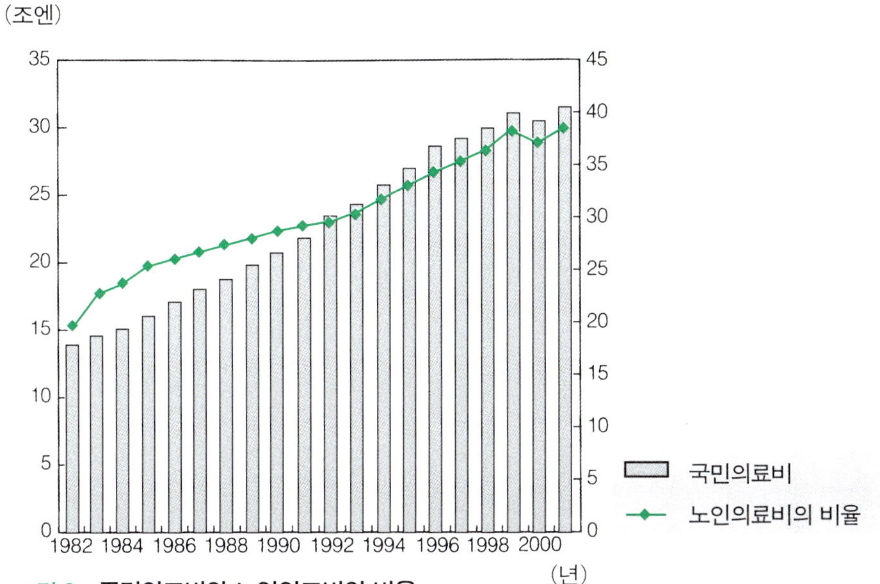

그림 2 국민의료비와 노인의료비의 비율
〔문헌 3, 4에서〕

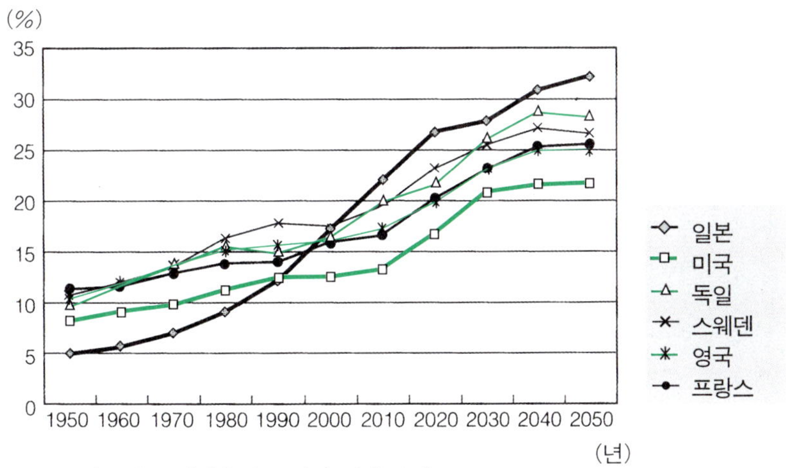

그림 3 각국의 고령화율의 추이와 장래 추계
〔문헌 7에서〕

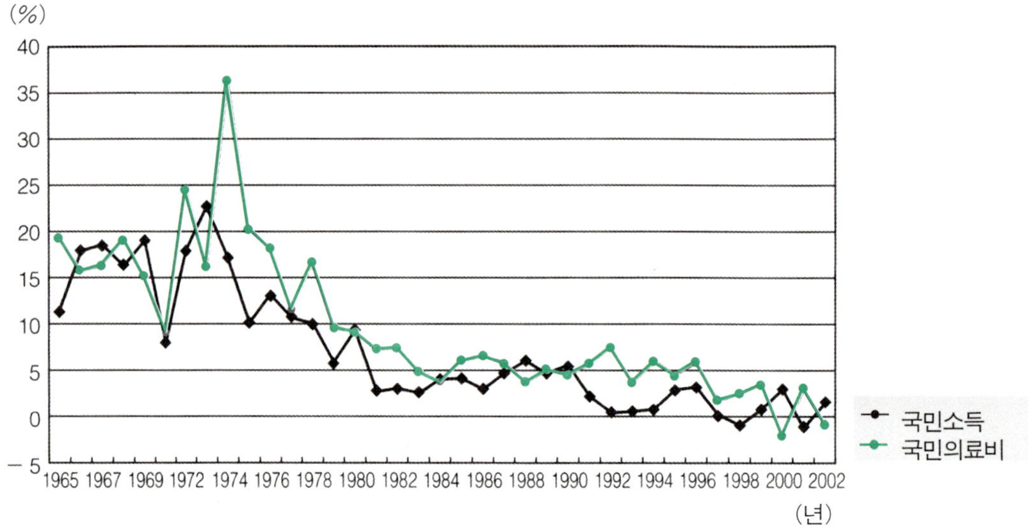

그림 4 국민소득과 국민의료비의 증가율의 비교
〔문헌 8에서〕

"계기"로 하여, 스톡화에 의한 "역자산효과"가 경제 전체의 정체에 큰 작용을 미쳤다고 한다[1]. 더욱이 2001년 무렵부터는 "자산 디플레이션(deflation)"으로 대표되는 디플레이션 이 진행되어 대기업의 도산, 리스트라의 만연, 임금삭감 등이 이루어지고, GDP의 성장률도 마이너스를 기록하여 일본경제는 완전히 실추하였다. 당연히 국가재정도 세입이 감소하여 의료보험의 제도 발족 이래 처음의 진료수가 인하(후술)나 환자 자기부담과 연간 보험료의 인상이 잇달아 실시되기에 이르렀다.

5 개호(간병)보험과 지원비제도

개호보험은 인구의 고령화에 의해서 자리보전이나 치매의 고령자가 급속히 증가하는 것이나, 가족형태의 변화로부터 가족간병의 본연의 상태가 추구되는 가운데, 사회보험방식에 의해서 사회 전체로 간병을 지탱하는 새로운 장치로써 2000년 4월부터 시행된 제도이다. 제도를 제정한 배경에는 높이 올라가는 노인의료비의 억제문제가 있고, 이것은 사회보장의 틀로 하였던 연금 : 의료 : 복지 = 5 : 4 : 1이라는 예산의 비율을 연금 : 의료 : 복지 = 5 : 3 : 2로 하는 것을 제창한 구 후생대신의 사적 간담회 "21세기 복지 비전(vision)"(1994년)에도 나타나 있다.

이 제도의 보험자는 시·읍·면이고 피보험자는 65세 이상의 1호 보험자와 40세 이상의 2호 보험자로 구별되어 있다(**그림5**). 이 보험에서는 우선 간병을 필요로 한다는 인정을 받아 각각

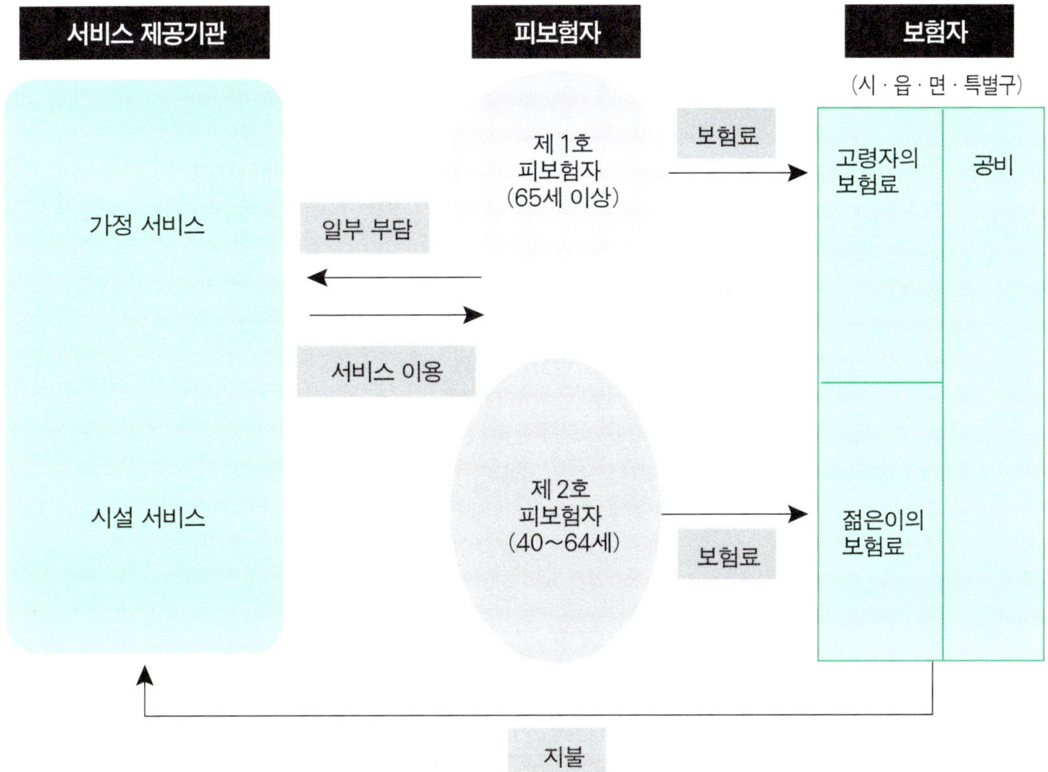

그림 5 **개호보험제도의 개요**

의 간병을 필요로 하는 정도에 따른 금액의 범위에서 관리 계획(care plan)이라 불리는 서비스의 종류나 내용을 정한 계획에 따라서 서비스를 수급하게 된다. 서비스는 시설 서비스와 가정 서비스로 나뉘고 급여비율은 90%(자기부담 10%)이다. 의료보험과는 달리 65세 이상은 간병을 필요로 하는 상태에 있으면 누구라도 급여를 받을 수 있으나, 40세 이상 65세 미만의 2호 피보험자에 적용되는 대상의 질환은 노화에 기인하는 질병으로 제한되어 있다.

지원비제도는 개호보험의 젊은이 판이라고도 일컬어지는 것으로 여기서도 종전에 부양책으로써 제공되어 온 장애인을 위한 복지서비스에 대해서 자기부담금을 지원함으로써 대상자 스스로가 서비스를 선택할 수 있도록 하는 제도이며 2003년 4월부터 시행되었다.

6 의료복지의 재원과 향후

국민부담률이란 국민이 납부하는 세금과 사회 보험료를 국민소득으로 나눈 것이다. 2000년 현재, 조세부담률 22.5%, 사회보장부담률 14.4%, 합계 36.9%로 되어있다. 이것을 여러 외국과 비교하면(**그림6**), 선진국 중 미국과 나란히 가장 적다. 복지국가의 본보기라 하는 스웨덴은 75.5%에 도달한다. 일본도 고령화의 문제나 자식의 수가 적어지는 것에 의한 취업인구의 감소에 따라, 의료, 연금 등에서 앞으로 당연히 부담이 증가될 것은 확실하다.

국가에서 계속 증가하는 의료 · 복지의 재원을 확보해가는 한편, 지출을 삭감하는 움직임이 진행될 것으로 생각되며, 진료수가의 인하, 환자 자기부담의 증가, 혼합진료비의 도입 등이라는 혹독한 시책이 기다리고 있다. 일본 의료비의 재원은 2001년분의 집계에서는 사회 보험료가 52.6%, 국가나 지방자치단체의 공비가 32.4%, 환자부담이 15%로 되어있다. 환자부담에 주목하면 1999년에는 11.8%였던 것이 급격히 상승하고 있다. 의료비의 재원을 여러 외국과 단순히 비교할 수는 없지만, 미국은 사적 보험의 비율이 약 35%를 차지하고 있다. 자유진료 중심인 미국 만큼은 아니지만, 환자부담과 합쳐서 의료복지 재원에서의 개인 부담이 점점 더 증가할 것으로 예상된다.

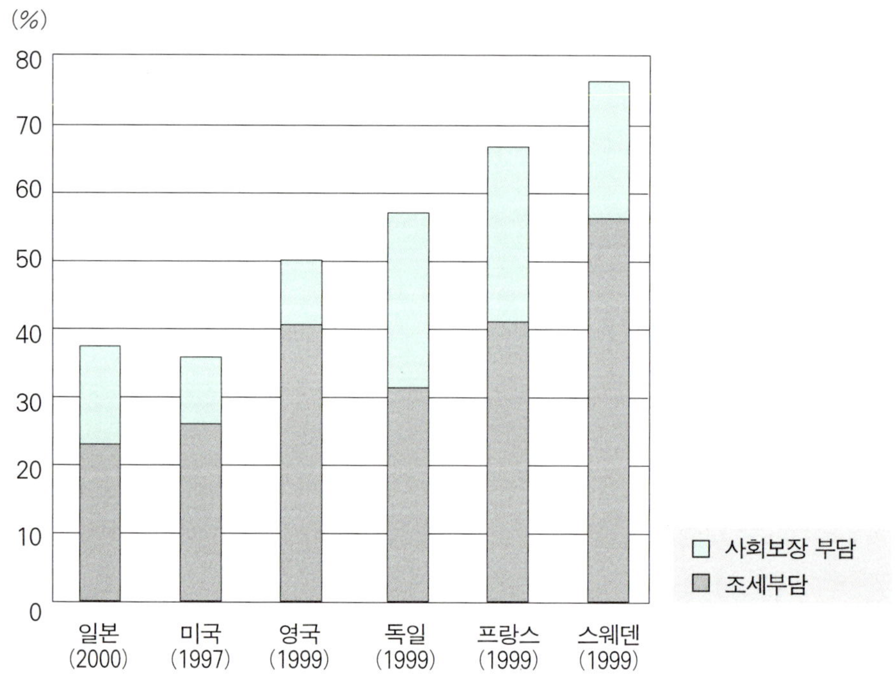

그림 6 **국민부담률의 국제비교** (문헌 7에서)

B. 진료수가의 변천과 현재

1 물리치료사·작업치료사와 진료수가의 시작

병원이나 진료소 등의 의료기관에 근무하는 작업치료사는 진료행위를 할 때마다 진료수가라 불리는 그때 그때에 따라 정해져 있는 수가를 청구한다. 일본에 작업치료사라는 국가자격이 탄생한 것은 1965년의 "물리치료사 및 작업치료사법" 제정이며, 그 다음해에 일본에서 처음으로 작업치료사 22명이 탄생하였으나, 이 해부터 1974년에 "신체장애 작업치료, 정신과 작업치료" 등의 진료수가가 제정되기까지에는 작업치료는 무보수 즉 공짜였다. 1974년의 진료수가 개정으로 "정형외과 기능훈련 등의 시설기준"이 신설되어 "신체장애 작업치료 간단 40점, 복잡 80점", "정신과 작업치료 30점", "정신과 일상 관리(day care) 60점"이라는 작업치료 관련 진료수가가 체계화되었다. 이 작업치료에 관한 진료수가의 신설로부터 약 30년이 경과하고 있으나, 이 진료수가의 변천을 보면 일본에서의 재활의료가 어떻게 사회에 인지되어 왔는지를 엿볼 수 있다. 이 항에서는 그 진료수가를 중심으로 그 구조와 변천을 살펴 보기로 한다.

2 진료수가와 그 청구의 구조

의료보험 하에서의 진료수가는 공정가격제도에 따라 전국이 통일적으로 정해져 있다. 이것은 진료수가 점수표라는 가격표에 진찰, 검사, 수술, 약제 등 진료행위와 각각의 가격이 상세히 기재되는 것으로 대략 2년마다 개정된다.

병원 등의 의료기관은 이 진료수가 점수표에 따라서 진료수가명세서(receipt)**(그림7)**라는 청구서를 환자 1인마다에 매월 작성하여 보험자에게 청구한다. 그와 관련하여 작업치료의 점수 청구는 그림 안의 "80, 기타"의 항목에 포함된다. 실제로 명세서는 보험자에게 직접 청구되기 전에 각 시도에 설치된 국민건강보험단체연합회 또는 사회보험진료지불기금이라는 심사지불기관에 제출된다. 즉, 심사지불기관이 보험자를 대신하여 명세서를 심사하는 구조로 되어 있다. 그 흐름을 **그림8**에 나타냈다.

이 심사에 의해서 청구액이 감액되는 경우가 있다. 작업치료에서도 대상 환자의 질환의 종류나 발병으로부터의 기일에 따라서는 청구할 수 있는 점수도 달라지기 때문에, 이들을 잘못 청구하면 감액의 대상이 된다. 또한, 작업치료 1인이 1일에 청구할 수 있는 점수도 정해져 있어, 그것을 초과한 청구가 있는 경우도 감액의 대상이다. 이들과 같은 경우는 부당청구라 하여 악질적인 사례에서는 각 시 · 도에 설치되어 있는 사회보험사무국에 의해서 행정지도나 감사라는 강제수사가 이루어진다.

진료수가는 점수로 표시되며 현재는 1점=10엔이기 때문에 의료제공자가 500점인 치료행위를 하였다 하면 그 병원에는 5,000엔이 지불된다. 이 경우, 환자가 병원의 창구에서 30%인 1,500엔을 지불하고 나머지 70%가 되는 3,500엔을 보험자가 지불하게 된다.

3 간단, 복잡이라는 분류

신체장애나 발달장애영역의 작업치료의 진료수가는 작업치료의 진료수가가 정해진 1974년부터 2002년의 개정까지의 28년간, "간단 · 복잡"의 분류로 그 점수가 정해져 왔다. "간단, 복잡"이라는 분류는 훈련의 내용, 즉 작업치료사가 환자에 대해서 1:1로 중점적으로 시행하는 40분 이상의 개별적 훈련("복잡")인가, 작업치료사의 감시 하에 시행되는 것 같은 15분 이상의 훈련("간단")인가에 따라서 두 종류로 분류되어 있었다. 작업치료의 진료수가 점수는 **표 2**에 나타낸 것처럼 진료수가의 신설 이래 횟수를 거듭한 개정에 의해서, 신설 당시 "간단" 40점, "복잡" 80점이었던 것이 1998년에는 "간단"이 185점, "복잡"이 660점까지 인상되었다. 도중에 1990년의 개정에서는 일반 사회보험수가와 노인진료의 작업치료 점수가 나뉘어 노인작업치료가 중요시된 이외에, 입원기간 6개월 이내와 6개월 초과의 작업치료 점수가 구별되고 회복기의 작업치료가 평가되기 시작하였다.

또한, 1992년에는 시설기준에 따라서 작업치료 (I)과 (II)라는 점수의 분류가 이루어져, "물리치료사가 5인 이상, 작업치료사가 3인 이상 근무하고 작업치료실의 넓이가 100m²이상 있다" 등의 요건을 충족한 종합재활시설에는 작업치료 (I)로 하여 높은 진료수가가 설정되었다. 그리고, 1996년에는 뇌혈관질환 등 발병 3개월 이내의 질환에 대한 작업치료에는 "조기가산 60점"이 인정되었다. 노인작업치료에서도 1998년의 개정에서는 입원 6개월 이내의 "복잡"이 710점, 6개월 초과가 600점으로써 여기서도 급성기 및 회복기 작업치료를 중요시하는 것이 보다 선명해졌다.

또한, 1992년의 개정 이후, 1인의 작업치료사가 청구할 수 있는 진료수가의 상한은 "간단"에서 36인, "복잡"에서 12인으로 하였다.

이 "간단 · 복잡"이라는 분류는 그 대상질환이나 치료내용 등에 명확한 규정이 없고 "간단 · 복잡"의 어느 쪽으로 청구할 것인가는 대부분의 경우, 개개의 작업치료사의 판단에 맡겨져 있었다. 같은 치료행위에서도 어떤 병원에서는 "간단"이고, 또한 어떤 병원에서는 "복잡"이라 하여 청구하는 사례가 있었다. 이와 같이, "간단 · 복잡"의 분류는 어떤 의미에서 모순을 내포한 제도였다고 할 수 있다.

0000010593 21

진료수가명세서(의과입원) 1사 2003년 8월분 도번호15 의료코트 201,050,3

의과	사	단독	본인

시읍면		노인 수령	
공적 부담①		공적 수령①	
공적 부담②		공적 수령②	

보험	0 6 1 5 0 5 6 9
기호 · 번호	

구분	07요양	특기사항
성명	1 남 3 년 생	
직무상의 사유		

보건의료 기관의 소재지 및 명칭

상병명	진료시작일	병의 진행상태	진료실일수
(1) 지주막하 출혈	(1) 2003년 8월 5일		보 27일
(2) 뇌경색후유증 · 실어증	(2) 2003년 8월 5일		① 일
(3) 정상뇌압 수두증	(3) 2003년 8월 5일		② 일
(4) 불면증 이하, 적요란	(4) 2003년 8월13일		

구분	항목			점수
11	초진	1 회		290
13	지도			
14	가정			
20 투약	21 내복	단		
	22 돈복(필요할 때 한번만 복용)	단		
	23 외용	단		
	24 조제	일		
	26 마약/독극약	일		
	27 조기			
30 주사	31 피하근육 내			
	32 정맥 내			
	33 기타			
40 처치	처치	회		
	약제			
50 수술	수술 · 마취	회		
	약제			
60 검사	검사	회		
	약제			
70 영상	영상진단	2회	2	1141
	약제			
80 기타	기타			24840
	약제			
90 입원	입원연월일 2003년 8월 5일			
	병 / 90 입원료	1209× 27 일		32643
	진료 1	× 일		
	순환진료 1	× 일		
	야간진료 1			
	91 입원시 의학관리요금	× 일		4779
		× 일		
		× 일		
		× 일		
	92 특별입원 기타			

(5)고혈압증 · 위궤양 15. 8. 13
(6)우울상태 15. 8. 17

⑪ * 소개환자 가산 (Ⅳ)(소개율 20% 미만) 40 X 1

⑰ * 컴퓨터 단층촬영 450 X 1
* CT스캔(단순CT촬영 · 두부) 620 X 1
영상기록용 필름(반절) 2매 71 X 1
(8월 5일)

⑱ * 언어청각사(Ⅰ) (개별) 250 X 28
* 물리치료 (Ⅰ) (개별)
조기재활치료 가산(발병 후 31일 이상 90일 이내)
질환명 : 뇌경색 후유증
발병일 : 2003년 06월 05일 280 X 30
* 작업치료 (Ⅰ) (개별)
조기재활치료 가산(발병 후 31일 이상 90일 이내)
질환명 : 뇌경색 후유증
발병일 : 2003년 06월 05일 280 X 32
* 재활치료 종합계획 평가요금 480 X 1
* 실시일수 21일

(다음 페이지에 계속)

※ 고가요양비		※ 공 점	
97 식사	기준 – 관	2120 ×27	※ 공 점
		×	외래시 일부부담금
		×	

요양금액	청구 점수	※ 결정 점수	부담금액
보험	6 3 , 6 9 3		
①			
②			

식사요양	일	청구	※ 결정	표준부담액
보험		57, 240		21, 060
①				
②				

그림 7 **진료수가명세서**(receipt)

표 2 작업치료의 적응범위와 일하는 장소

	1974	1976	1978	1981	1985	1986	1988	1990		1992		1974	1996	1997	1998	1999	2000	2001
간단	40	60	80	120	130	130	135	입원 6개월 초과	135	II	145	155	155	155	155	155	155	155
										I	160	160	170	170	170	170	170	170
								입원 6개월 이내	145	II	155	155	170	170	170	170	170	170
										I	170	170	185	185	185	185	185	185
복잡	80	120	160	300	320	330	335	입원 6개월 초과	335	II	450	450	480	480	480	480	480	480
										I	550	550	570	570	570	570	570	570
								입원 6개월 이내	345	II	480	480	520	520	530	530	530	530
										I	580	580	640	640	660	660	660	660

〔문헌 7에서〕

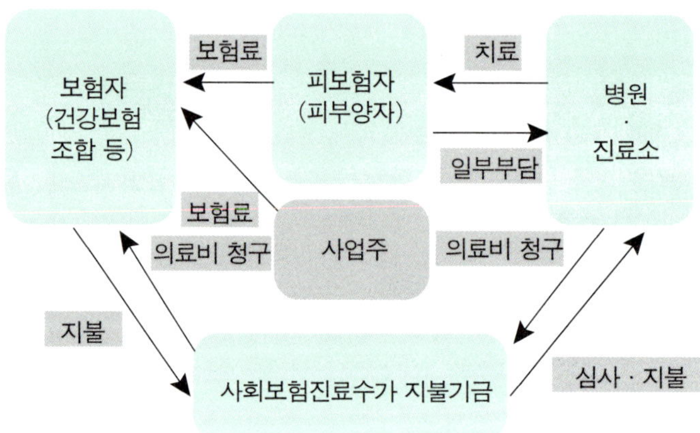

그림 8 보험진료의 구조

4 정신과 작업치료의 진료수가

한편, 정신과 작업치료는 1974년의 진료수가 개정에서 환자 1인당 30점으로 정해졌다. 그것이 1994년의 개정까지 단계적으로 220점까지 인상되고 있다(**표3**). 현재는 환자 1인당 1일 2시간을 표준으로 하여 작업치료사 1인에 대하여 1인 이상의 조수와 함께, 환자 25인을 1단위로 하고 1일 75인까지의 청구가 인정되고 있다. 이 정신과 작업치료의 진료수가 점수는 1994년 이후 변경되어 있지 않다.

표 3 정신과 작업치료 진료수가의 변천

	1974	1976	1978	1981	1985	1986	1988		1990	1992	1994	1996	2001
정신과 작업치료	30	30	40	40	70	70	70		100	200	200 (220)*	220	220
정신과 일상 관리	60	70	100	100	240	300	소규모	300	400	500	550	550	550
							대규모	330	450	600	660	660	660

*1994년의 ( )안은 10월 개정분(문헌 10에서)

정신과 일상 관리(day care)는 1974년에 60점으로 정해진 후, 1988년의 개정으로 크고 작은 규모에 따라서 진료수가가 나뉘고, 당시, 소규모 300점과 대규모 330점이었던 것이 현재는 각각 550점과 660점으로 되어있다.

5 요양형 병상군과 회복기 재활병동의 진료수가

1993년의 제2차 의료법 개정에서는, 21세기의 고령사회에 대응하기 위한 체제 만들기의 일환으로서, 요양형 병상군이 제도화되었다. 이것은 장기 요양자를 위해 설치된 병상이지만, 이 입원료에는 검사, 투약, 주사, 재활의 비용 등이 포함되었다. 이것은 그 때까지의 진료수가체계가, 일일의 진료에 대한 실적총액제도로부터 다양한 진료를 포괄하는 정액제도로 전환된 것이었다.

또한 2000년의 진료수가 개정에서는 "회복기 재활병동 입원료"가 신설되었다. 이것은, 뇌혈관질환 또는 대퇴골 경부골절 등의 환자에 대한 재활 프로그램을 집중적으로 시행하기 위한 병동이며, 1일 1,700점의 입원료가 설정된 것이다. 시설요건으로서, 병동에 재활의학과 의사 1명, 물리치료사 2명, 작업치료사 1명 이상의 배치, 재활 종합실시계획의 정기적 책정 등이 의무화되었다.

이 "회복기 재활병동"의 도입은 급성기 병동과 만성기 병동의 구분이 진행되는 가운데, 재활의료가 중요시된 결과라 파악할 수 있으나, 회복기에서도 진료수가의 정액제도가 도입되어, 앞으로의 일본의 진료수가체계를 점치는 것이 되었다. 2002년의 개정에서는, 이 "회복기 재활의 병동 입원료"는 1,680점으로 개정되었다.

6 단위제의 도입

신체장애의 작어치료 진료수가가 단위제로 된 것은 2002년 4월이다. 그때까지 오랜 동안 지속되던 "간단 · 복잡" 제도가 폐지되고 새로이 "개별 · 집단"이라는 분류의 단위제도가 도입되었다. 이것은 시설기준의 작업치료(Ⅰ)에서 "개별"을 1단위 20분 이상 250점, "집단"을 1단위 20분 이상을 100점으로 하는 것이다. 이 개정은 작업치료와 물리치료에 있어 처음의 발본적 개정이었던 동시에, 처음의 마이너스 개정기도 하였다. 2002년의 진료수가 개정은 전체로써 1.3% 인하로 처음으로 마이너스 개정이 되었으나, 특히 작업치료 · 물리치료에는 그 인하폭이 심하였다. 단순한 계산으로는 그때까지 40분의 "복잡"인 작업치료에서 660점 청구할 수 있었던 훈련이 2단위 500점으로 약 3/4으로 감액되고, 게다가 1인의 작업치료사가 1일에 청구할 수 있는 상한이 18단위까지로 제한되는 엄격한 개정내용이었다. 이 개정의 결과 각 병원에서는 입원에서 16.8%, 입원 외에서 22.8%의 대폭적인 수입 감소가 있었다(**표 4**).

표 4 진료수가 개정의 영향(입원)

(단위 : %)

진료행위		총수	자치단체	기타 공적	사적
입원료	입원 기본료	△1.0	△1.0	△0.9	△2.5
	입원 기본료의 가산	△1.2	△1.9	△0.3	0.7
	특정 입원료	14.4	14.9	13.8	12.5
입원시 식사요양비		△0.3	△0.2	△0.6	△0.4
지도관리 등		△2.6	△2.3	△3.0	△4.6
검사요금		0.9	0.5	2.1	△2.7
영상진단요금		2.1	2.2	2.6	△2.3
투약요금		△0.8	△0.8	△1.3	1.5
주사요금		△5.8	△5.4	△6.8	△3.5
재활치료요금		△16.8	△18.0	△14.6	△17.8
정신과 전문치료요금		11.0	10.3	10.7	13.0
처치요금		0.1	0.9	△ 0.7	△ 3.0
수술 · 마취요금		2.1	2.2	1.8	3.2
방사선치료요금		4.2	4.4	1.6	22.4
합계		△ 0.5	△ 0.4	△ 0.6	△ 0.9

(문헌 11에서)

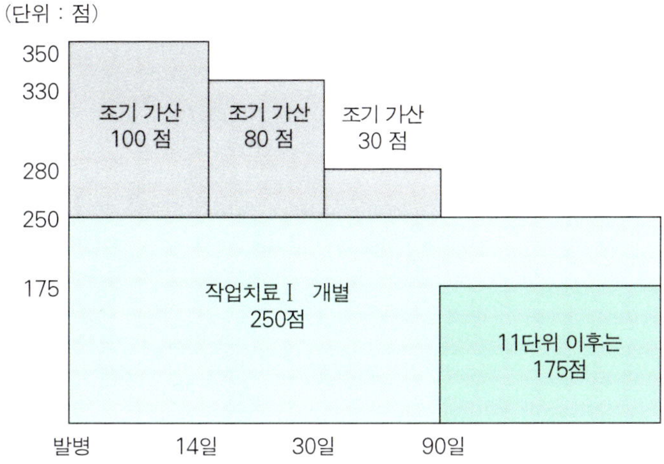

그림 9 신 진료수가제도에서의 체감제의 구조

조기 가산은 개별요법의 1단위마다에 가산할 수 있다. 이것과는 별도로 "병동 ADL 가산 30점"도 발병부터 90일 이내이라면 가산 가능하다.

또한, 이 단위제도의 도입은 한편으로 체감제의 도입이기도 하였다. 체감제란 시작시기부터 서서히 진료수가가 감소되는 구조이며 **그림9**와 같이 "조기 가산"을 추가한 시험 계산(trial calculation)에서는 발병부터 14일까지는 1단위 350점, 30일까지가 330점, 90일까지가 280점, 그 이후가 250점으로 서서히 점수가 감소하여 간다. 그리고, "조기 가산"을 할 수 있는 환자 등 급성기의 환자를 제외하면, "개별"에서는 1개월에 대해서 11단위 이후는 250점의 70/100인 175점 밖에 청구할 수 없게 되는 등 급성기의 중점화와 서로 작용하여 체감제는 더욱 더 표면화된다고 해도 좋으며, 앞으로의 신체장애 작업치료의 내용이나 병원 작업치료부문의 본연의 상태가 근본적으로 추궁되는 것으로 되어 있다.

C. 의료경제학의 관점

1 재활의료비의 추이

오랜 동안 의료업계에서는 경제학적인 관점, 바꿔 말하면 의료에 관계되는 금전의 계산을 밝히는 것은 금기시 되어 왔다. 그러나, 재정의 핍박, 고령화 등으로부터 일어난 의료의 자원화라는 문제, 또는 정보공개의 흐름이라는 사회적인 배경의 변천으로부터 의료를 비용의 면에서 평

표 5 진료행위별로 본 입원 1건당 점수

진료행위	1995	1996	1997	1998	1999	2000	2001
총수	30514.5	31673.2	32921.2	32667.1	31881.7	33608.3	34414.9
초진 · 재진	32.6	36.6	35.1	41.5	44.5	48.8	51.7
지도관리 등	102.1	151.4	223.5	255.9	267.2	306.4	301.9
가정의료	40.6	34.4	41.6	49.5	50.6	56.9	53.2
검사	2226.0	2240.9	2246.4	2102.9	2048.9	2097.9	2073.9
영상진단	1254.1	1200.2	1311.6	1143.8	1048.4	1141.7	1185.9
투약	1370.1	1282.4	1238.0	1016.5	917.8	875.0	848.3
주사	3239.4	3022.8	3113.2	2689.8	2519.3	2583.7	2497.0
재활치료	531.7	600.9	579.5	626.2	559.9	641.6	745.8
정신과 전문치료	132.7	152.4	161.1	145.6	128.8	136.3	155.5
처치	1262.3	1197.7	1325.2	1118.1	974.3	1019.8	1010.3
수술	2805.2	2978.2	3143.3	3110.9	3129.6	3942.7	4060.7
마취	494.3	479.6	507.0	511.7	491.2	601.1	630.5
방사선치료	69.7	77.2	128.6	95.2	137.0	85.4	117.5
입원	16952.7	18218.7	18866.4	19759.5	19563.7	20071.5	20682.5
(1건당 일수)	18.92	(18.95)	(18.60)	(18.29)	(17.39)	(16.65)	(16.67)

〔문헌 12에서〕

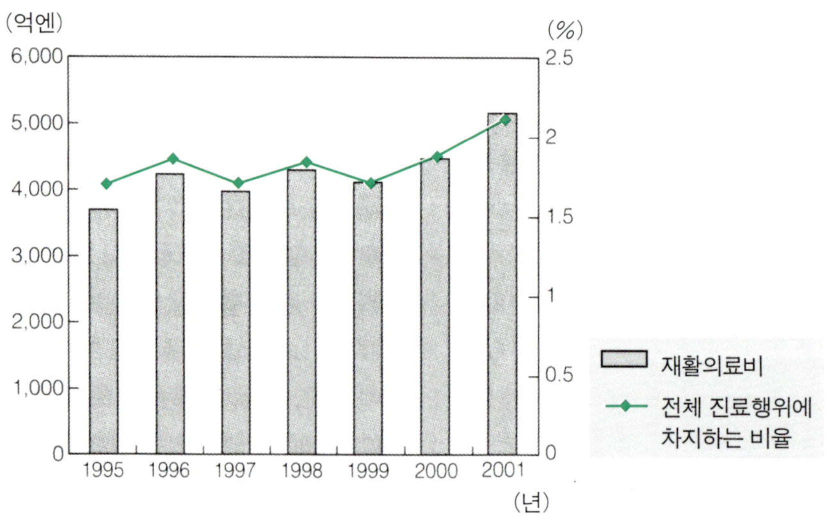

그림 10 재활의료비와 전체 진료행위에 차지하는 비율
〔문헌 3, 12에서〕

가하는 의료경제학이라는 학문이 1980년대부터 중요시 되어 왔다. 여기서는 의료비나 의료의 원가계산이라는 마이크로적인 관점에서 재활의료, 나아가서는 작업치료의 역할을 비용 면에서 검토한다.

후생노동성은 매년, 정부관장 건강보험, 조합관장 건강보험 및 국민건강보험에서의 의료급여의 수급자에 관계되는 진료행위의 내용, 상병의 상황, 약제의 사용상황 및 조제행위의 내용 등을 조사하여 "사회의료 진료행위별 조사"라는 명목으로 그 결과를 공표하고 있다. 거기에는 다양한 정보가 망라되어 있는데, 일본의 보험진료에서의 재활치료의 역할을 볼 수 있다.

표 5는 입원의 진료행위별 1건당의 점수를 경시적으로 본 것인데, 재활치료 1건(명세서 1매)당의 점수는 1995년의 531.7점에서 2001년에는 745.8점까지 증가하고 있다. 2001년의 입원 1건당의 일수는 16.67일이기 때문에 1일당의 점수는 44.7점이 된다. 이것에 입원 외를 포함한 의과의 전체 진료행위가 차지하는 재활치료의 비율은 **그림 10**과 같이 미세한 증감을 반복하면서 2001년에는 2.1%로 되어 있다. 이들의 자료로부터 해마다 작업치료를 포함한 재활의료의 역할이 증가하고 있다는 것을 알 수 있다.

그리고 재활의료비는 각 연도의 국민의료비에 차지하는 일반진료 의료비의 총액에 전체 진료행위에 차지하는 재활의 비율을 곱함으로써 추계할 수 있는데, 1995년의 3,717억엔(yen)에서 2001년도에는 5,175억엔(yen)으로 증가하고 있다.

작업치료에 한정하여 보더라도 이 수년간의 횟수의 증가가 눈부시고 작업치료사의 증가와 더불어 수요가 증가하고 있음을 말해주고 있다.

2 재활치료부문의 원가계산과 작업치료사의 급여

재활치료나 그 안의 작업치료가 횟수, 의료비와 함께 증가경향에 있다는 것은 알았으나, 어느 정도 병원의 경영에 협력이 되고 있는 것일까. 당연하지만, 우리의 급여의 원천은 재활부문의 매상이며 급여는 급여비라는 비용으로 지불되고 있다. 이와 같은 경영적인 관점은 현장의 작업치료사에게는 관심이 적었던 부문이지만, 요즘의 진료수가 개정에 수반하는 경영환경의 악화에 촉진되는 것처럼 중요시되기 시작하였다. 이 경영적인 관점은 개개의 병원에서의 대우의 교섭 뿐만 아니라 작업치료사업계로써도 중요한 진료수가 점수의 인상요구 등에서 중요한 역할을 가진다.

병원의 재활의학과에서의 비용과 수익의 내역은 **표 6**과 같이 나타낼 수 있다. 이것은 공사를 합친 71개 병원을 대상으로 한 6월 1개월의 진료과의 수입과 지출이다. 비용에는 의사나 간호사의 급여 등도 포함되어 있고 수익 쪽에서는 입원료 등도 환산되어 있다. 이에 따르면, 급여비, 재료비, 경비 등을 합친 의료비용 16,253(천엔)에 대해서 입원 기본료나 작업치료, 물리치료 등의 입원, 외래의 진료수가 등을 합친 의업수익은 10,901(천엔)로 대폭적인 적자로 되어

표 6 재활의학과의 비용과 수익

(단위 : 천엔)

수입 · 비용구분별 \ 진료과별	재활의학과
Ⅰ. 의업비용	16,253
1. 급여비	10,519
(1) 의사급여	1,664
(2) 간호직원 급여	3,586
(3) 기타의 직원급여	5,268
2. 재료비	1,049
(1) 약품비	604
가. 투약 약품비	404
나. 주사 약품비	108
다. 기타 약품비	92
(2) 기타의 재료비	445
3. 경비	3,104
4. 감가상각비	1,501
5. 자산 감모비	11
6. 연구 · 연수비	55
7. 본부비용 분담금 · 임원보수	14
Ⅱ. 의업수입	10,901
1. 입원 수입	6,979
2. 실, 과 차액 수입	161
3. 외래 수입	3,530
4. 공중위생활동 수입	36
5. 의요상담 수입	57
6. 기타의 의업수입	139
의업수익 - 의업비용(Ⅱ-Ⅰ)	△5,352
수지차액(Ⅱ-Ⅰ)/의업수익 × 100	△49.1

〔문헌 13에서 일부 발췌〕

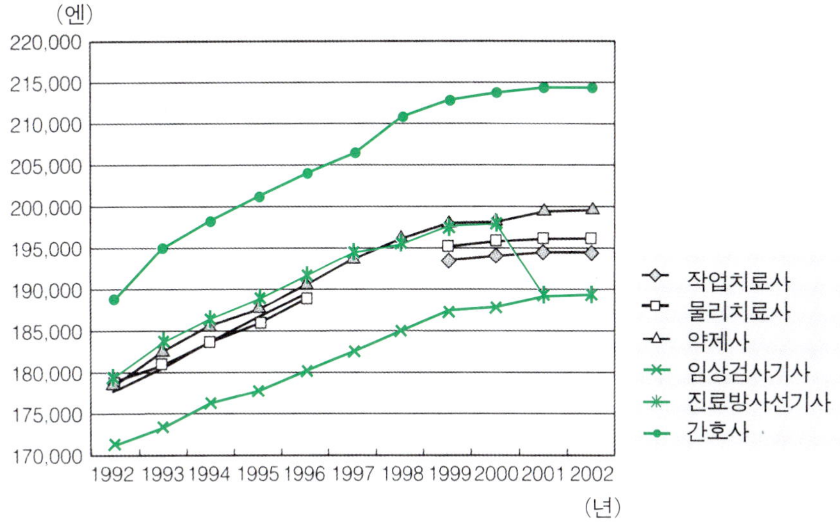

그림 11 작업치료사의 초임급의 추이(소정 내 급여)

학력은 약제사는 대학졸업, 그 이외는 단기대학 졸업으로 조사되어 있다.
또한 작업치료사와 물리치료사의 1997년, 1998년의 조사는 시행되지 않았다.
〔문헌 14에서〕

있다. 비율에서는 의업수익 100에 대해서 의업비용은 149.1이 된다. 이것은 1999년의 것이기 때문에, 진료수가가 마이너스 개정으로 된 2002년 이후 이 수지의 비율은 더욱 악화되어 있을 것이다.

그리고 비용의 내용을 살펴보면, 가장 많은 것이 "기타의 직원급여"로 되어 있다. 즉, 우리의 급여가 재활부문 원가의 대부분을 차지하고 있다. 이 작업치료의 급여에 대해서도 약간 언급하여 둔다. 작업치료사의 초임급에 대해서 살펴보면(**그림11**), 간호사와의 사이에 차이는 남지만 물리치료사와 마찬가지로 증가하고 2001년 이후는 임상검사 기사나 진료방사선 기사보다 웃돌고 있다. 한편, 연령 계층별 평균급여에서는 연령과 함께 증가 경향에 있고, 44세 이상 48세 미만의 급여가 398,380엔으로 최고로 되어 있다. 평균 급여는 28.9세에서 279,640엔이다. 급여의 원천은 어디까지나 진료에 의한 매상이다. 이러한 병원의 경영환경을 고려하여 일일의 진료에서도 매상을 감소시키지 않도록 적절한 업무전략을 세우는 것도 이제부터의 작업치료사에게 요청된다.

3 의료의 자원화와 원가의식

요즘의 국민의료비의 앙등과 이에 대한 국민부담율의 증가가 언제까지라도 계속된다면 일한 부분의 대부분이 의료비로 나가게 된다. 후생노동성은 2002년도의 진료수가 개정에서 처음으로 마이너스 개정을 하였다. 이 마이너스 개정에서는 물론 모든 과목에서 마이너스가 된 것은 아니다. 재활료에서도 뇌졸중 등 발병으로부터의 기간이 짧은 것은 증액, 발병으로부터 90일을 초과하는 유지기에서는 감액이 되었다. 이것은 그 때까지 계속 증액된 재활료도 한정된 자원으로 재평가된 것이며, 한정된 치료사의 수와 한정된 예산으로 어떤 질환의 어떤 시기에 보다 극진한 재활치료가 필요한가라는 논의가 있었다. 이것은 확실히 자원의 효과적인 배분이라는 의료경제학적인 관점이 반영된 것이다. 만일, 충분한 치료사의 수와 무한의 예산이 있다면 온갖 질환의 온갖 질병의 진행상태의 대상자에게 필요한 재활치료를 시행할 수 있을 것이다. 그러나 현 상황은 그렇지 않다. 우리들 작업치료사나 이를 지향하는 사람들도 한정된 사람의 수와 예산을 어떻게 배분하여 어떠한 대상자에게 치료를 하여가는 것이 가장 효과적인가라는 것에 주목해가야 한다.

그 자원의 효과적인 배분을 생각함에 있어 필요한 것은 비용의 계산을 하는 것이다. 작업치료사도 그 필요성을 인식하여 비용을 산출하기 위한 지식을 습득해 둘 필요가 있다[15]. 의료에 드는 비용(cost)에는 크게 나눠서 직접비용과 간접비용이 있다[16]**(그림12)**.

직접비용이란 어떤 의료행위를 하기 위한 설립 · 운영에 직접 드는 비용을 말하며, 전문직의 노동, 소모품, 자본비용이나 환자의 자기부담금 등이 포함된다. 한편, 간접비용은 어떤 의료행위에 관련해서 간접적으로 지불한 또는 상실된 금액(일실소득)에 대한 것을 말한다. 구체적으로는 병원에 통원할 때의 교통비나 질병에 따른 통원이나 입원에 의해서 상실된 소득을 가리킨다.

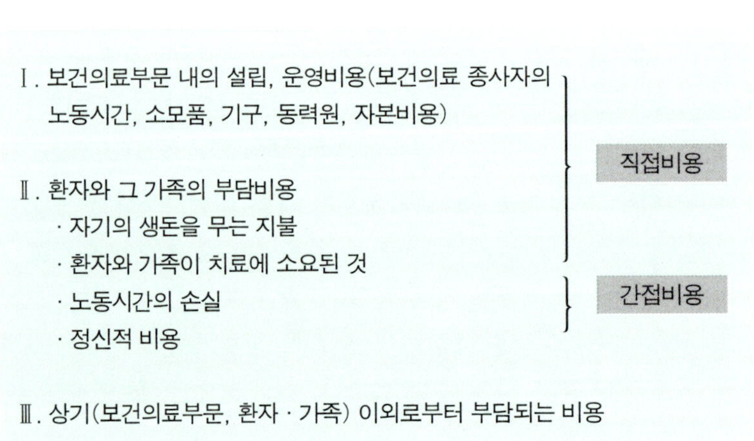

그림 12 보건의료에 드는 비용 (문헌 16에서)

또한, 비용(cost)은 그 분석자의 입장의 차이에 따라서 산정방법이 크게 다르다. 예컨대, 병원에서 진료를 받기 위해 필요한 교통비는 환자의 입장에서는 비용이지만, 보험자의 입장에서는 비용이 아니다. 크게는 비용에 관한 입장으로, 사회, 보험의료 시스템, 병원, 환자 · 가족, 지불기관(후생노동성)을 들 수 있으나 분석에 있어서는 이 입장을 명확히 해 둘 필요가 있다. 일반적으로, 의료에 드는 비용은 사회적 입장 또는 환자 · 가족 측으로부터의 것을 말하며 병원경영을 위한 원가계산과는 구별된다.

의료를 한정된 자원으로 파악하게 된 이상, 이제부터는 다양한 질환에 대해서 얼마 만큼 지불하면 재활이 성공되는가라는 근거가 요구된다. 어떤 뇌졸중 환자가 입원한 후부터 퇴원하기까지의 사이에 재활비용을 얼마 만큼 지불하였고, 퇴원할 때의 결과 및 퇴원 후의 여생의 질적 · 양적 변화를 얼마 만큼 얻었는가에 대한 것에 관심을 가질 필요가 앞으로 더욱 더 생긴다.

4 비용 대 효과의 사고방법과 임상경제학의 기법

비용 대 효과는 온갖 경제적 행위의 평가에서 사용되는 사고방법이다. 분자에 비용, 분모에 편익이나 효과를 둔다. 의료의 영역에서는 어떤 의료행위가 환자의 건강상태를 변화시킬 때에 얼마 만큼의 자원 이용이 이루어졌는가, 즉 어떤 개선된 건강상태의 한 단위당의 비용을 비교함으로써, 경제적 측면으로부터 의료행위를 평가하는 것이다[17] **(그림 13)**.

이 비용 대 효과를 명확히 함으로써, 단순히 효과만, 비용만이 아니라 그 의료행위의 효율을 나타낼 수 있다. 효율성은 다른 의료행위와 비교함으로써, 자원을 배분할 때의 결단 자료가 된다. 작업치료도 다른 의료행위와 비교하여 얼마 만큼 환자의 이익이 되어있는가, 한정된 자원 안에서의 의료의 효율을 어느 정도 향상시키고 있는가를 참으로 호소하는 시대를 맞이하고 있다.

이와 같이, 개개의 의료행위에 대해서 비용과 결과의 양면에서 그 비용 대 효과를 기초로 의료의 대체안의 비교를 하는 것은 의료정책 등 거시적 평가를 하는 의료경제학과 구별되어 "임상경제학"이라 불린다. 이 "임상경제학"에는 4개의 기법이 있고 각각 개념적으로 다르다**(표 7)**.

분자 〔빙용〕 (자원이용의 변화)
―――――――――――――
분모 〔효과〕 (건강상태의 변화)

그림 13 **의료에서의 비용 대 효과**

1) 비용 최소화 분석

비교하는 의료프로그램 사이의 효과가 동등하다고 생각되는 경우에 사용되는 분석기법이며, 결과는 비용 면에 한정된다.

2) 비용편익분석

의료프로그램의 효과를 금전 환산하고 결과도 금전으로 나타내는 분석기법이다. 의료의 효과지표로써 "지불 의사법"(willing to pay)과 "인적 자본법"(human capital)이 대표적이다. 이 분석에서는 상실된 생명이나 장애의 정도에 대해서도 금전으로 환산할 필요가 있으며, 빈부의 차이를 불문하고 만인에게 동등하게 제공되어야 할 의료의 영역에서는 그 수용에 저항이 있다.

3) 비용효과분석

의료프로그램과 연관하여 증가하는 비용/효과비율을 산출, 비교하는 기법이다. 이 기법에서 사용되는 효과의 지표는 보다 구체적인 혈압의 수치나 구명 수로부터 ADL(일상생활활동), QOL(삶의 질)의 결과까지 포함하지만 비교하는 프로그램끼리 같은 효과지표를 사용해야 한다는 결점도 있다.

4) 비용효용분석

위에서 언급한 것 같은 비용효과분석의 결점을 보완하는 기법이며 비용/효용비율을 비용/QALY비율로써 산출하여 비교하는 기법이다. 효용이란 어떤 결과에 대해서 개인 또는 사회가 가지는 바람직함이나 선호에 대한 것을 말하며, 죽음을 0, 완전히 건강한 상태를 1로 하는 0부터 1 사이의 수치로 표시된다. QALY는 "질을 조정한 생존연수"(quality-adjusted life years)를 말하며 효용치에 생존연수를 곱해서 구한다.

그림14에 나타낸 것처럼 의료프로그램의 실시에 의해서 질을 가미한 생존연수의 연장이 얻어지고 그 획득된 1 QALY당의 비용을 비교하는 것이다. 이 QALY를 사용한 기법에 따르면 비용

표 7 임상 경제학적 기법의 비교

	의료프로그램의 효과지표	분석결과의 표시
비용 최소화 분석	결과가 동등하다는 근거	쌍방의 비용
비용편익분석	금전적 가치	비용 편익비율(효과의 금전적 가치에 대한 비용)
비용효과분석	온갖 건강의 정도	비용 효과비율 (건강효과단위의 비용)
비용효용분석	QALY(효용치 × 생존율)	비용 효용비율 (1 QALY당의 비용)

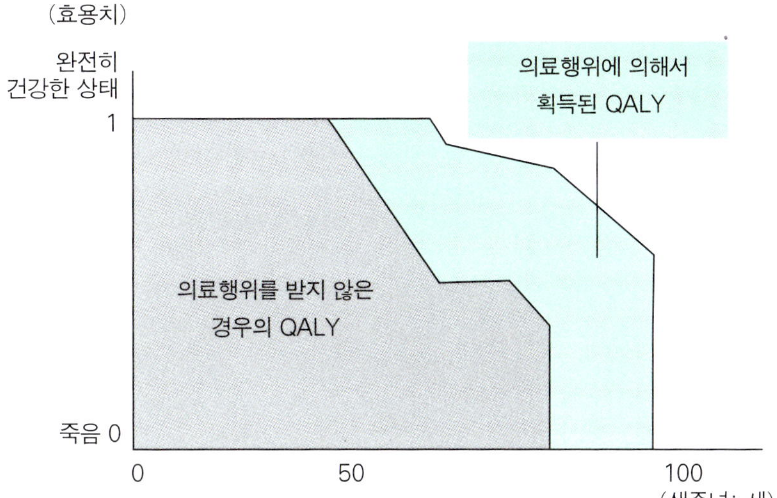

그림 14 질을 조정한 생존연수의 연장

효용비율은 모두 같은 지표가 되고, 상이한 의료행위 사이의 비교가 가능해진다. 작업치료 등 재활의 목적은 남은 생명의 연장이라는 양적인 변화 뿐만 아니라 ADL이나 QOL의 개선이라는 남은 생명의 질적인 변화를 강하게 추구하는 데에 있기 때문에, 비용효용분석은 작업치료에 있어 유용한 임상경제학적 기법이라고 생각되며 앞으로 이 기법을 사용한 연구 성과가 기대된다.

●인용문헌

1) (財)厚生統計協会：保険と年金の動向. 49(14):4–8, 2002
2) 池上直己, キャンベル JC: 日本の医療—統制とバランス感覚. pp105–115, 中央公論新社, 1996
3) 厚生労働省：国民医療費. 各年版, 厚生統計協会
4) 法研出版部(編)：平成 16 年医療費ハンドブック. p37, 法研, 2004
5) 二木　立：日本の医療費—国際比較の視角から. pp2–39, 医学書院, 1995
6) 広井良典：医療費増加と経済成長. 医療経済研究 1:69–82, 1994
7) 国立社会保障・人口問題研究所：平成 12 年度社会保障給付費. 2000
8) (財)厚生統計協会：保険と年金の動向. 49(14):312, 2002
9) 村上和光：現代ストック経済と金融危機. 吉田　紘, 他：現代経済の論点, pp85–112, 梓出版社, 1994
10) 日本作業療法士協会保険部(編)：医療保険・介護保険の手引き. pp130–131, 日本作業療法士協会, 2002
11) 全国公私病院連盟：平成 14 年 4 月診療報酬改定影響率調査. p6, 2002
12) 厚生労働省：社会医療診療行為別調査. 各年版, 厚生統計協会
13) 全国公私病院連盟：平成 11 年 6 月病院診療科別原価計算調査. p63, 1999
14) 全国病院経営管理学会：2003 年度版病院給与・労働条件実態調査. p64, 2003
15) Watson DE: Evaluating costs and outcomes. pp85–103, AOTA, 1999
16) Drummond MF, et al: Methods for the economic evaluation of health care programmes. pp23–46, 1987. 久繁哲徳, 西村周三(監訳)：臨床経済学. p27, 篠原出版, 1990
17) Gold MR, et al: Cost-effectiveness in health and medicine. pp229–277, 1996. 池上直己, 他(監訳)：医療の経済評価. 医学書院, 1999

● 참고문헌

18) 江川　寛(監修)：医療科学. 第 2 版, 医学書院, 2000
19) 久繁哲徳：最新 医療経済学入門. 医学通信社, 1997
20) Watson DE: Evaluating costs and outcomes. AOTA, 1999
21) Drummond MF, et al: Methods for the economic evaluation of health care programmes. 2nd ed, Oxford University Press, New York, 1997

IV 작업치료부문의 개설

최근 수십년 사이에 작업치료사가 활약하는 영역이나 시설 수는 급증하였다. 그 만큼 작업치료부문이 신설되었다는 것을 말하며, 선배들은 정말 다양한 상황 속에서 개설의 노고를 맛보았을 것이다. 새로운 것을 만든다는 것은 간단한 일이 아니다. 그렇기 때문에 부문의 설립이 실현되고 기능을 하기 시작하였을 때의 기쁨은 크며 일의 보람을 느끼는 것이다. 여기서는 작업치료부문의 개설에 있어 유의 및 확인해야 할 기본적인 사항과 마음의 준비에 대해서 언급한다.

A. 작업치료부문을 규제하는 환경·조건

작업치료부문의 개설은 부문 내만으로는 완결되지 않는다. 즉, 개설하려고 하는 작업부문에 큰 영향을 주는 부문 이외의 상황을 아는 것이 중요하다. 소속시설의 성격, 지역성, 신설인지 아닌지, 부문의 자리매김·지시계통 등에 의해서 준비해야 할 기재나 서류, 인원배치, 기타의 관리·운영의 방법이 달라지기 때문이다.

1 소속시설

경영모체, 조직 · 기구, 직원구성, 연혁, 관련시설(간병노인 보건시설, 방문 등), 앞으로의 방향성 · 비전, 대상자의 질환 · 연령구성 · 지리적 분포, 병원(진료소)이라면 진료과목, 외래 · 입원의 비율, 급성기 중심인가 만성기 중심인가, 병상 수, 병동편성(회복기 재활병동 등), 전문병원(소아, 정신과, 신경외과, 정형외과, 재활 등)인가, 종합병원인가, 등등에 대해서 확인한다.

2 지역성

소속시설의 입지조건 · 환경(도시부분, 교외, 주택 · 상점가, 전원지대 등)을 확인해 둔다. 또한 그 지역의 특징 · 기후 · 풍토, 기존의 시설이라면, 지역과의 연결 · 밀착성 등에 대해서도 정보를 얻어 두는 편이 좋다.

3 신설 시설인가? 기존의 시설에 부가되었는가? 부문의 재건인가?

개설에 관여하는 단계에는 크게 세 가지가 있다. 하나는 완전한 신설시설에 작업치료부문도 함께 개설한다는 것이다. 이 경우에도 작업치료사가 신설시설의 설계부터 관여하는 일은 거의 없다. 있다 해도 작업치료 관련 방이나 복도의 넓이, 장소 등의 결정에 관여하는 일은 거의 없다. 대개의 경우, 장소나 면적은 결정되어 있다. 그 안에서 내부의 레이아웃(layout)을 담당한다는 것이 일반적이다. 이 경우에는 건조물 안에서의 작업치료실의 위치의 확인과 주변의 구조 및 병동 · 외래병동도 포함한 다른 부문과의 위치관계를 확인한 후의 레이아웃을 생각할 필요가 있다. 가능한 한 설계의 단계에서 병동을 포함한 재활부문이 통합된 장소가 되도록 요구하는 것은 중요하다.

두 번째는 기존의 시설에 작업치료부문이 새로이 부가되는 경우이다. 시설의 부지 내에 증설되는 경우와 기존의 방을 개조하는 경우가 있을 것이지만, 신설시설의 경우에 비하여, 입지조건은 훨씬 제약을 받는다. 또한, 이미 기능을 하고 있는 시설에 새로이 작업치료부문이 추가되는 형태의 경우, 기존의 부문, 그 직원구성, 기능 등에 대해서도 확인하여, 앞으로의 작업치료부문의 역할이나 활동방법을 검토해야 한다.

세 번째는 한때 존재하였고 기능을 하고 있었으나, 직원의 전근 등으로 휴업상태가 되어 있는 작업치료부문의 재개에 관여하는 경우, 또는 현존하는 작업치료부문의 침체상태를 개선하는 데에 관계하는 경우도 이것에 포함시켜 생각해도 좋다고 생각한다. 이러한 경우는 시설의 성격이나 지역성에 입각한 다음에 그 때까지의 작업치료부문의 업무내용, 다른 부문과의 연계상태, 관리자나 사무부문 및 기타 부문으로부터의 평가를 객관적으로 분석해 볼 필요가 있다. 그렇게 한 다음, 다시 작업치료부문의 역할이나 기능, 목표 등에 대해서 구상하는 것이 좋다고 생각된다.

어느 형태(단계)에서의 참여도, 시설의 환경이나 현 상황을 알고 작업치료부문의 역할이나 기능을 생각하여, 가능한 한 기간을 상정(한정)하여 목표를 만들어 준비 · 실행한다는 계획성이 중요하다. 또한, 다른 부문의 직원에게 적극적으로 작용하여 조언을 구하고 의견교환에 노력하는 것도 상호이해를 위해서 중요하다.

4 작업치료부문의 자리매김

시설경영자나 관리자의 사고방법은 재활부문 또는 작업치료부문의 본연의 상태에 큰 영향을 준다. 작업치료부문 설치 또는 작업치료사를 채용한 목적, 작업치료부문에 상정되어 있는 규모, 정원, 기대되는 활동범위, 앞으로의 예정(예컨대, 가까운 장래에 종합시설 인정을 신청한다, 회복기 재활병동을 개설하는 등) 등에 따라서 준비계획 내용이 바뀐다. 또한, 조직 중에서의 재활부문 또는 작업치료부문의 자리매김이 차이에 따라서 지시 · 명령계통이 달라진다. 다른 부문과의 연계, 관리 · 운영을 원활하게 진행하기 위한 부외 조건으로 이 연락 · 지시 · 보고계통과 주어진 책임과 권한의 범위를 확인해두는 것은 중요하다.

그리고, 작업치료부문의 예산의 규모, 그것은 고정적인가, 예산안을 요구할 수 있는가 등에 대해서도 확인해야 한다.

5 제도, 구조, 경제성, 윤리성

최근 수년, 작업치료사의 활동 · 수비범위는 급속한 확산을 보이고 있지만, 어느 영역, 분야이든 여러 가지 정책, 제도, 구조 하에서 규정되고 성립되어 있다. 작업치료사의 활동에 영향을 주는 여러 가지 제도나 구조에 대해서 알아두는 것이 중요하다. 개설에 있어서의 관계가 깊은 것에서는 정해진 기준을 충족하고 있는 시설이라는 것을 보여주는 서류를 첨부하여 시도지사에게 제출해야 한다. 인가를 받는 구분(종합 재활시설, 작업치료 Ⅱ 등)의 확인도 필요하다. 앞의 절까지 언급해 온 진료수가의 구조나 여러 규정에 대한 확인도 해두어야 한다.

앞으로는 작업치료사의 활동을 경제성이라는 측면에서 검토하는 관점도 중요하다. 한정된 자원(재원, 인적 자원) 속에서 어떻게 효율성 있고 효과적인 서비스를 제공할 수 있는지의 여부는 시설 내에 그치지 않고, 사회로부터의 이해나 협력을 어느 정도 얻을 수 있는가에 크게 관계된다.

그리고 대상자, 사회로부터 전문직업에 대해서 보다 엄격하게 윤리성이 추궁되고 있다는 것을 잊지 말아야 한다.

B. 작업치료부문의 준비

다양한 부문 외의 조건 · 규정 안에서 양질의 치료 · 지원을 지향하고, 장래적으로는 학생 또는 작업치료사의 교육 · 연수, 임상연구도 시행할 수 있는 작업치료부문에의 성장도 시야에 넣고 부내의 준비를 진행시키는 것이 바람직하다. 작업치료사 자신이 주체성과 계획성을 가지는 것이 중요하다.

시설이 인가되는 구분에 따라서, 설비 · 비품의 구입계획을 세운다. 계획서는 의료기구로 구입하는 것과 일반 시중판매품으로 구입할 수 있는 것으로 나눠 시산하고 우선순위를 매긴다.

필요 서류의 일람표를 만들어, 다른 부문과 공용할 수 있는 것, 작업치료부문 독자적으로 사용하는 것을 나누고, 사용빈도를 예상하여 당장의 발주부수를 결정한다. 서류(서식) 작성에서는 부문 내만의 정보공유로 끝나는 것과 시설 내 또는 다른 부문과 공유해야 할 정보를 나눠서 검토한다. 확실한 정보공유를 위해서는 정보를 흘리는 방법과 확인방법을 연구해야 한다. 또한, 정보의 내용이 확실히 시행되고 지속되기 위해서는 필요에 따라서 관계자가 읽어 볼 수 있도록 보관방법에도 연구가 필요하다. 연락이나 정보교환에는 구두나 전화라는 재빠르게 대처할 수 있는 수단을 활용해도 되지만 중요한 정보에 대해서는 반드시 문서를 작성하는 습관을 붙일 필요가 있다.

부문설립을 위해서는 설비나 작업치료사의 수 등은 시설기준을 충족해야 하지만, 부문이 원활하게 기능을 해가기 위한 조건은 사람의 육성 · 효과적 활용과 정보관리의 질이다. 작업치료사 개인의 기술 · 능력이 양질의 치료 · 지원이라는 형태로 발휘되기 위해서는 부문으로써 효과적으로 기능하고 있는 것이 필요하다.

C. 부문의 계속, 발전

작업치료는 진료수가가 인정되지 않았던 시대부터 대상자에게 보다 좋은 서비스를 제공하기 위해 진력하려고 노력한 선배들의 성실성과 그 성과의 착실한 쌓아올림에 의해서, 소수의 시설에서 뿌리내리고 재활의료의 발전과 더불어 보급 및 발전되어 왔다는 사정이 있다.

최근 수년에 작업치료의 수비범위가 급속하게 확산되고 한편, 제도나 구조가 복잡하게 재정립됨으로써 작업치료의 현장은 혼돈된 상황에 직면하고 있다. 자칫하면 작업치료사의 토대에 있어야 할 공통인식이나 윤리성까지가 흔들릴지도 모르는 모순이나 불안, 당혹감을 느끼는 시대를 맞이하고 있다.

우리들은 이 상황을 다음의 성장으로의 과도기로 파악하여 작업치료를 객관적으로 재점검하고, 참으로 사회에 유용한 자율성 을 가진 전문직으로서의 지위의 확립을 지향하여 극복해가야 한다.

의료·복지·보건 어느 영역에서도 대상자와 다른 직종으로부터 필요로 하는 기술을 갖지 않으면 도태된다는 것은 말할 것도 없다. 이제부터는 한층, 뒷받침(근거)과 윤리성을 갖춘 작업치료기술의 개발과 발전에 노력할 필요가 있다. 그 기술을 대상자에 대한 서비스로 적절하게 구현시켜 도움이 되게 하고, 계속시키기 위해서는 팀워크가 반드시 필요하다. 작업치료사는 신뢰를 받는 팀의 일원으로 성장해야 한다.

작업치료부문의 성장과 작업치료사 개인의 성장과는 서로 반영되는 관계이어야 한다. 혼자만의 부문이라도 부문으로써의 성장 · 계속을 시야에 넣으면서 활동을 진행시키는 마음의 준비가 중요하다. 보다 잘 계속되지 않으면 부문 개설의 의미가 퇴색할 뿐만 아니라 존속도 위태롭다. 부문의 개설도 간단하지는 않지만, 그 후의 적정한 운영·계속을 위해서는 산적한 많은 과제를 극복하여 가는 각오가 필요하다.

보다 주체성, 자율성, 자기정화 능력을 가진 작업치료부문으로 성장·발전하기 위해서는 항상 넓은 시야와 다면적 · 객관적인 관점에서 작업치료(사)의 현 상황·역할·기능을 생각하여 가는 자세가 중요하다. 이 자세가 부문의 관리·운영에 활용되어야 한다.

참고문헌

1) [講座]作業療法部門開設のマネジメント 1〜5. OT ジャーナル 37:40-45, 125-130, 207-213, 287-291, 384-397, 2003

이 단원의 키워드

- **경제협력개발기구(OECD) :** 민주주의정부와 시장경제에의 참여를 공유하는 30개국으로 구성되는 기관이며, 경제 · 사회정책을 협의하고, 입안함으로써, 공통의 문제에 대한 해결책을 모색하면서 국내 · 국제정책의 조정을 하고 있다. 미국, 영국을 비롯하여, 프랑스, 독일, 이탈리아, 한국, 멕시코, 스위스 등 30개국이 가맹하고 있다.
- **공중위생 :** 사람들의 건강을 사회라는 관점에서 조사하여 개선해 가는 학문분야의 하나이다. 크게는 질병예방과 건강증진으로 나뉜다. 환경적인 위생 면만이 아니라, 사회의 시스템이나 사람들의 행동이라는 관점도 포함하여 건강을 유지하는 데에 도움이 되고 있다.
- **국내총생산(GDP) :** 한 나라에서 1년 동안에 생산된 재화나 서비스 등의 전체 생산물의 매상고를 "총생산액"이라 하고, 이 총생산액으로부터 원재료, 연료 등의 물가를 차감한 것을 말한다. 2002년도의 일본의 GDP는 약 497조엔이고 세계 제 2위이다.
- **국민소득(NI) :** 한 나라에서 일정기간에 개인과 기업이 새로이 만들어낸 소득의 합계액을 말한다. 바꿔 말하면, 경제활동에 의해서 새로이 부가시킨 가치의 액수를 말하며, 생산된 것으로부터 원료나 간접세 등을 빼고 집계된다. 2002년도는 일본은 약 367조엔이다.
- **cost performance :** 어떤(의료) 행위에 관해서 비용과 그 성과를 비교함으로써 금전적 면으로부터 그 행위의 효율을 밝히는 것을 말한다. 적은 비용으로 큰 성과를 만들어 내는 것을 cost performance가 높다고 한다.
- **자율성 :** 다른 사람으로부터 지배나 조력을 받지 않고, 자기 행동을 자기가 세운 규율에 따라서 바르게 규제하는 것을 말한다. 한편, "자립"은 다른 사람의 도움이나 지배가 없이 자기 혼자의 힘으로 일을 처리하는 것으로 구분된다.
- **디플레이션(deflation) :** 경제 전체의 재화나 서비스의 가격(물가)이 계속적으로 하락하는 현상이며, 화폐가치가 상대적으로 상승하는 현상을 말한다. 불경기로 물건이 팔리지 않는 상태일 때에 일어나고 기업의 업적은 악화하여 종업원의 급여가 내려가거나, 도산에 의해서 실업이 발생하기 쉬워진다.
- **부조책 :** 나라가 생활에 궁핍한 모든 국민에 대해서 그 정도에 따라 필요한 보호를 하고 최저한도의 생활을 보장함과 동시에 그 자립을 도우려는 제도를 말한다.

작업치료교육에의 대처와 앞으로의 발전을 향해서

1 졸업 후에는 평생학습이 시작된다

의료기술은 일취월장하고 있다. 그러나, 불치의 병은 극복되지만 새로운 병이 출현한다. 즉, 죽음을 초래하던 병으로부터는 구제되지만 중증의 후유증을 남기는 경우도 많다. 이들은 사회의 변화와 연동되고 있다. 2003년 SARS의 유행이 세계를 떨게 한 것처럼 세계규모로 사람이나 물건이 이동하고, 지식이나 기술이라는 정보가 순식간에 전파되는 세계화(globalization)의 사회에서는 전문지식과 기술의 변화를 항상 시야에 넣어야 할 뿐만 아니라, 사회정세도 국제정세도 파악해 둘 필요가 있다.

작업치료의 양성과정을 졸업한 후에는 평생 계속되는 자기연찬의 나날이 기다리고 있다. 이러한 것은 결코 고통이 아니고, 장애와 함께 사는 대상자와 가족의 기대에 부응하여 생활을 지탱하고 함께 살려고 하는 전문직의 기쁨이기도 하다. 왜냐하면, 이들의 사람에 의해서 인생을 알고 깊은 기쁨과 슬픔을 나눠가지며 보다 깊이 자기 인생을 살 수 있기 때문이다. 평생 공부할 수 있게 된 것에 감사해야 한다.

2 일본작업치료사협회의 평생교육제도

자기연찬이라 언급하였지만, 결코 "혼자서 공부하라"는 것은 아니다. 우리 전문직 집단은 일본작업치료사협회(이하 OT 협회) 이외에 세계작업치료사연맹(WFOT)이 있다. 어떻게 자기능력을 유지 향상시켜서 사회에 공헌해 가는가를 항상 논의하고, 행정이나 사회를 향해서 제안하고 기준이나 규범을 만들며 또한 학회, 연수회, 강습회를 열고 있다.

보건 · 의료 · 복지관계의 전문직은 모두 이러한 조직을 만들고 있다. 의사의 세계에서는 각 진료과목마다 정기적인 자격인정을 시행하고, 그 전문분야의 진료를 계속하는 데에 걸맞은 지식과 기술을 갖고 있는지를 심사하고 있다.

OT 협회는 오랜 실천에 기초한 재검토의 결과, 2004년도부터 체계적인 평생교육제도를 실시한다(평생교육제도의 안내서, 2003년 10월 18일 개정). 연수회를 경험연수와 전문성에 따라서 신인교육 프로그램, 현직자 연수, 전문 코스로 나눠, 역할에 걸맞은 능력을 양성하는 것이 목적이다.

이것에 의해서 인정작업치료사가 탄생하게 되었다. 장래적으로는 특정분야에 뛰어난 전문성이 높은 작업치료사를 전문작업치료사로 협회가 인정하게 될 것이다. 이미 일본간호협회에서는 응급간호나 종말기 케어(care)의 영역에서 실시하고 있다.

어떤 시나 도에도 작업치료사회가 있다. 졸업 후는 가장 가까운 의지가 되어주는 조직이다. 졸업 후는 우선 OT 협회와 시도 작업치료사회의 회원이 되어 소정의 연수회에 참가하여 일정한 점수를 획득하지 않으면, 그 상위의 연수회에는 참가할 수 없다. OT 협회의 평생교육제도에는 상세한 규정이 있어 졸업 후 회원이 되면 그 절차 등의 지도가 있을 것이다. 동업자와 고뇌를 서로 이야기할 수 있는 기회, 지식 · 기술을 서로 연찬할 기회가 있다는 것은 기쁨이기도 하다.

3 자주연구회(Special Interest Group; SIG)

상기와 같은 공적인 공부 이외에, 마음이 맞는 사람끼리, 목적을 같이 하는 사람끼리의 자주적인 연구회나 연수회가 다수 존재한다. 미국의 예를 모방하여, 이것을 시그(SIG)라 부르고 있다. 매년, OT 협회가 발행하는 기관지 『작업치료』에는 이 모임의 규정이 있고, 정기적으로 연수회를 개최하는 SIG의 예정이 게재되어 있다.

또한 마찬가지로 협회가 발행하는 『일본작업치료사협회 뉴스』에도 게재된다. 흥미 있는 SIG에 참가하면 좋다. 많은 유용한 자극을 얻을 수 있을 것이다. 자기 일에 직접 결부되는 연구회, 자기의견을 가볍게 말할 수 있는 연구회, 규모의 크고 작음 등 여러 가지이므로 시간이 허용하는 한 여러 가지 연구회에 참여할 것을 권장한다. 1인 직장에 근무하는 사람은 특히 마찬가지의 고민을 안고 있는 동료가 있음으로 용기가 솟아날 것이다.

4 작업치료교육 발전의 열쇠를 쥐는 것은

작업치료교육의 발전을 위해서는 관계되는 각 수준에서 교육의 기준이나 내용, 방법 등이 검토되어야 한다. 가장 중요한 것은 그 내용과 방법이 사람들의 욕구(needs)에 합치하여, 사회적 공헌을 할 수 있도록 탄력적으로 운용할 수 있다는 것이다.

a. 국가가 정하는 기준

작업치료교육의 근거법령은 후생노동성 관할의 "물리치료사 및 작업치료사법"이다. 이 안에 "지정규칙"과 "실시요령"이라는 규칙이 있어, 수업내용과 학점, 교사의 자격, 갖춰야 할 설비비품 등이 정해져 있다.

이 시리즈 각 권의 모두에 게재되어 있는 "표준작업치료학 시리즈의 특징과 구성"에 수록되어 있는 "작업치료교육과정의 기본구성영역"이 지정규칙에 정해진 교육내용이다. 전문학교는 전부 이 법률에 따라서 교육이 이루어진다.

이 법률에서 정하는 교육이 종료되어 비로소, 작업치료사의 국가시험을 볼 자격이 주어진다. 대학과 단기대학은 이 법률에 더하여 다시 문부과학성의 "학교교육법"에 정해진 기준에 따라서, 학점 수나 교원, 설비 등을 갖출 것이 요구된다. 따라서, 일본의 작업치료교육의 기본선은 이들의 법률에 의해서 지켜지게 되어있다.

다만, 이들 법률에서는 양성학교가 인가된 후의 사후관리(교육수준이 유지되어 있는지 아닌지 등)가 이루어지지 않기 때문에 아래에 기술하는 전문직 단체에 의한 자주적인 노력이 요구된다.

b. WFOT에 의한 교육수준 심사

일본은 WFOT의 가맹국이며, WFOT로부터는 "작업치료사교육 최소기준에 관한 권고"(Recommended Minimum Standards for Education of Occupational Therapists)가 배포되어 교육의 기준을 준수하고, 작업치료사의 질을 확보할 것이 요구되고 있다. OT 협회는 이를 위한 상설위원회 "WFOT 인정 등 교육수준 심사위원회"를 가지며, 5년에 1회 양성학교의 심사를 시행하여 WFOT에 보고하고 있다. 심사를 통과한 학교의 졸업생은 참여국이 받아들이면 그 나라의 작업치료사로 일할 수 있다.

c. 일본작업치료사협회의 작업치료 교육기준

일본 독자적인 교육기준은 WFOT의 교육기준을 참고로 2002년에 처음으로 제정되었다. 협회는 『작업치료 매뉴얼』이나 『임상실습의 입문서』를 작성하여 학내교육과 임상교육의 질의 확보에 노력하고 있다.

d. 학내교육과 임상교육의 일관성과 연계의 필요성

양성학교의 증가로 임상실습이 매우 곤란한 상황에 놓여 있다. 임상에서는 실습지도자의 부담증가, 학교에서는 학내교육과 일관성을 유지하는 것이 곤란하여 간단히 해결할 수 없는 상황이다. 게다가, 의료경제가 매우 냉엄한 상황이며, 한사람 한사람의 작업치료사에게 기준 노동량이 부과되고 학생의 지도가 지도자의 열의와 자기희생에 의존하는 것 같은 상황에 있다.

OT 협회의 윤리강령에는 후배의 육성이 당연한 의무로 적혀있으나, 그것을 보장하는 뒷받침이 없다. 기대와 결과의 엇갈림은 학생을 포함하여 3자를 불행하게 한다. 이 문제의 해결을 위해서는 임상실습에서의 달성목표를 개개의 시설의 실상에 맞춰서 학교가 명확히 제시하고, 지도자와 합의한 다음에 지도를 의뢰하는 것이다. 의뢰한 곳인 시설에서 학습할 수 없었던 사항은 학교가 무언가의 방법으로 보충할 필요가 있다.

임상실습에서 비로소 학생은 자기의 직업적 사명의 크기, 중대함, 재미를 실감한다. 매우 귀중한 교육체험이다. 이를 위해, WFOT의 기준에서는 양성과정의 사실상 3분의 1에 해당하는 1,000시간을 충당하도록 요구하고 있다.

e. 직장에서의 현임교육의 중요성

더욱 중요한 것은 각 시설에서의 신인의 교육체제의 정비이다. 3~6개월은 선배가 지도자가 되어 꼬박 붙어서 지도하는 것이다. 대상자의 개별성에 따른 다채로운 지도법은 틀이 정해진 임상실습과는 달리, 선배를 보고 배우지 않으면 불가능하다. 임상의 추론(clinical reasoning)을 이와 같이 하여 익히고 자기연찬을 쌓아 비로소 어엿한 작업치료사로 성장해가는 것이다. 이러한 사정으로부터도 학교가 졸업 후 바로 전력으로 사용할 수 있는 작업치료사를 송출하는 것은 곤란하다. 그러나, 고령기 장애영역처럼 급속히 확산되고 있으면서도 선배가 없는 곳에서는 바로 전력이 될 수 있을 것이 요구되며 학교에서는 이 필요(needs)에 부응하도록 조속한 대책을 마련할 필요가 있는 것도 사실이다.

심화학습을 위하여

『작업치료학개론』은 이제부터 학습하는 전문영역의 기초인 동시에, 인간 이해를 위한 안내서이기도 하다. 각 전문영역(신체 · 정신 · 발달 · 고령 · 지역)의 학습 때에도 이 권으로 되돌아가서 원점을 확인함과 동시에 권두의 "표준작업치료학 시리즈의 특징과 구성"과 각 권마다의 "학습지도(map)"를 확인하여 자기가 학습하고 있는 위치를 확인하는 것이 정보의 바다에서 빠지지 않는 비결이다.

■ 대상자를 깊이 이해하기 위하여

대상자를 깊이 이해하기 위해서는 장애를 가진 분들의 자서전이나 저서를 읽고 자원봉사를 하고 장애체험을 쌓으면 좋다.

● 호시노 토미히로(星野富弘) : 사랑, 깊은 늪으로부터. 신판, 立風書房, 2000

척수손상으로 사지마비가 된 고교교사인 호시노 토미히로씨의 투병기이며, 그가 입으로 그린 그림과 시는 저서로부터 발췌되어 캘린더로 만들어져 많은 병원에 장식되어 환자들을 계속 위로와 격려를 하고 있다.

● 쓰루미 가즈코(鶴見和子) : 가집 회생. 藤原書房, 2001

고명한 사회학자인 쓰루미 가즈코씨는 뇌졸중으로 쓰러진 것이 또 하나의 새로운 인생을 사는 계기가 되었다고 하며, "회생"이라는 말을 사용하고 더욱 깊고 넓은 학문의 경지에 도달하셨다.

가장 중요한 것은 대인 서비스에 취업하는 사람으로서의 마음의 자세와 대인기능을 일일의 생활 속에서 연마하는 일이다.

■ 눈으로 보고, 귀로 듣고, 몸으로 느끼는 작업치료 체험을

제 2장 "작업치료란"에서는 질병의 진행상태별, 영역별, 권역별로 작업치료의 실시형태가 다르다는 것을 소개하였다. 1학년 때부터 시설견학 등이 편성되어 있는 학교가 많이 있지만 자기

가 살고 있는 지역에 있는 이들 시설을 방문하여 누가 어떻게 이용할 수 있는지를 알아두면 실감이 날것이다. 제 1장 "전문직에 요구되는 자질과 적성"에서 학습한 팀 접근이나 질이 높은 효율적 작업치료(EBOT)에 대해서도 실제로 들을 수 있을지도 모른다. 눈으로 보고, 귀로 듣고, 몸으로 느낀 것이 가장 도움이 된다. 이를 기초로 차분하게 작업치료를 "생각하는" 조력으로써 작업치료의 역사를 학습하고 그 기초가 된 의학 · 심리학 · 사회학 · 사회복지학 등 폭 넓은 학문분야에 흥미를 갖기 바란다.

■ 이 시리즈의 관련분야의 교과서를 훑어보자

제 3장에서 언급한 작업치료과정은 학생의 임상실습에서도 실제의 임상에서도 같은 순서로 이루어지고 있는 과정(process)이다. 이 과정을 확실히 파악하여 제 4장에서 소개하고 있는 분야별 실례를 읽으면, 장애분야마다의 특징을 파악할 수 있도록 되어있다. 여기서 열거한 증상사례는 대표사례이지만, 이 시리즈의 영역별의 권 (『신체기능 작업치료학』, 『정신기능 작업치료학』, 『발달과정 작업치료학』, 『고령기 작업치료학』, 『지역작업치료학』)에서는 그 분야가 대상으로 하는 대표적 장애에 대해서 많은 증상사례의 해설이 있다. 더욱이 이 시리즈인 『임상실습과 사례연구(case study)』의 권에서는 전체 장애분야의 증상사례보고(case study)가 있으므로 아울러서 읽으면 작업치료의 흐름, 대상자에 의한 치료 · 지도 · 지원목표의 차이, 실천내용과 방법의 차이를 학습할 수 있을 것이다.

■ 치료법은 어떻게 선택되는가

실천사례를 읽을 때의 요점은 작업치료사가 많은 치료법 중에서 어째서 그 치료를 우선적으로 선택하였는가(이것을 "임상의 추론 : clinical reasoning"이라 한다)를 생각해 보는 자세이다. 한정된 치료시간과 주어진 장소에서 우선 무엇을 해결해야 할지를 결정하려면 많은 경험이 필요하다. 사례보고는 이것을 가르쳐 주는 귀중한 자료이다. 임상의 추론에 대해서는 이 시리즈『신체기능 작업치료학』의 권의 첫머리에서 해설하였으므로 읽어 보기 바란다.

■ 사회성이 있는 작업치료사가 되기 위하여

제 5장 "작업치료부문의 관리 · 운영"은 종합임상실습 전에 학습하고 종료 후에 복습하면 한층 도움이 된다. 진료수가(치료비)는 정기적으로 개정된다. 보건 · 의료 · 복지의 법률이나 제도의 개정도 있다. 작업치료사는 이들 최신정보를 입수하여 즉각 대응할 의무가 있다. 학생 중에서 인터넷, TV의 뉴스 또는 신문에서 정보수집방법을 수득하기 바란다. 부문의 관리 · 운영능력은 시설규모의 크고 작음을 불문하고 질이 높은 효율적 서비스를 제공하기 위해 매우 중요한 작업치료사의 자질이 된다.

[자료] 국제생활기능분류 (ICF ; 국제장애분류 개정판)

A. 신체기능

제1장 정신기능

전반적 정신기능(b110 - b139)

b110 의식기능
b114 지남력기능
b117 지적 기능
b122 총괄적 정신사회적 기능
b126 기질과 성격의 기능
b130 에너지와 욕동의 기능
b134 수면기능
b139 기타의 특정의 및 상세 불명의, 전반적 정신기능

특정한 정신기능(b140 - b189)

b140 주의력기능
b144 기억기능
b147 정신운동기능
b152 정서기능
b156 지각기능
b160 사고기능
b164 고급인지기능

b167 언어에 관한 정신기능
b172 계산기능
b176 복잡한 운동을 순서를 세워 시행하는 정신기능
b180 자기와 시간의 경험의 기능
b189 기타의 특정의 및 상세 불명의, 개별적 정신기능

제2장 감각기능과 통증

시각 및 관련기능(b210 - b229)

b210 시각기능
b215 눈에 부속되는 구조의 기능
b220 눈과 그에 부속되는 구조에 관련된 감각
b229 기타의 특정의 및 상세 불명의, 시각 및 관련기능

청각과 전정의 기능(b230 - b249)

b230 청각기능
b235 전정기능
b240 청각과 전정의 기능에 관련된 감각
b249 기타의 특정의 및 상세 불명의, 청각과 전정의 기능

기타의 감각기능(b250 - b279)

b250 미각
b255 후각
b260 고유수용각
b265 촉각
b270 온도나 기타의 자극에 관련된 감각기능
b279 기타의 특정의 및 상세 불명의, 기타의 감각기능

통증(b280 - b289)

b280 통증의 감각
b289 기타의 특정의 및 상세 불명의, 통증의 감각
b298 기타의 특정의, 감각기능과 통증
b299 상세 불명의, 감각기능과 통증

■ 제3장 발성과 발화(verbal)의 기능

b310 음성의 기능
b320 구음기능
b330 음성발어(발화)의 유창성과 리듬의 기능
b340 대체성 음성기능
b398 기타의 특정의, 발성과 발화의 기능
b399 상세 불명의, 발성과 발화의 기능

■ 제4장 심혈관계 · 혈액계 · 면역계 · 호흡기계의 기능

■ 심혈관계의 기능(b410 - b429)

b410 심기능
b415 혈관의 기능
b420 혈압의 기능
b429 기타의 특정의 및 상세 불명의, 심혈관계의 기능

■ 혈액계와 면역계의 기능(b430 - b439)

b430 혈액계의 기능
b435 면역계의 기능
b439 기타의 특정의 및 상세 불명의, 혈액계 및 면역계의 기능

■ 호흡기계의 기능(b440 - b449)

b440 호흡기능
b445 호흡근의 기능
b449 기타의 특정의 및 상세불명의, 호흡기계의 기능

■ 심혈관계와 호흡기계의 부가적 기능과 감각(b450 - b469)

b450 기타의 호흡기능
b455 운동내용
b460 심혈관계와 호흡기계에 관련된 감각
b469 기타의 특정의 및 상세 불명의, 심혈관계와 호흡기계의 부가적 기능과 감각
b498 기타의 특정의, 심혈관계 · 호흡기계 · 면역계 · 호흡기계의 기능
b499 상세 불명의, 심혈관계 · 호흡기계 · 면역계 · 호흡기계의 기능

제5장 소화기계 · 대사계 · 내분비계의 기능

소화기계에 관련되는 기능(b510 - b539)

b510 섭식기능
b515 소화기능
b520 동화기능
b525 배변기능
b530 체중유지기능
b535 소화기계에 관련된 감각
b539 기타의 특정의 및 상세 불명의, 소화기계에 관련되는 기능

대사와 내분비계에 관련되는 기능(b540 - b559)

b540 전반적 대사기능
b545 수분 · 미네랄 · 전해질 균형의 기능
b550 체온조절기능
b555 내분비선기능
b559 기타의 특정의 및 상세 불명의, 대사와 내분비계의 기능
b598 기타의 특정의, 소화기계 · 대사계 · 내분비계의 기능
b599 상세 불명의, 소화기계 · 대사계 · 내분비계의 기능

제6장 요로 · 성 · 생식의 기능

요로기능(b610 - b639)

b610 요 배설기능
b620 배뇨기능
b630 배뇨기능에 관련된 감각
b639 기타의 특정의 및 상세 불명의, 요로 기능

성과 생식의 기능(b640 - b679)

b640 성기능

b650 월경의 기능
b660 생식의 기능
b670 성과 생식의 기능에 관련된 감각
b679 기타의 특정의 및 상세 불명의, 성과 생식의 기능
b698 기타의 특정의 요로 · 성 · 생식의 기능
b699 상세 불명의 요로 · 성 · 생식의 기능

■ 제7장 신경근육 골격과 운동에 관련되는 기능

■ 관절과 골의 기능(b710 - b729)

b710 관절의 가동성의 기능
b715 관절의 안정성의 기능
b720 골의 가동성의 기능
b729 기타의 특정의 및 상세 불명의, 관절과 골의 기능

■ 근의 기능(b730 - b749)

b730 근력의 기능
b735 근 긴장의 기능
b740 근의 지구성 기능
b749 기타의 특정의 및 상세 불명의 , 근의 기능

■ 운동기능(b750 - b789)

b750 운동반사기능
b755 불수의운동반응기능
b760 수의운동의 제어기능
b765 불수의운동의 기능
b770 보행패턴기능
b780 근과 운동기능에 관련된 감각
b789 기타의 특정의 및 상세 불명의 운동기능
b798 기타의 특정의 신경근 골격과 운동에 관련된 기능
b799 상세 불명의 신경근 골격과 운동에 관련된 기능

■ 제8장 피부 및 관련되는 구조의 기능

■ 피부의 기능(b810 - b849)

b810 피부의 보호기능
b820 피부의 수복기능
b830 기타의 피부의 기능
b840 피부에 관련된 감각
b849 기타의 특정의 및 상세 불명의, 피부의 기능

■ 털과 손톱의 기능(b850 - b869)

b850 털의 기능
b860 손톱의 기능
b869 기타의 특정의 및 상세 불명의, 털과 손톱의 기능
b898 기타의 특정의, 피부 및 관련되는 구조의 기능
b899 상세 불명의 피부 및 관련되는 구조의 기능

B. 신체구조

■ 제1장 신경계의 구조

s110 뇌의 구조
s120 척수와 관련부위의 구조
s130 척수막의 구조
s140 교감신경계의 구조
s150 부교감신경계의 구조
s198 기타의 특정의 신경계의 구조
s199 상세 불명의 신경계의 구조

제2장 눈 · 귀 및 관련부위의 구조

s210 안와의 구조
s220 안구의 구조
s230 눈의 주위의 구조
s240 외이의 구조
s250 중이의 구조
s260 내이의 구조
s298 기타의 특정의 눈 · 귀 및 관련부위의 구조
s299 상세 불명의 눈 · 귀 및 관련부위의 구조

제3장 음성과 발화에 관계되는 구조

s310 코의 구조
s320 입의 구조
s330 인두의 구조
s340 후두의 구조
s398 기타의 특정의 음성과 발성에 관계되는 구조
s399 상세 불명의 음성과 발성에 관계되는 구조

제4장 심혈관계 · 면역계 · 호흡기계의 구조

s410 심혈관계의 구조
s420 면역계의 구조
s430 호흡기계의 구조
s498 기타의 특정의 심혈관계 · 면역계 · 호흡기계의 구조
s499 상세 불명의 심혈관계 · 면역계 · 호흡기계의 구조

제5장 소화기계 · 대사계 · 내분비계에 관련된 구조

s510 타액선의 구조
s520 식도의 구조
s530 위의 구조
s540 장의 구조

s550 췌장의 구조
s560 간장의 구조
s570 담낭과 담관의 구조
s580 내분비선의 구조
s598 기타의 특정의 소화기계 · 대사계 · 내분비계에 관련된 구조
s599 상세 불명의 소화기계 · 대사계 · 내분비계에 관련된 구조

■ 제6장 요로 성기계 및 생식계에 관련된 구조

s610 요로계의 구조
s620 골반저의 구조
s630 생식계의 구조
s698 기타의 특정의 요로 성기계 및 생식계에 관련된 구조
s699 상세 불명의 요로 성기계 및 생식계에 관련된 구조

■ 제7장 운동에 관련된 구조

s710 두경부의 구조
s720 견부의 구조
s730 상지의 구조
s740 골반부의 구조
s750 하지의 구조
s760 체간의 구조
s770 운동에 관련된 기타의 근골격 구조
s798 기타의 특정의 운동에 관련된 구조
s799 상세 불명의 운동에 관련된 구조

■ 제8장 피부 및 관련부위의 구조

s810 피부 각부의 구조
s820 피부의 선(gland)의 구조
s830 손톱의 구조
s840 털의 구조
s898 기타의 특정의 피부 및 관련 부위의 구조
s899 상세 불명의 피부 및 관련 부위의 구조

C. 활동과 참여

제1장 학습과 지식의 응용

목적을 가진 감각적 경험(d110 - d129)

d110 주의해서 보는 것
d115 주의해서 듣는 것
d120 기타의 목적이 있는 감각
d129 기타의 특정의 및 상세 불명의 목적을 가진 감각경험

기초적 학습(d130 - d159)

d130 모방
d135 반복
d140 읽는 것의 학습
d145 쓰는 것의 학습
d150 계산의 학습
d155 기능의 학습
d159 기타의 특정의 및 상세 불명의 기초적 학습

지식의 응용(d160 - d179)

d160 주의를 집중하는 것
d163 사고
d166 읽는 것
d170 쓰는 것
d172 계산
d175 문제해결
d177 의사결정
d179 기타의 특정의 및 상세 불명의, 지식의 응용
d198 기타의 특정의 학습과 지식의 응용
d199 상세 불명의 학습과 지식의 응용

제2장 일반적인 과제와 요구

d210 단일의 과제의 수행
d220 복수과제의 수행
d230 일과의 수행
d240 스트레스와 기타의 심리적 요구에의 대처
d298 기타의 특정의 일반적인 과제와 요구
d299 상세 불명의 일반적인 과제와 요구

제3장 의사소통

의사소통의 이해(d310 - d329)

d310 이야기하는 말의 이해
d315 비언어적 메시지의 이해
d320 공식 수화에 의한 메시지의 이해
d325 쓰기 말에 의한 메시지의 이해
d329 기타의 특정의 및 상세 불명의 의사소통의 이해

의사소통의 표출(d330 - d349)

d330 이야기하는 것
d335 비언어적인 메시지의 표출
d340 공식 수화에 의한 메시지의 표출
d345 쓰기 말에 의한 메시지의 표출
d349 기타의 특정의 및 상세 불명의 의사소통의 표출

회화 및 의사소통 용구 및 기법의 이용(d350 - d369)

d350 회화
d355 토의(discussion)
d360 의사소통 용구 및 기법의 이용
d369 기타의 특정의 및 상세 불명의 회화와 의사소통 용구 및 기법의 이용
d398 기타의 특정의 의사소통
d399 상세 불명의 의사소통

제4장 운동·이동

자세의 변환과 유지(d410 - d429)

d410 기본적인 자세의 변환
d415 자세의 유지
d420 옮겨타기(transfer)
d429 기타의 특정의 및 상세 불명의 자세의 변환과 유지

물건의 운반 · 이동 · 조작(d430 - d449)

d430 들어올리는 것과 운반하는 것
d435 하지를 사용해서 물건을 움직이는 것
d440 섬세한 손의 사용
d445 손과 팔의 사용
d449 기타의 특정의 및 상세 불명의 물건의 운반 · 이동 · 조작

보행과 이동(d450 - d469)

d450 보행
d455 이동
d460 다양한 장소에서의 이동
d465 용구를 사용해서 하는 이동
d469 기타의 특정의 및 상세 불명의 보행과 이동

교통기관이나 수단을 이용해서 하는 이동(d470 - d489)

d470 교통기관이나 수단의 이용
d475 운전이나 조작
d480 교통수단으로서 동물에 타는 것
d489 기타의 특정의 및 상세 불명의 교통기관이나 수단을 사용해서 하는 이동
d498 기타의 특정의 운동 · 이동
d499 상세 불명의 운동 · 이동

제5장 자기관리(self care)

d510 자기의 신체를 씻는 것
d520 신체 각부의 손질

d530 배설
d540 착탈의
d550 먹는 것
d560 마시는 것
d570 건강에 주의하는 것
d598 기타의 특정의 셀프케어
d599 상세 불명의 셀프케어

■ 제6장 가정생활

■ 필수품의 획득(d610 - d629)

d610 주거의 입수
d620 물품과 서비스의 입수
d629 기타의 특정의 및 상세 불명의, 필수품의 입수

■ 가사(d630 - d649)

d630 식사준비
d640 가사돌보기
d649 기타의 특정의 및 상세 불명의 가사

■ 가정용품의 관리 및 다른 사람에의 지원(d650 - d669)

d650 가정용품의 관리
d660 다른 사람에의 지원
d669 기타의 특정의 및 상세 불명의 가정용품의 손질과 다른 사람에의 지원
d698 기타의 특정의 가정생활
d699 상세 불명의 가정생활

■ 제7장 대인관계

■ 일반적인 대인관계(d710 - d729)

d710 기본적인 대인관계
d720 복잡한 대인관계
d729 기타의 특정의 및 상세 불명의 일반적인 대인관계

■ 특별한 대인관계(d730 - d779)

d730 잘 모르는 사람과의 대인관계
d740 공적인 관계
d750 비공식적인 사회적 관계
d760 가족관계
d770 친밀한 관계
d779 기타의 특정의 및 상세 불명의 특별한 대인관계
d798 기타의 특정의 대인관계
d799 상세 불명의 대인관계

■ 제8장 주요한 생활영역

■ 교육(d810 - d839)

d810 비공식적인 교육
d815 취학 전 교육
d820 학교교육
d825 직업훈련
d830 고등교육
d839 기타의 특정의 및 상세 불명의 교육

■ 일과 고용(d840 - d859)

d840 견습연수(직업준비)
d845 일의 획득 · 유지 · 종료
d850 보수가 수반되는 일
d855 무보수의 일
d859 기타의 특정의 및 상세 불명의 일과 고용

■ 경제생활(d860 - d879)

d860 기본적인 경제적 거래
d865 복잡한 경제적 거래
d870 경제적 자급
d879 기타의 특정의 및 상세 불명의 경제생활
d898 기타의 특정의 주요 생활영역
d899 상세 불명의 주요 생활영역

제9장 공동체생활 · 사회생활 · 시민생활

d910 커뮤니티 라이프
d920 레크리에이션과 여가
d930 종교와 영적활동
d940 인권
d950 정치활동과 시민권
d998 기타의 특정의 커뮤니티 라이프 · 사회생활 · 시민생활
d999 상세 불명의 커뮤니티 라이프 · 사회생활 · 시민생활

D. 환경요소

제1장 생산품과 기술

e110 개인소비를 위한 생산품이나 물질
e115 일상생활에서의 개인용의 생산품과 용구
e120 개인적인 옥내외의 이동과 교통을 위한 생산품과 용구
e125 의사소통용의 생산품과 용구
e130 교육용의 생산품과 용구
e135 일을 위한 생산품과 용구
e140 문화 · 레저 · 스포츠용의 생산품과 용구
e145 종교와 영성(spirituality) 의식용의 생산품과 용구
e150 공공의 건물의 설계 · 건설용의 생산품과 용구
e155 사적 용도의 건축물의 설계 · 건축용의 생산품과 용구
e160 토지개발 관련 생산품과 용구
e165 자산
e198 기타의 특정의 생산품과 용구
e199 상세 불명의 생산품과 용구

제2장 자연환경과 인간이 초래한 환경변화

e210 자연지리

e215 인구 · 주민
e220 식물상과 동물상
e225 기후
e230 자연재해
e235 인적 재해
e240 빛
e245 시간적 변화
e250 소리(음)
e255 진동
e260 공기의 질
e298 기타의 특정의, 자연환경과 인간이 초래한 환경변화
e299 상세 불명의, 자연환경과 인간이 초래한 환경변화

제3장 지원과 관계

e310 가족
e315 친족
e320 친구
e325 지인 · 동료 · 이웃 · 커뮤니티의 성원
e330 권위를 가진 입장에 있는 사람들
e335 하위의 입장에 있는 사람들
e340 대인서비스 제공자
e345 잘 모르는 사람
e350 가축 · 가금 등
e355 보건의 전문직
e360 기타의 전문직
e398 기타의 특정의, 지원과 관계
e399 상세 불명의, 지원과 관계

제4장 태도

e410 가족의 태도
e415 친족의 태도
e420 친구의 태도

e425 지인 · 동료 · 이웃 · 커뮤니티의 구성원의 태도
e430 권위를 가진 입장에 있는 사람들의 태도
e435 하위의 입장에 있는 사람들의 태도
e440 대인서비스 제공자의 태도
e445 잘 모르는 사람의 태도
e450 보건의 전문직의 태도
e455 기타의 전문직의 태도
e460 사회적 태도
e465 사회적 규범 · 관행 · 이데올로기
e498 기타의 특정의 태도
e499 상세 불명의 태도

제5장 서비스 · 제도 · 정책

e510 소비재 생산을 위한 서비스 · 제도 정책
e515 건축 · 건설에 관련되는 서비스 · 제도 · 정책
e520 토지계획에 관련되는 서비스 · 제도 · 정책
e525 주택공급 서비스 · 제도 · 정책
e530 공공사업 서비스 · 제도 · 정책
e535 의사소통 서비스 · 제도 · 정책
e540 교통서비스 · 제도 · 정책
e545 시민보호 서비스 · 제도 · 정책
e550 사법 서비스 · 제도 · 정책
e560 메디케어(medical care) 서비스 · 제도 · 정책
e565 경제에 관한 서비스 · 제도 · 정책
e570 사회보장 서비스 · 제도 · 정책
e575 일반적인 사회적 지원 서비스 · 제도 · 정책
e580 보건 서비스 · 제도 · 정책
e585 교육과 훈련의 서비스 · 제도 · 정책
e590 노동과 고용의 서비스 · 제도 · 정책
e595 정치적 서비스 · 제도 · 정책
e598 기타의 특정의, 서비스 · 제도 · 정책
e599 상세 불명의 서비스 · 제도 · 정책

찾아보기

【 ㅈ 】